GANZHEITLICH HEILEN

Buch

Mit Überfluss versteht der Mensch schwerer umzugehen als mit Mangel. Denn im Laufe der Menschheitsgeschichte konnten zwar viele Erfahrungen mit Notzeiten und Hungerperioden gesammelt werden, aber es gab wenig Gelegenheit, den Umgang mit Wohlstand und Überfluss zu lernen. Die Folge davon ist, dass wir psychisch und körperlich nur unzureichend für ein Leben im Wohlstand gerüstet sind. Allzu leicht erliegen wir der Verführung durch denaturierte, zu fette und süße Nahrung. Der Ernährungswissenschaftler Otfried D. Weise liefert in seinem Buch eine Vielzahl von praktischen Anleitungen, den Körper von Schlacken, Schleim, Giften und Übergewicht zu befreien. Er durchleuchtet die grundlegenden Stoffwechselvorgänge, erörtert Vor- und Nachteile von Diäten und erläutert die Anforderungen an eine gesunde und dennoch genussreiche Ernährung.

Autor

Prof. a.D. Dr. Otfried D. Weise ist Natur- und Ernährungswissenschaftler, Astrologe, esoterischer Psychologe und spiritueller Berater. 15 Jahre lang war er als Lehrer und Forscher an verschiedenen deutschen Universitäten tätig. Seit mehreren Jahren ist er Lehrer an der University of the Seven Rays in den USA und Leiter des Tabula Smaragdina Instituts in München, einer Bildungsstätte, die Beratungen, Vorträge und Seminare durchführt. Darüber hinaus verfasste er mehrere Bücher.

Bei Goldmann ist von Otfried D. Weise bereits erschienen:
Harmonische Ernährung (13634)

OTFRIED D. WEISE

Entschlackung Entsäuerung Entgiftung

Das Praxisbuch zur Körperreinigung

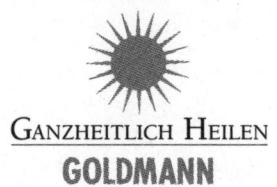

GANZHEITLICH HEILEN

GOLDMANN

Die hier vorgestellten Informationen sind nach bestem Wissen und Gewissen geprüft, dennoch übernehmen der Autor und der Verlag keinerlei Haftung für Schäden irgendwelcher Art, die sich direkt oder indirekt aus dem Gebrauch der hier vorgestellten Anwendungen ergeben. Bitte nehmen Sie bei ernsthaften Beschwerden professionelle Diagnose und Therapie durch ärztliche und naturheilkundliche Hilfe in Anspruch.

Umwelthinweis:
Alle bedruckten Materialien dieses Taschenbuches
sind chlorfrei und umweltschonend.
Das Papier enthält Recycling-Anteile.

Originalausgabe August 2000
© 2000 Wilhelm Goldmann Verlag, München
in der Verlagsgruppe Bertelsmann GmbH
Umschlaggestaltung: Design Team München
Umschlagfoto: Premium/Abell
Redaktion: Irina Mamula
Satz: Uhl + Massopust, Aalen
Druck: Elsnerdruck, Berlin
Verlagsnummer: 14188
WL · Herstellung: Stefan Hansen
Made in Germany
ISBN 3-442-14188-5

1. Auflage

Inhalt

Vorwort

Liebe Leserin, lieber Leser,

es gibt bekanntlich viele Wege, die zu Gesundheit und zum Idealgewicht führen und die uns helfen, Krankheiten erfolgreich zu überstehen. Zwei Hauptgruppen von Methoden stehen sich (unter anderem aus Profitgründen) zum Teil feindlich gegenüber: hier die Schulmedizin, welche die Krankheit als Feind ansieht, der zu bekämpfen ist (Husten? ... na warte!), und dort die Naturheilkunde, die Krankheit als notwendige Reinigungsaktion ansieht, die nicht gestört werden darf, damit nach Überwinden der Krankheit echte Heilung statt Symptomverdrängung eintritt. Die Naturheilkunde und die meisten Hausmittel setzen auf Reinigung des Organismus und auf Stärkung des Immunsystems und beziehen die Ernährung mit ein.

Dieses Buch steht klar auf Seiten der Naturheilkunde. Ich empfehle hier weder chemische Keulen – auch wenn Sie diese frei in der Apotheke kaufen können – noch Behandlungsmethoden, die verhindern, dass eine Krankheit richtig ausheilt. Lediglich zur Ausleitung von Schwermetallen kommen zwei schulmedizinische Präparate zur Sprache, die der Arzt in schweren Fällen verwenden kann.

Das vorliegende Buch stellt für Sie zweierlei dar:

Erstens ist es eine *Anleitung zur Selbsthilfe,* die immer dann angebracht ist, wenn Sie sich gesundheitlich verbessern und/oder Ihr Gewicht regulieren wollen, aber nicht eigentlich krank sind. Es geht dabei sozusagen um vorbeugende Reinigung und Stärkung des Immunsystems durch eine entsprechende Lebensweise und durch natürliche Präparate. Hierbei ist es mir ein wichtiges Anliegen, dass Sie die betreffenden Sachverhalte auch verstehen, weshalb ich zuweilen etwas aushole.

Zweitens beschreibt das Buch *Reinigungs- und Behandlungsmethoden,* die bei der inneren Reinigung und zur Heilung von Krankheiten von Seiten der Naturheilkunde zum Einsatz kommen. Schließlich ist es für Sie wichtiger denn je, dass Sie als mündiger Patient Bescheid wissen, was Arzt, Heilpraktiker oder Therapeut mit Ihnen anstellen. Sie dürfen vorher fragen und sollten Behandlungen und Medikamente ablehnen, die Sie aus Ihrer Sicht für sich persönlich nicht für geeignet halten. Falls der Arzt nicht mitspielt, wechseln Sie ihn. Lassen Sie nie etwas gegen Ihr besseres Wissen oder gegen Ihre intuitive Weisheit durchführen! Wenn ein Arzt oder Heilpraktiker zwei Methoden kennt, die passen, dann wählt er in der Regel diejenige, die ihm selbst mehr liegt. Das ist jedoch nicht Ihr Anliegen: Sie möchten das, was Ihnen persönlich besser hilft, was schonender ist oder besser durchzustehen, jedenfalls das, was zu Ihnen passt – und das kann der Arzt nicht ohne Weiteres wissen.

Aus dem letzten Absatz geht auch klar hervor, dass ich in diesem Buch nicht für alle das Gleiche empfehlen kann. Ich kann nicht sagen, diese oder jene Heilnahrung, Entschlackung, Darmreinigung, Ausleitung oder Immunstärkung ist für alle Menschen ohne Unterschied gut. Jeder von uns ist einmalig, jeder beschreitet sinnvollerweise seinen eigenen Weg. Auf diese Unterschiede gehe ich ein, kann Ihnen aber nicht die Mühe abnehmen, für sich selbst das Richtige herauszufinden. Dabei kann es sehr hilfreich sein, diverse Tests in Anspruch zu nehmen, die Fachleute für Sie auswerten. Dies ersetzt aber niemals Ihre eigene Selbstbeobachtung und das, was Ihnen Ihr Instinkt, Ihr Gefühl, Ihr Wissen und Ihre Intuition selbst sagen! Letztere sind sogar besonders wichtig, wenn nicht überhaupt ausschlaggebend. Sie können nicht alles und jedes austesten. Oder wollen Sie mit dem Pendel durch den Supermarkt gehen und zum Sonderling werden?

Und glauben Sie nicht, Ärzte oder Heilpraktiker würden immer mit unfehlbarem Fachwissen genau das richtige Mittel finden, den rechten Rat geben oder die genau passende Behandlungsmethode anwenden. Diese Fachleute arbeiten häufig nach dem alten Prinzip »Versuch und Fehler«. Sie wissen oft – uneingestanden – nicht wirklich, was am besten hilft. Da Sie sich selbst am besten kennen, können Sie oft viel sicherer sagen, was Ihnen gut tut – vorausgesetzt, Sie wissen, welche Mittel und Methoden zur Verfügung stehen und wie sie wirken. Dieses Wissen liefert Ihnen das vorliegende Buch. Es ist deshalb keine Sammlung von Patentrezepten, die alle Menschen mit einhundertprozentiger Sicherheit anwenden können, sondern bietet eine Auswahl für Ihre persönliche Wahl. Damit die Wahl nicht zur Qual wird, erinnern Sie sich bitte daran:

- Es führen viele Wege nach Rom!
- Es schadet nicht, wenn man sanft und langsam voranschreitet (was ich Ihnen empfehle!).
- Die eigentlichen Ursachen liegen stets im Gefühlsbereich, den Sie selbst am besten kennen.

Ich wünsche Ihnen viel Gewinn bei der inneren Reinigung und Gewichtsregulierung.

Dr. Otfried D. Weise

1

Notzeiten und Überfluss

Not macht erfinderisch – Überfluss macht faul, sagt der Volksmund. Aber keine Angst, liebe Leserin, lieber Leser, ich möchte Ihnen keine Nöte bereiten. Im Gegenteil, mit diesem Buch werde ich Ihnen zeigen, wie Sie auch ohne Not erfinderisch werden. Es stimmt natürlich, dass wir Menschen im Laufe der Entwicklung hier auf diesem Planeten Erde gelernt haben, wie man mit Notzeiten umgeht. Wie oft hat es schlechte Ernten gegeben, Überschwemmungen, Erdbeben, wie viele Kriege! Wie oft hat der Mensch nicht genug zu essen bekommen. Wir haben gelernt, damit umzugehen, unsere Zellen kennen dieses Programm. Sie wissen, was zu tun ist, wenn Hungersnöte ausbrechen. Sobald weniger Nahrung kommt, stellen sie sich darauf ein. Jedes Mal, wenn Sie weniger essen oder vorübergehend nichts mehr essen oder wenn eine Mahlzeit zu spät kommt, glaubt der Körper, es könnte schon wieder eine Hungersnot ausbrechen. Um das drohende Unheil so weit wie möglich zu lindern, setzt er einige Prozesse in Gang, mit denen wir uns hier noch beschäftigen werden.

Wir haben uns in Jahrmillionen menschlicher Entwicklungsgeschichte auf Notzeiten eingestellt. Diese Notzeiten können sogar hilfreich auf den Körper wirken – wenn sie nicht zu lange dauern. Wenn wir weniger essen oder vorübergehend auf Nahrung verzichten, kann der Körper nämlich Dinge abgeben, die er in Überflusszeiten nicht loswerden konnte, weil er mit der ständigen Zufuhr an neuen Nahrungsmitteln fertig werden musste.

Probleme entstehen jedoch, wenn wir zu viel bekommen. Der Mensch ist ja ein emotionales, ein Gefühlswesen, und er liebt es, sich zu verwöhnen, zu schlemmen, er liebt Genuss und Freude, und er hat ein Recht darauf. Er hat diese Fülle aber im Lauf seiner Entwicklung gar nicht so oft erlebt, wie man vielleicht denken könnte. Und deswegen kann der Mensch mit dem Überfluss – vor allem mit dem Überfluss des Genusses, insbesondere dem von Speisen – nicht gut umgehen. Der menschliche Verdauungstrakt ist schließlich kein Schlauch, in den man auf der einen Seite hineinsteckt, was auf der anderen Seite wieder herauskommt, wobei man die Durchflussgeschwindigkeit beliebig erhöhen könnte. Alles, was Sie durch den Mund aufnehmen, muss im Körper – soweit möglich – in seine Einzelbestandteile zerlegt werden. Diese Bestandteile werden vom Körper dann sozusagen inspiziert; das, was er gerne behalten möchte, nimmt er auf und den Rest scheidet er idealerweise wieder aus.

Das scheint aber in Zeiten des Überflusses offensichtlich nicht ganz zu klappen. Denn es zeigt sich deutlich, dass immer dann, wenn wir sehr viel essen, der Körper überlastet wird. Das ist eigentlich nicht möglich, denn Überlastung würde ja bedeuten, dass der Körper mehr tut, als er kann. Also geht er an seine äußersten Grenzen. Er nimmt das Essen auf, fängt auch an, es zu verdauen, das heißt, es zu zerlegen. Wenn es aber darum geht, nur das aufzunehmen, was er wirklich braucht, um den Rest wieder auszuscheiden, dann ist der Körper überfordert. Das bedeutet also, er nimmt jetzt Dinge auf, die er nicht braucht, und er kann so manches nicht mehr ausscheiden, was er eigentlich längst hätte loswerden müssen.

Das Hauptproblem der heutigen Wohlstandsernährung – und damit die Grundlage sehr vieler Krankheiten – liegt darin, dass wir einfach zu viel essen. Das ist eine Binsenweisheit, die Sie wahrscheinlich schon oft gehört haben, und es gibt ja da auch so genannte probate Mittel, beispielsweise die berühmte »FdH«-Methode: »Friss die Hälfte«. Wer sie ausprobiert hat, weiß, dass sie im Grunde genommen nicht funktioniert; ganz einfach deswegen, weil das, was wir zu uns nehmen, nicht von guter Qualität ist. Und wenn wir von Schlechtem die Hälfte essen, kann die Versorgung des Körpers mit wichtigen Nährstoffen, mit Vitaminen, Enzymen, mit Spurenelementen und Mineralien nicht mehr sichergestellt sein. Wir essen also zu viel und mehr noch: Wir essen zu viel durcheinander. Wir kennen das von luxuriösen Viel-Gänge-Mahlzeiten, von Festlichkeiten, Feiertagen usw. Häufig geht es den Besuchern solcher Festlichkeiten am nächsten Tag schlecht und es ist bekannt, dass nach üppigen Wochenenden am Montag früh die Wartezimmer der Ärzte überfüllt sind.

Wir essen also zu viel, und wir essen zu viel durcheinander und überlasten dadurch die Verdauungs- und Ausscheidungsorgane. Neben Magen und Darm sind auch alle anderen wichtigen Organe betroffen, die mit der Verdauung zu tun haben. Hier seien ganz besonders Leber und Nieren genannt: die Leber, die als unser größtes Entgiftungsorgan Schwerstarbeit zu leisten hat, nicht nur bei dem vielen (minderwertigen) Fett, und die Nieren, die bei der Ausscheidung durch den Urin eine Schlüsselrolle einnehmen. Die Überlastung dieser Organe wird offensichtlich, die Kapazitäten können nicht ohne weiteres gesteigert werden, weil der Verdauungstrakt kein simpler Schlauch ist.

Der Stoffwechsel ist im Körper Energieverbraucher Nummer eins. Hätten Sie das gewusst? Das klingt ein bisschen paradox, ist aber einer der Kernsätze dieses Buches. Wenn wir von Ernährung sprechen, von Essen, von Speisen und Getränken, dann denken wir immer daran, dass wir uns damit nähren. Wer genauer hinsieht, erkennt jedoch, dass eben der Gesamtapparat, der dazu notwendig ist, das Essen aufzunehmen, zu verdauen und das übrig Gebliebene wieder auszuscheiden, selbst einen riesigen Energieverbraucher darstellt. Die Wissenschaft hat festgestellt, dass alles, was mit dem Stoffwechsel zu tun hat, den größten Anteil am Gesamtenergieverbrauch des Menschen einnimmt!

Darüber hinaus hat der Biophysiker Dr. Warnke von der Universität Saarbrücken per Energiebilanz ausgerechnet, dass der Mensch nur 20 Prozent der Energie, die er täglich verbraucht, durch die Nahrung erhält. Der Rest kommt direkt von der Sonnenstrahlung. Er bestätigt damit ähnliche Berechnungen seines amerikanischen Physikerkollegen Dr. Reams und indirekt auch die Erkenntnisse der traditionellen indischen und chinesischen Medizin, die davon sprechen, dass sich der Mensch hauptsächlich von *Prana* respektive *Chi,* einer Art energetischer Nahrung, ernährt. Essen ist also in erster Linie stimulierend, indem es die richtigen Substanzen zur Verfügung stellt. Bei ungünstiger Lebensmittelwahl wird ein großer Teil der Energie, die das Essen bringt, bereits wieder für die Verdauung verbraucht.

Nun können Sie das natürlich ein bisschen steuern, je nachdem, was Sie essen. Es gibt Speisen, die leichter verdaulich sind und andere, die schwerer verdaulich sind. Wenn Sie also Speisen essen, die leichter verdaut werden, dann gibt es eine günstigere Energiebalance. Für die Verdauung wird dann weniger Energie verbraucht als bei anderen Speisen. Wenn Sie beispielsweise eine reife, saftige Birne essen, dann ernähren Sie sich besonders effektiv. Die guten Dinge, die in dieser Birne stecken, inklusive der Energie des Fruchtzuckers, werden innerhalb kürzester Zeit auf die einfachste und eleganteste und für den Körper am wenigsten strapazierende Art aufgenommen. Für die Verdauung wird dabei nur ein kleiner Prozentsatz der Energie verbraucht, die diese Birne mitbringt. Wenn Sie dagegen Fleisch essen, sieht die Energiebalance schon schlechter aus (Protein wird nicht zu Energie

»verbrannt«). Essen Sie dazu noch Kartoffeln, Knödel oder Spätzle, dann kann es sein, dass mehr als die Hälfte der Energie, die diese Mahlzeit enthält, allein durch die Verdauung schon wieder verbraucht wird. Eine Maschine mit einem derart schlechten Wirkungsgrad würde niemand kaufen!

Was hat das nun zur Folge? Ganz offensichtlich mehrere Dinge: Das Schlimmste dabei ist, dass der Körper nicht mehr in der Lage ist, alles auszuscheiden, was er nicht braucht. Und wenn im Körper Dinge gespeichert werden, die er zumindest langfristig nicht braucht, dann sind das Stoffe, die ihn bei seiner Funktion behindern. Wenn diese Stoffe im Körper abgelagert werden, dann wirken sie wie Gift. Diese Gifte bezeichnet der Volksmund als »Schlacken« oder »Schleim«. Wenn das Blut ebenfalls stark belastet ist, spricht man von »Toxämie«. All diese »Schlacken«, der »Schleim« und das »innere Gift« sind Stoffe, die wir durch die Nahrung aufgenommen haben – und durch die verschmutzte Luft, die wir einatmen und nicht mehr ausscheiden können. Wir bekommen einfach zu viel davon und wir können nicht beliebig viel ausscheiden.

Die Verschlackung, Verschleimung, Vergiftung und Übersäuerung behindert das gesunde Funktionieren des Körpers. Es gelingt dem Körper zwar teilweise, diese Gifte zumindest für gewisse Zeit an bestimmten Orten einzukapseln, sodass sie zumindest vorübergehend nicht stören – immer in der Hoffnung, dass der Mensch nach einiger Zeit sein Essverhalten dergestalt verändert, dass die eingekapselten Gifte wieder freigesetzt und ausgeschieden werden können. Die Krankheiten, die dadurch entstehen, dass der Körper mit unerwünschten Substanzen voll gestopft ist, sind wohlbekannt: die »Zivilisationskrankheiten«. Hier einige Beispiele: Gelenkleiden, Rheuma, Gicht, Bluthochdruck, Kreislaufprobleme und Herzkrankheiten. Hinzu kommen Pilzkrankheiten, Allergien, Schäden des Immunsystems, Kopf- und Gliederschmerzen, Erkältungen, Verdauungsbeschwerden, Müdigkeit und vieles mehr.

Dies alles sind Krankheiten, die man nicht dadurch beseitigen kann, dass man Medikamente einnimmt. Im Gegenteil, diese würden die Menge der im Körper vorhandenen, nicht erwünschten Stoffe noch weiter erhöhen.

Zivilisationskrankheiten sind deshalb mit der Schulmedizin, die hauptsächlich die Symptome bekämpft, nicht gut zu behandeln. Der Körper wird durch Medikamente weiter verschlackt. Diese Krankheiten können traditionsgemäß – wie es die Naturmedizin seit Tausenden von Jahren auf diesem Planeten tut – nur dadurch geheilt werden, indem Gifte, Schlacken und Schleim, die sich im Körper angesammelt haben, durch geeignete Methoden wieder entfernt werden. Davon handelt dieses Buch.

Die physischen Ursachen der Krankheiten

- Wir essen zu viel und durcheinander (falsche Lebensmittelkombinationen und Menüfolgen).
- Lebensmittel und Umwelt sind stark belastet (besonders Industrienahrung und Junkfood).
- Die Verdauungs- und Ausscheidungsorgane (Magen, Darm, Leber, Nieren etc.) sind überlastet.
- Die Verdauungskapazitäten sind beschränkt, der Stoffwechsel verbraucht sehr viel Energie.
- Gifte verbleiben im Körper und verursachen Verschlackung, Verschleimung, Vergiftung, Toxämie.
- Dies behindert ein gesundes Funktionieren des Körpers.
- Als Folge entstehen chronische Krankheiten (Zivilisationsleiden):
  Gelenkleiden, Rheuma, Gicht, Bluthochdruck, Kreislauf- und Herzkrankheiten, Mykosen, Allergien, Immunsystemschwächen, Kopf- und Gliederschmerzen, Erkältungen, Verdauungsbeschwerden.

Das Problem der Übersäuerung hat in der Vergangenheit nicht die Beachtung gefunden, die es verdient. Dies liegt daran, dass Übersäuerung langsam, über Jahre entsteht und dass sich der Mensch an die Begleiterscheinungen anpasst und sie oft erst wahrnimmt, wenn die Beschwerden schon ziemlich heftig sind. Auch verschlacken, verschleimen und übersäuern nicht alle Menschen gleichermaßen, selbst wenn sie das Gleiche essen und den gleichen Lebensstil einhalten. Die Symptome sind selten deutlich oder auffällig. Das Gewebe, vor allem das Unterhautbindegewebe, kann mit Schlacken und Säuren überladen sein, ohne dass Schmerzen auftreten. Das liegt natürlich auch daran, dass viele Menschen von ihrem Körper keine besonderen Leistungen fordern. Krankheiten werden selten mit Übersäuerung in Verbindung gebracht, weil sie unbemerkt und schleichend sozusagen im Hintergrund abläuft und weil die Zusammenhänge zwischen Säuren und Krankheiten von der Schulmedizin weitgehend ignoriert werden.

Damit die Problematik klarer wird, möchte ich etwas weiter ausholen. Industrienahrung und die so genannte gutbürgerliche Kost, welche die meisten Menschen in unserem Lande zu sich nehmen, verursachen jährlich rund 100 Millionen Mark Kosten zur Behandlung von ernährungsbedingten Krankheiten. Ein erheblicher Teil unserer Krankheiten ist also hausgemacht, ist vom Kranken durch seine Essweise selbst verursacht. Hier die Zusammenhänge im Einzelnen:

1. Unsere Ernährung ist viel zu reich an Produkten aus der Massentierhaltung. Durch diese tierischen Produkte nimmt der Körper Stoffe auf, die er überhaupt nicht kennt und die er auch nicht wieder abbauen und ausscheiden kann. Es handelt sich dabei vor allen Dingen um Rückstände von Medikamenten, die in diesem Fleisch enthalten sind, aber auch um Schadstoffe, die diese Tiere durch das völlig unnatürliche Futter in sich aufnehmen. Das sind beispielsweise Schwermetalle, über die in diesem Buch noch viel zu sagen sein wird. Ich möchte hier nicht auf die Frage eingehen, ob es besser ist, Vegetarier zu sein oder Fleisch zu essen.* Jeder von Ihnen muss selbst ausprobieren, ob er Vegetarier werden kann. Es kommt nicht darauf an, möglichst rasch und konsequent Vegetarier zu werden, sondern es ist wichtig zu spüren, ob die Nahrung Ihnen bekommt. Wenn Sie sich ohne tierische Produkte, speziell ohne Fleisch, nicht genug geerdet fühlen, wenn Sie Mangelerscheinungen bekommen, was bei vielen Menschen ohne weiteres sein kann, dann sollten Sie tierische Produkte zwar reduzieren, aber eben nur so weit, wie Sie es vertragen. Diese Angaben beziehen sich auf Ihre Dauernahrung. Als reine Heilnahrung für einen begrenzten Zeitraum ist eine vegetarische, besonders eine rohkostbetonte Kost jedoch unschlagbar.

2. Die gutbürgerliche Küche und die Industrienahrung liefern in aller Regel viel zu viel Fett. Besonders ungünstig sind dabei die gesättigten Fettsäuren, wie sie in tierischen Fetten vorkommen. Außerdem sollten Sie daran denken, dass Fett nicht nur Geschmacksstoffe löst, sondern auch ein hervorragendes Lösungsmittel für Gifte darstellt. Deshalb sind in den fetten Partien der tierischen Produkte besonders viele Umweltgifte enthalten, über die wir noch sprechen werden.

3. Die Nahrung der meisten Deutschen ist viel zu proteinreich. Dadurch mutet man sich viel zu viel Harnsäure zu, die als Verdauungsprodukt dieser Proteine auftritt. Harnsäure stellt den menschlichen Körper vor größere Probleme, weil er keine Urikase besitzt, mit der er diese Harnsäure abbauen und leicht ausscheiden könnte. Urikase ist ein Enzym, das beispielsweise Raub-

---

* Siehe hierzu meine Bücher *Harmonische Ernährung* und *Die Fünf Tibeter Feinschmecker-Küche.*

tiere und Hunde in genügender Menge haben. Deshalb können diese mit viel Protein gut umgehen. Der Mensch braucht generell weniger Protein als die berühmten 0,8 Gramm pro Kilogramm Körpergewicht, das heißt, wir brauchen keine 50 oder 60 Gramm Protein täglich (der Durchschnittsverzehr des Bundesbürgers ist fast doppelt so hoch!). Diese Richtwerte sind von der Deutschen Gesellschaft für Ernährung vermutlich so hoch angesetzt, damit niemand Klage erheben kann, wenn er aus Krankheitsgründen einen Mangel erleiden sollte. Unterhalb dieser viel zu hoch bemessenen Angabe (die im Übrigen nichts über die Proteinquelle, ob tierisch oder vegetarisch, aussagt) gibt es jedoch Schwankungen: Manche Menschen brauchen mehr Proteine und erleben eine rein vegetarische Kost (häufig aus Geschmacksgründen) als unzufriedenstellend (obwohl sie auch dort beliebig viel Protein essen könnten), andere benötigen weit weniger. Weiterhin darf man sich vor Augen führen, dass Protein in großen Mengen nur dann sinnvoll ist, wenn wir Bodybuilder sind und Muskeln aufbauen wollen. Ansonsten kann der Mensch ja fast alles aus abgebauten Zellen recyclen. Er verwendet seine Aminosäuren, aus denen das Eiweiß aufgebaut ist, immer wieder neu. Im Stoffwechsel wird Protein aber auch bei der Energiegewinnung benötigt, ohne selbst Kalorien zu liefern. Protein stimuliert auch die Nebennieren und verleiht dadurch Standfestigkeit, Kraft und Ausdauer – es erdet. Aber auch diese Tatsachen rechtfertigen nicht den übermäßigen Konsum. Wenig Protein bewirkt viel!

Schließlich gilt es zu bedenken, dass wir vor allem dann sehr wenig Protein brauchen, wenn wir es vorher nicht erhitzen. Wenn wir zum Beispiel frische Nüsse essen, dann bekommen wir ein Protein in hervorragendem Zustand. Davon benötigen wir nur etwa 15 bis 20 Gramm am Tag. Doch auch diese Empfehlung sollte jeder Einzelne für sich selbst überdenken und ausprobieren. Es ist wichtig zu wissen, dass die übergroßen Mengen an Protein, die gegessen werden, nicht nur zur Übersäuerung, sondern auch zu den Eiweißspeicherkrankheiten führen, über die Professor Wendt ausführlich berichtet hat. Mit Hilfe des Elektronenmikroskops stellte er fest, dass sich Überzüge von Aminosäuren an den Zellwänden ablagern, wenn man zu viel Protein zu sich nimmt. Dadurch wird der Austausch von Stoffen in und aus der Zelle behindert. Der Körper wird langsam, träge und müde und schließlich krank. Halten Sie sich also zurück mit dem Konsum von Fett und Protein, aber vergessen Sie dabei nicht, dass das Essen natürlich auch schmecken muss. Wenn Sie zum Beispiel wenig oder überhaupt kein Fett im Essen haben, dann werden Sie sehr häufig Geschmacksmängel feststellen und eine Mahzeit, die Ihnen nicht schmeckt, kann Ihnen auch nicht bekommen. Es ist auch nicht sinnvoll, sich völlig fettfrei zu ernähren. Die Untersuchungen der letzten zwanzig bis dreißig Jahre in Amerika haben gezeigt, dass die Leute stattdessen Kohlehydrate in Riesenmengen zu sich nehmen, was erst recht zu Übergewicht und Übersäuerung führt.

4. *Wir essen mit der Industrienahrung und der gutbürgerlichen Kost viel zu viel Nährmittel aus Getreide,* also eine Nahrung, die reich ist an Kohlenhydraten, aber arm an essenziellen Stoffen wie Vitaminen, Enzymen, Mineralien und Spurenelementen. Besonders zu erwähnen sind hier der weiße Industriezucker und das voll ausgemahlene Weißmehl, die außer Zucker bzw. Stärke nichts enthalten, das der Körper wirklich braucht. 80 Prozent der benötigten Energie nimmt der Mensch direkt aus dem Sonnenlicht auf, die Nahrung dient vor allem der Anregung und der Versorgung mit essenziellen Stoffen und dem Genuss.

5. *Unsere Nahrung ist generell zu arm an essenziellen Nährstoffen,* die unser Körper nicht selbst herstellen kann. Zu ihnen gehört zum Beispiel das Vitamin C. Die meisten Tiere können Vitamin C selbst produzieren, der Mensch kann es nicht. Also ge-

hört Vitamin C ebenso wie einige essenzielle Aminosäuren aus Proteinen zu den Stoffen, die wir von außen zuführen müssen. Diese Stoffe sind aber in der Industrienahrung und in unserer üblichen Kost in der Regel nicht in ausreichenden Mengen vorhanden.

6. *Unsere Speisen sind meist sehr stark denaturiert.* Das bedeutet, sie sind so stark be- und verarbeitet und erhitzt, unnatürlich gemacht, dass sie so gut wie keine Lebensenergie mehr übertragen können. Diesen Punkt möchte ich gern erläutern: Nahrung ist ja nicht nur dazu da, uns stofflich etwas zu liefern, sondern sie gibt uns vor allem Information. Der Mensch kann nicht von Feststoffen und Flüssigkeiten allein leben, er braucht immer auch Information. Das hat schon der berühmte österreichische Physiker und Nobelpreisträger Schrödinger in den dreißiger Jahren herausgefunden. Sie können sich das so vorstellen: Ein Computer kann ja auch nicht zum Briefeschreiben verwendet werden, wenn er nur Strom aus der Steckdose hat. Er braucht ein Softwareprogramm, er braucht die Information, die das Schreiben ermöglicht. Beim Menschen ist das die Information, die über die Nahrung – aber auch direkt durch die kosmische Strahlung – aufgenommen wird. Wenn Sie etwas essen, das völlig zerkocht ist, das x-mal erhitzt oder eingefroren und mit der Mikrowelle aufgetaut wurde, dann enthält das eben keine Lebensenergie, keine Information, keinen Wert mehr. Mit einer solchen Nahrung können Sie nicht lebendig werden und bleiben. Sie können sich höchstens damit voll stopfen – und der Organismus muss dann mühevoll damit fertig werden.

7. *Die Speisen der Industrieküchen sind viel zu vitalstoffarm.* Sie enthalten kaum Vitamine und Enzyme, sind aber extrem reich an Fremdstoffen. Das kann man an den Inhaltsdeklarationen auf den Nahrungsmittelpackungen sehen. Aber das ist nur ein Bruch-

teil dessen, was die Speisen tatsächlich enthalten. Viele Stoffe gelangen heute aus der Umwelt und aus dem Verarbeitungsprozess mit in unsere Nahrung und müssen nicht angegeben werden. Beispielsweise ist es nicht notwendig, Stoffe zu deklarieren, die in Lebensmittel hineingegeben werden, nur um den Herstellungsprozess zu erleichtern. Man geht stillschweigend davon aus, dass diese Stoffe bei der Produktion zerstört werden und dass sie dann nicht mehr nachweisbar sind. Wie die einzelnen Zerfallsprodukte dieser Hilfsstoffe miteinander reagieren und welcher Giftcocktail dabei entsteht, das wird nicht weiter untersucht, das wäre zu teuer. Also ist es gut, wenn Sie natürliche Lebensmittel zu sich nehmen, die möglichst wenig verarbeitet sind.

8. Industrienahrung und gutbürgerliche Kost sind häufig zu ballaststoffarm. In diesen Speisen ist zu wenig Zellulose enthalten. Diese wird zwar fast unverdaut wieder ausgeschieden, ist aber notwendig, damit der Darm richtig arbeiten kann. Die Bewegung des Darms (Peristaltik), die den Kot im Darm vorwärts schiebt, braucht Volumen im Darm. Dafür sorgt zwar das Bakterienwachstum im Darm, das reicht aber nicht aus! Es ist sinnvoll und notwendig, dass die viel zitierten Ballaststoffe in der Nahrung vorhanden sind. Deswegen ist es nicht sinnvoll, sich überwiegend von Lebensmitteln zu ernähren, die diese Ballaststoffe nicht oder nicht mehr enthalten: tierische Produkte, Milchprodukte und raffinierte Lebensmittel wie Zucker und voll ausgemahlenes Weißmehl oder Fett. Reich an Ballaststoffen sind dagegen Gemüse und Obst und vor allem Vollkorngetreide. Es ist also lebenswichtig, dass Sie in Ihrer Nahrung immer einen größeren Teil von Lebensmitteln haben, die Ihnen diese Ballaststoffe liefern.

9. Die meisten Menschen kombinieren ihre Speisen falsch. Das heißt, sie essen Nahrungsmittel zusammen, also gleichzeitig, die sich in dieser Kombination nicht gut verdauen lassen. Die Ernährungswissenschaftler sind der Ansicht, dass der Körper, wenn er völlig gesund ist – was selten vorkommt –, jede x-beliebige Mischung verdauen kann. Die Frage ist nur, wie viel Energie muss er dazu aufwenden? Wenn Sie sich nach dem Essen besonders müde fühlen, dann sollten Sie sich einmal anschauen, was Sie alles zusammengestellt haben. Schlechte Kombinationen sind beispielsweise proteinreiche Speisen mit stärkehaltigen Speisen, also viele unserer üblichen Menükombinationen, etwa Fleisch mit Spätzle oder Knödel oder auch das berühmte Käsebrot. Ich werde weiter unten noch darauf eingehen.

Richtige Nahrungsmittelkombinationen sind unter dem Begriff »Trennkost« bekannt. Diese Trennkost ist ein wichtiger Bestandteil von vielen Programmen, mit deren Hilfe man entschlacken und Gewicht verlieren kann, weil auf diese Weise der Verdauung sehr viel Spielraum gegeben wird. Die Verdauung erfolgt viel leichter, je weniger Sie mischen. Dementsprechend ist immer auch genügend Reserve vorhanden für die Ausscheidung. Der berühmte Vollwertspezialist Professor Claus Leitzmann aus Gießen, der sich besonders durch seine objektive Betrachtung alternativer Ernährungsformen auszeichnet, hat mir in seiner aufrichtigen Art in einem persönlichen Gespräch einmal Folgendes eingestanden: Er habe die Trennkostregeln überprüft und vom reinen naturwissenschaftlichen Standpunkt aus müsse er sagen, dass die Trennkost unnötig sei, weil der Mensch alles auf einmal verdauen könne. Er habe aber bei sehr vielen Leuten beobachtet, dass diese Trennkostregeln tatsächlich, richtig angewandt, erhebliche Vorteile böten, und dass die Menschen tatsächlich abnähmen und sich in der Regel viel munterer fühlten. Als Beispiel erwähnte er Lady Diana. Er kann sich die Wirkung also nicht erklären, aber als ehrlicher Wissenschaftler gibt er zu, dass es funktioniert. Wenn alle Wissenschaftler so denken würden, dann wären wir insgesamt schon viel weiter in unserer Entwicklung.

10. Industrienahrung und gutbürgerliche Küche bieten zu viele Getränke an, die dem Körper keine Vorteile bieten. Fast alle diese Getränke enthalten Zucker, Koffein, Teein oder Alkohol. Das ist unter anderem insofern ungünstig, als sie dem Körper Wasser entziehen und somit überhaupt nicht zur inneren Reinigung beitragen. Dies gilt leider auch für Kräutertees – es sei denn, Sie brühen sie nur extrem dünn auf. Wenn Sie also das Gefühl haben, Sie möchten Stoffe aus Ihrem Körper ausscheiden, die Sie nicht mehr brauchen, dann ist reines kohlensäurefreies Wasser das Beste, das Sie zu sich nehmen können.

Die Beschaffenheit der Nahrungsmittel, die uns die Industrie liefert, unsere hektischen Lebensumstände und die intensive Werbung führen dazu, dass die meisten Menschen von dieser minderwertigen und höchst schädlichen Nahrung auch noch besonders viel essen. Dies ist ja das Anliegen der Industrie, dass wir möglichst viel essen, damit möglichst viel verkauft und verdient wird. Aber je mehr dieser Produkte wir essen, umso mehr belasten wir uns. Wenn ich Ihnen am Ende dieses Abschnittes einen Rat geben darf, dann ist es der Folgende: Die beste Methode, um ein hohes Alter in Gesundheit zu erreichen, besteht darin, dass Sie möglichst wenig essen. Das heißt, Sie sollten also mit dem Essen »immer aufhören, wenn es am besten schmeckt«, wie schon der Volksmund sagt. Sie sollten sich jedenfalls nie völlig satt essen. Probieren Sie ein paar Mal Folgendes aus: Hören Sie am Ende einer wohlschmeckenden, befriedigenden Mahlzeit mit dem Essen auf, bevor Sie völlig gesättigt sind. Sie werden feststellen, dass sich das Sättigungsgefühl nach einiger Zeit von allein einstellt. Und wenn Sie zur üblichen Essenszeit keinen Hunger oder gar Appetit verspüren, dann lassen Sie auch schon mal eine Mahlzeit aus. Ihr Körper wird es Ihnen danken. Dies gilt besonders für das Frühstück und das Abendessen.

Industrienahrung und gutbürgerliche Kost

Diese Nahrungsmittel verursachen in der BRD jährlich rund 100 Milliarden Mark Kosten zur Behandlung von ernährungsbedingten Krankheiten. Diese Ernährung ist:

- viel zu reich an Produkten aus der Massentierhaltung
- zu fett (belastend, giftreich)
- zu proteinreich (Cholesterin, Harnsäure)
- zu reich an leeren Nährmitteln (Zucker, Weißmehl)
- zu arm an essenziellen Nährstoffen (die wir nicht selbst herstellen können)
- zu denaturiert und vitalstoffarm (zu wenig Vitamine, Enzyme, Lebensenergie)
- extrem reich an Fremdstoffen (vergiftend)
- zu ballaststoffarm (verdauungshemmend)
- viel zu reich an Alkohol, Kaffee, Cola, Tee etc.

Die Beschaffenheit dieser Nahrungsmittel, die heutigen stressigen Lebensumstände und die intensive Werbung für denaturierte Produkte führen dazu, dass die meisten Menschen von dieser minderwertigen und höchst schädlichen Nahrung auch noch viel zu große Mengen essen!

Zum Schluss dieses Kapitels möchte ich Ihnen einen kurzen Überblick geben über die Stoffe, die wir heute über Nahrung und Atmung in uns aufnehmen – Stoffe, die früher in diesem Maße nicht vorhanden waren und die nicht unwesentlich zu unserer Verschlackung und Verschleimung, Übersäuerung und Vergiftung beitragen.

1. Umweltgifte aus Luft, Wasser, Boden, in Gebäuden, am Arbeitsplatz und aus der Kleidung: Bitte achten Sie, wenn Sie sich innerlich rein halten wollen, immer darauf, dass Sie möglichst saubere Luft atmen. Suchen Sie sich einen Arbeitsplatz, an dem

Sie nicht zusätzlichen Giften ausgesetzt sind. Wenn Sie Wasser trinken, besorgen Sie sich möglichst reines Wasser. Wenn Sie eine neue Wohnung beziehen oder ein neues Haus bauen oder kaufen, achten Sie darauf, welche Materialien Sie verwenden, damit Sie nicht beispielsweise mit Holzschutzmitteln verseucht werden. Wenn Sie Kleidung kaufen, beachten Sie, dass sehr viele Kleidungsstücke durch so genannte Ausrüstungschemikalien stark vergiftet sind und dass Sie erhebliche Schäden davontragen, wenn Sie diese Stoffe einatmen. Ich kenne eine ganze Reihe von Leuten, die auf diese Weise erhebliche Schäden erlitten haben, die sie nur ganz schwer wieder los werden. Eine in der Textilbranche tätige Dame, die viele Jahre hindurch mit diesen Chemikalien in Kontakt kam, hatte davon so viel eingeatmet, dass ihr Körper heute sehr geschwächt ist: Das Nervensystem hat sehr darunter gelitten, die Leber ist sehr belastet, ihr Immunsystem ist besonders geschwächt. Sie muss sich sehr bemühen, durch eine Behandlung, durch richtige Ernährung usw. ihren Körper allmählich zu entgiften und wieder gesund zu werden.

Das ist häufig nicht so einfach, denn ein normaler Arzt kann mit solchen Problemen oft nicht richtig umgehen. Er hat Toxikologie ebenso wenig gelernt wie eine wirkungsvolle Ernährungstherapie. Es gibt nur wenige Umweltmediziner, welche die Giftstoffe überhaupt kennen, geschweige denn aus dem Körper ausleiten können. Häufig werden die konfusen Symptome falsch gedeutet. Bis eine Versicherung so eine Behandlung bezahlt, weil es sich um eine Arbeitsschädigung handelt, müssen Sie als Patient lange kämpfen. Diese Probleme kulminieren in der extrem weit verbreiteten Quecksilbervergiftung, die von den Amalgamfüllungen verursacht wird. Quecksilber hat bei allen Umweltschäden eine Schlüsselrolle: Es behindert die Ausscheidung anderer Gifte. Deshalb wird dieses Thema in diesem Buch so ausführlich behandelt (siehe Kapitel 4 und 21).

2. *Gifte aus der Landwirtschaft:* Hier werden heute massiv Pestizide, Herbizide, Fungizide und Düngemittel eingesetzt, welche die Pflanzen enorm belasten. Diese Stoffe – oder ihre nicht zwangsweise weniger schädlichen Zerfallsprodukte – kommen natürlich auch in unserer Nahrung vor. Ähnliches gilt für die *Gifte aus der Tierhaltung.* Hier haben wir besondere Probleme mit Medikamentenresten im Fleisch, mit Masthilfsmitteln, mit Hormonen, mit Umweltgiften und vor allen Dingen auch mit Giften aus Futtermitteln, nicht zuletzt mit Schwermetallen. Diese Stoffe, die wir über die Nahrung direkt aufnehmen, sind dem Körper zum Teil völlig unbekannt. Er hat sie in seiner langen Entwicklungsgeschichte noch nie gesehen, gerochen, gefühlt, gespürt und weiß nicht, wie man damit umgeht. Deswegen sind diese Stoffe so besonders schädlich. Es lohnt sich also, Nahrungsmittel aus biologischem Anbau zu kaufen. Wenn Sie industriell verarbeitete Nahrungsmittel kaufen, bedenken Sie bitte: Je stärker ein Nahrungsmittel verarbeitet ist, desto mehr Fremdstoffe und desto weniger Vitalstoffe enthält es. Sie zahlen einen höheren Preis und schaden sich dabei auch noch. Denn bei jedem Verarbeitungsschritt kommen neue fertigungsbedingte Stoffe, Hilfsstoffe zur Produktstabilität, Konservierungsstoffe, Farbstoffe usw. hinzu. Insgesamt sind es Hunderte von Stoffen, die beileibe nicht so unbedenklich sind, wie Industrie und Politiker uns glauben machen möchten.

3. *Gifte, die aus unsachgemäßer Zubereitung entstehen:* Es ist beispielsweise nicht sinnvoll, Fleisch auf offenem Grill so zu garen, dass der Saft in die Holzkohle tropft und sich Krebs erregende Stoffe entwickeln, die sich am Fleisch niederschlagen. Generell möchte ich Sie bitten, darauf zu achten, dass Sie Ihre Speisen möglichst kurz und nicht zu hoch erhitzen, dass Sie vor allem lang und hoch erhitztes Fett meiden, nichts Frittiertes und nichts lang Gebratenes essen und beim Fett immer darauf achten,

Gifte in Umwelt und Industrienahrung

- Umweltgifte aus Luft, Boden, Wasser, Gebäuden, Arbeitsplatz, Kleidung
- Gifte aus dem Ackerbau: Pestizide, Herbizide, Fungizide, Düngemittel
- Gifte aus der Tierhaltung: Medikamente, Masthilfsmittel, Umweltgifte, Gifte aus Futtermitteln
- Zusatzstoffe der Industrie: Farbstoffe, Konservierungsstoffe, fertigungsbedingte Hilfsstoffe und solche zur Produktstabilität, Konservierungsstoffe
- Gifte aus unsachgemäßer Zubereitung: krebs- und andere krankheitserregende Stoffe als Folge von zu langem und zu hohem Erhitzen
- Elektrosmog und Mikrowellen (inkl. Funk)
- Stressgifte: durch Hetze, Ärger, Angst, Egoismus, Überheblichkeit, Gier, Zynismus etc.

dass es in der Pfanne nicht raucht, weil auf diese Weise Stoffe entstehen, die äußerst ungünstig für den Körper sind und Ihrer Leber Schwerstarbeit zumuten.

4. *Stressgifte des Organismus:* Bei Stress werden im Körper allerlei Chemikalien gebildet. Wenn diese nicht durch körperliche Bewegung abgebaut werden, wirken sie auf den Körper vergiftend. Durch Stress, Hetze und Ärger, durch Angst, Egoismus und Überheblichkeit, durch Gier, Zynismus etc. – im Grunde durch alle negativen Emotionen – sammeln Sie im Körper Gifte an. Diese Gifte kommen zu den Giften, die wir aus der Umwelt, der Landwirtschaft, der Tierhaltung, der Industrie und auf Grund unsachgemäßer Zubereitung aufnehmen. Viele dieser Dinge haben wir in der Hand, wenn wir auch manche hinnehmen müssen, wie wir ja

zum Beispiel häufig keinen Einfluss haben auf die Luft, die wir einatmen. Aber Sie können sich jedenfalls vor den Stressgiften schützen, die durch Ihre eigenen Emotionen zustande kommen. Allerdings ist dies ein Punkt, über den weiter unten (Kapitel 24) noch gesprochen werden muss, denn es ist nicht leicht, die eigenen Emotionen zu steuern.

2

Was sind Schlacken?

Wenn Sie Ärzte fragen oder in medizinischen Büchern nachlesen, dann werden Sie feststellen, dass es angeblich gar keine Schlacken gibt. Und Sie werden auch lesen, dass der Körper einwandfrei mit der Nahrung umgehen kann und dass er alles, was er nicht braucht, wieder ausscheidet. So kann der Eindruck entstehen, aus rein medizinischer Sicht stünde eigentlich alles zum Besten. Hier eine schulmedizinische Definition von Entschlackung aus dem Internet.

Entschlackung: ein irreführender Begriff, unter dem alle Maßnahmen zur Ausscheidung von Stoffwechselprodukten verstanden werden. Entschlackung soll der Entgiftung und »Reinigung« des Körpers dienen. Als mögliche Methoden werden z. B. Fasten und Schwitzkuren durchgeführt. Aus wissenschaftlicher Sicht ist eine Entschlackung nicht möglich, da bei normaler Verdauungs- und Stoffwechselfunktion alle vom Körper nicht benötigten Substanzen ohnehin ausgeschieden werden.

Aber bei wem funktioniert der Stoffwechsel schon normal? Bei niemandem! Das heißt nichts anderes, als dass die Ärzte von einer Illusion ausgehen und dass ihnen nicht klar ist, dass die meisten Krankheiten und die negativen Begleiterscheinungen des Alterungsprozesses darauf beruhen, dass im Körper unerwünschte Stoffe abgelagert werden. Jedenfalls ist dieser Zusammenhang vielen Medizinern in seiner Tragweite nicht wirklich bewusst, sodass sie ihre Behandlung nicht auf dieser Grundlage aufbauen. Wenn Sie einen Arzt fragen, wird er natürlich zugeben, dass es im Körper Ablagerungen gibt. Er wird die einzelnen Ablagerungen mit differenzierten medizinischen Detailbegriffen belegen. Dann heißt es beispielsweise: »Hier sind Ablagerungen in den Blutgefäßen, das ist Arteriosklerose.« Aber der Arzt wird nicht von Schlacken sprechen, und er wird selten diese Zusammenhänge sehen, die in diesem Buch ausführlich dargestellt sind. Der Arzt wird in den meisten Fällen vermutlich auch keine Entschlackungskur empfehlen, damit Sie die Ablagerungen in Ihren Arterien wieder abbauen. Vielleicht wird er Ihnen raten, einen Bypass legen zu lassen oder Ähnliches, weil er lieber direkt behandelt, operiert und eingreift. So lehrt es die Schulmedizin; außerdem lässt sich mit stärker eingreifenden Behandlungsmethoden mehr Geld verdienen. Leider ist dem Patienten damit häufig nicht gedient, und die ärztliche Kunst bleibt auf der Strecke.

Natürlich müsste der Körper, der menschliche Organismus, normalerweise automatisch richtig funktionieren und alles ausscheiden, was er nicht mehr braucht. Das hat aber, wie im letzten Kapitel dargelegt, seine Grenzen. Es gibt eben nicht nur Stoffe, die für den menschlichen Körper völlig ungeeignet sind, sondern es gibt sehr viele Lebensmittel, die nur teilweise geeignet sind, oder in Kombination mit anderen Lebensmitteln oder nur in kleinen Mengen. Jedes Mal, wenn ich Nahrung falsch kombiniere oder zu viel esse oder für mich persönlich unter bestimmten Bedingungen nicht geeignete Lebensmittel zu mir nehme, kann mein Körper nicht mehr richtig damit umgehen, weil diese Stoffe – in dieser Menge, in dieser Kombination oder zu dieser Zeit – nicht für mich geeignet sind. Das bedeutet, wenn wir immer exakt das essen würden, was uns hundertprozentig bekommt, wenn wir auch immer nur genau die Menge essen würden, die wir wirklich brauchen, und wenn wir nur die Speisen auswählen würden, die hundertprozentig geeignet sind für die menschliche Ernährung, dann könnte der Organismus automatisch wunderbar damit umgehen, er könnte alles richtig verdauen. Der Körper würde alle benötigten Stoffe aufnehmen und den Rest einfach wieder ausscheiden. Aber so ist es eben leider nicht, weshalb eine große Menge Unbrauchbares in unserem Körper zurückbleibt. Diese Reste werden im Volksmund ganz allgemein als Schlacken bezeichnet. Wir dürfen dabei natürlich nicht an die Hochofenschlacke denken, sondern wir müssen davon ausgehen, dass sich hier an allen Ecken und Enden des Körpers Stoffe ablagern, zum Teil nur in hauchdünnen Überzügen, zum Teil aber auch in größeren Mengen in Form von Depots, Auskleidungen, Verhärtungen usw.

Wenn man das Wort »Schlacke« besonders weit definiert, könnte man sagen, Schlacken sind alle nicht lebenden Bestandteile im Körper. Es sind alle Stoffe im Körper, die sich dort abgelagert haben, die aber nicht notwendig sind, um den Körper funktionieren zu lassen. In der Regel behindern sie sogar das ordnungsgemäße Funktionieren des Körpers, sind nicht lebendig, also kein funktionaler Teil der lebenden Zellen. Es handelt sich um folgende Stoffe:

1. Kalk, Gips und andere Materialien, die rein anorganischen Ursprungs sind und zum Teil scharfkantige Kristalle bilden, die bei der Massage Schmerzen bereiten. Es gibt Fälle, in denen Menschen so stark mit auskristallisierten Mineralien – etwa Harnsäure oder Gips – im Bindegewebe behaftet sind, dass es knirscht, wenn man mit einer Injektionsnadel hineinsticht.

2. Cholesterin und andere organische Verbindungen, die zum Beispiel zusammen mit Kalzium die Blutgefäße auskleiden (Arteriosklerose).

3. Verschleimungen: Sie spielen bei vielen Menschen eine besondere Rolle, speziell in Mittelohr, Stirnhöhlen, Nase, Hals, Bronchien, Magen und Darm, zum Teil flüssig, zäh oder in Form von verhärteten Ablagerungen. Dieses Thema wird weiter unten noch ausführlich behandelt.

4. Überreste eines unvollständigen Eiweißstoffwechsels, bei dem Aminosäuren auf Zellwänden abgelagert werden, wie bereits beschrieben.

5. Fett in den so genannten Fettspeicherzellen: Auch dies ist eine tote Substanz, fällt zwar meist nicht unter den Begriff Schlacke, trägt aber massiv zum Übergewicht und zur Behinderung des Körpers bei.

6. Gifte in diesen Fettspeicherzellen: Viele Gifte sind fettlöslich. Man nimmt an, dass Leute, die viel Fett im Körper gespeichert haben, besonders gut für Notzeiten vorgesorgt haben. Beim Abbau dieses Fetts werden diese Menschen aber leiden, sie werden besonders anfällig für heftige Vergiftungserscheinungen. Wenn sie anfangen, dieses Fett abzubauen – etwa durch körperliche Aktivität –, dann werden diese Gifte frei. Dann kommt es zu Problemen, wie man bei Menschen und auch bei Tieren beobachten kann. Die Zugvögel, die im Herbst von Mitteleuropa nach Nordafrika fliegen, stürzen häufig während des Fluges auf halber Strecke ab und bleiben tot am Boden liegen. Wenn man sie untersucht, stellt man fest, dass sie vollständig vergiftet sind: mit Herbiziden, Fungiziden, Pestiziden und ähnlichen Stoffen aus der Landwirtschaft oder auch mit Schwermetallen. Diese Vögel fliegen mit prallen Fettzellen los, in denen die Gifte gut verdünnt und weggesteckt sind. Wenn aber dieses Fett während des Fluges verbraucht wird, werden die Gifte frei und schädigen das Nervensystem. Die Vögel stürzen ab und sterben… Lassen Sie sich dieses Beispiel eine Warnung sein: Entgiften Sie systematisch und kontrolliert, bevor es zu spät ist!

7. Säuren (besonders Harnsäure, Oxalsäure, Phosphorsäure) in neutralisierter Form aber auch in Form von auskristallisierter, weil schwer löslicher Säure (besonders Harnsäure). Diese Säuren sind besonders schädlich, weil sie Gewebe und Organe in einen pH-Bereich manövrieren können, in dem diese nicht mehr ordnungsgemäß funktionieren.

8. Kotreste besonders im Dickdarm, die dort in kleineren oder größeren Ausstülpungen und Ausbuchtungen Jahre bis Jahrzehnte festliegen. Sie nehmen am Körpergeschehen nach einiger Zeit zwar nicht mehr teil, belasten aber den Darm, weil der Kontakt des Speisebreis und des Kotes mit der Darmwand behindert wird. Auf diese Weise kann der Darm weder Nährstoffe an den Körper abgeben noch Giftstoffe aus dem Körper in ausreichendem Maße aufnehmen. Manche Autoren sprechen davon, dass viele Menschen ihre eigene Kloake mit sich herumtragen. Das kann zweistellige Kilogrammbeträge an Kot erreichen! Kein Wunder, dass der Darm dann träge wird, dass er durchhängt und schmerzt. Diese Kotreste werden zwar auch nicht eigentlich zu den Schlacken im engeren Sinne gezählt, wirken aber entsprechend.

9. Wasserspeicherung (bis hin zu Ödemen). Die unerwünschten, schädlichen Stoffe lassen sich durch Wasser verdünnen. Ihre schädliche Wirkung wird dadurch vermindert, das Körpergewicht steigt dadurch jedoch auf unerwünschte Höhen…

Was sind Schlacken?
- Kalk und andere Mineralien
- Cholesterin und andere organische Verbindungen
- zum Teil verhärtete Schleimdepots
- Speichereiweiß im Zwischenzellgewebe und an Zellmembranen

- Phosphorsäure, Oxalsäure, Harnsäure und andere Überreste des Stoffwechsels
- anorganische und organische Umweltgifte (Blei, Kadmium, Benzol, Holzschutzmittel u. a.)
- Medikamentenreste, abgestorbene Zellreste
- eingekapselte Infektionsherde; abgestorbene Krankheitserreger samt deren Stoffwechselprodukten
- alte Kotreste im Darm

Nun möchte ich Ihnen noch ein paar Details erklären, damit Sie besser verstehen, warum die unerwünschten Stoffe den Organismus behindern. Dazu zwei Abbildungen, die dem ausgezeichneten Buch *Die Azidose-Therapie* des Heilpraktikers Peter Königs entnommen sind. Das Gewebe des menschlichen Körpers besteht nicht nur aus spezialisierten Zellen etwa von Muskeln oder Organen, sondern auch aus Blut- und Lymphgefäßen und vor allem auch aus dem so genannten Bindegewebe. Was ist das?

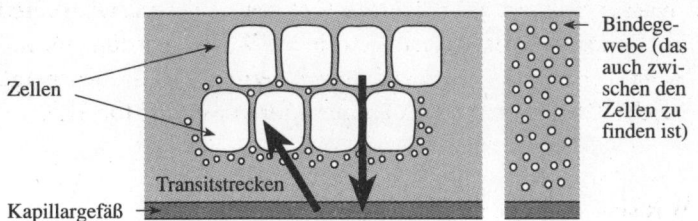

Die Zellen der Organe oder Muskeln liegen im Körper nicht bündig ohne Zwischenraum aneinander oder werden alle einzeln über die Blut- und Lymphgefäße ver- und entsorgt. Zwischen den Zellen befinden sich vielmehr Freiräume, in der Abbildung als Transitstrecken bezeichnet. Damit die Zwischenräume bestehen können, existiert ein Stützgewebe, eine Art Maschenwerk, das Bindegewebe. Die Zellen schwimmen sozusagen im wässrigen Milieu des Bindegewebes, so wie die Urzelle im Meer schwamm, aus dem Meer versorgt wurde und ihre Abfälle auch dort hinein entsorgte. Die Ver- und Entsorgungsleitungen, die Blut- und Lymphgefäße münden abschnittsweise in dieses Bindegewebe und versorgen ganze Gruppen von Zellen. Im gesunden, unverschlackten Zustand sind die Transitstrecken frei. Wenn sich jedoch Stoffe im Bindegewebe festsetzen, werden die Transitstrecken in zunehmendem Maße verstopft. Die Zellen können weder ordnungsgemäß versorgt noch ausreichend entsorgt werden. Es liegt auf der Hand, dass sie ihre Arbeit nicht mehr Gewinn bringend durchführen können: Schmerzen und Krankheit stellen sich ein – und das einzig und allein durch innere Verschmutzung! Krebszellen sind übrigens ganz besonders stark verschmutzt, zum Beispiel durch Schwermetalle.

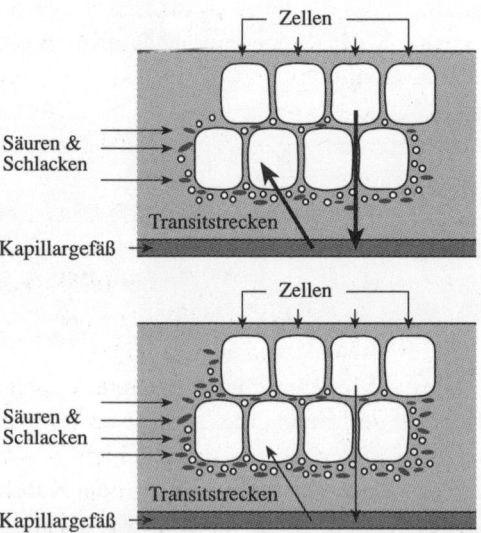

Die Verschlackungen wirken noch zusätzlich, indem sie krank machende Mikroorganismen wie Bakterien, Viren und Pilze geradezu einladen, finden diese doch in einer sauren Umgebung einen besonders guten Nährboden. Auf diese Weise kommt es dann zu einer Reinigungskrise – zu einer Krankheit …

Auch zum Thema Schleim und Verschleimung bedarf es noch einiger Erklärungen, weil hier Verwirrung herrscht. Schleim, auch Mucus genannt, wird natürlich in den Schleimdrüsen produziert und besteht im Wesentlichen aus so genannten Muzinen (Mukoproteinen); dies sind Proteine (Eiweiß) mit einem fest eingebundenen Kohlehydratanteil (über 5 Prozent, z. B. Glucose). Dieser Schleim dient zum Schutz der Schleimhäute gegen chemische und mechanische Einwirkungen. Dieser physiologisch »normale« Schleim sorgt für das ordnungsgemäße Funktionieren der Schleimhäute und damit des Immunsystems (z. B. in Mund, Nase, Lunge, Magen, Darm). Er ist normalerweise glitschig und zähflüssig, bei Eindicken wird er aber wie hartes Wachs.

Physiologischer »Notfall«-Schleim, wie er beispielsweise bei so genannten Erkältungen auftritt, sorgt für die Ausscheidung von Schadstoffen, die der Körper anderweitig nicht loswird; er nimmt dabei Bakterien zu Hilfe. Getreideschleim (aus Getreide und Wasser) besteht aus Amylose und Amylopektin, also überwiegend aus Kohlehydraten. Er hat klebrige Eigenschaften, weshalb er zum Beispiel im Krieg zum Tütenkleben verwendet wurde. Er ist nicht leicht verdaulich und führt bei anfälligen Personen zur Entwicklung von »Notfall«-Schleim, um die Stoffwechselprodukte des Getreides ausscheiden zu können.

Verhärteter oder zähflüssiger Schleim versteckt sich unter anderem vor allem in den Bronchien. Damit er entfernt werden kann, muss er verflüssigt werden. Dies geschieht durch Wärme, zum Beispiel durch Fieber bei Erkältungen oder durch Wärmeentwicklung nach Einreiben mit ätherischen Ölen und durch

Wärme im Bett mit Wärmflasche. Auch scharfe Gewürze regen den Schleimfluss an und werden deshalb sowohl in schleimlösenden Tees als auch in Kapselform in Darmreinigungsprogrammen angewandt. Schleim kann sich nämlich auch im Dünn- und Dickdarm ansammeln und dort hart wie Wachs die Funktion des Darmes behindern. Er kann dort durch bittere oder scharfe Kräuter gelockert und dann durch Ballaststoffe abtransportiert werden. Wir werden in Kapitel 18 näher darauf eingehen.

Milch und Milchprodukte sowie Getreide und Getreideprodukte hinterlassen besonders häufig Schadstoffe, die nur durch Schleim mobilisiert und ausgeschieden werden können; man sagt, sie verschleimen. Schleim ist jedoch generell die Folge übermäßigen Verzehrs von schwerer und schwer verdaulicher Nahrung. Nach Dr. med. Hulda Clark kommt es besonders leicht zu »Erkältungen«, wenn Sie schimmlige Nahrung, also zum Beispiel Käse, essen. Der Schleim von Leinsamen, Flohsamen u. a. trägt jedoch dazu bei, dass die Schleimhäute ordnungsgemäß arbeiten; er ist also positiv zu bewerten.

Der Arzt Robert Gray hat in seinem hervorragenden Buch über Darmreinigung eine Liste von Lebensmitteln zusammengestellt, in abnehmender Tendenz nach ihrer Verschleimungswirkung angeordnet. An erster Stelle stehen Kuhmilch und Kuhmilchprodukte. Besonders negativ tut sich der Käse hervor, vor allem, wenn er geschmolzen wird. Als Nächstes folgen die meisten tierischen Produkte wie Fleisch, Fisch, Eier und alle Produkte daraus. Es schließen sich Ziegenmilch und -produkte an, wie auch Sojabohnen und Produkte daraus, zum Beispiel Tofu. Selbstverständlich nimmt die Verschleimungstendenz immer dann zu, je mehr man von dem betreffenden Nahrungsmittel isst. Proteinpräparate, wie man sie in Bodybuildingstudios bekommt, seien hier ebenfalls warnend erwähnt. Sie sind verschleimend und besonders ungesund. Auch Hefepulver ist nicht nur positiv zu werten, zum Beispiel die Brauhefe, denn auch sie ist verschleimend.

Ebenfalls – aber bereits weniger – verschleimend sind Hülsenfrüchte und Buchweizen, selbstverständlich das schon genannte Getreide, allen voran der Weizen. Hirse dagegen, Quinoa und Amaranth sind weniger verschleimend. Achten Sie besonders darauf, dass Sie nicht so viel Brot essen, denn Brot wirkt verschleimend. Wenn Sie Brot mit Käse kombinieren und das beliebte Käsebrot essen, dann haben Sie den Verschleimer Nummer eins. Das Gleiche gilt für Pizza mit viel geschmolzenem Käse darauf. Jemand, der innerlich sauber ist, hat nach einem Abend im Pizzalokal entweder eine laufende Nase oder verstopfte Nasenlöcher. Gekochtes Getreide ist weniger verschleimend als gebackenes.

Künstliche Nahrungsergänzungsmittel, also chemische Präparate aus der Apotheke, sind ebenfalls verschleimend. Als Nächstes kommen Nüsse, Samen, Kerne und die Hirse, die zwar immer noch verschleimen, aber schon wesentlich besser sind als alles, was vorher genannt wurde. Honig ist dann schon auf der Seite der kaum noch verschleimenden Nahrungsmittel. Dann folgen Pellkartoffeln und andere Kartoffeln, die ebenfalls kaum verschleimen. Anders ist es mit künstlichen Kartoffelprodukten, die ich Ihnen in keiner Weise empfehlen kann – ein Feinschmecker würde sich ohnehin nicht in solche Niederungen begeben.

Überhaupt nicht verschleimend sind Sprossen und Keime, die mehrere Tage angekeimt sind, sowie Gemüse und Obst, immer vorausgesetzt, es sind unbehandelte landwirtschaftliche Produkte. Wenn Sie Lebensmittel essen, die gespritzt sind, bildet der Körper auf den Schleimhäuten Schleim, um sich zu schützen. Das passiert beispielsweise, wenn Sie einen Apfel essen, ohne ihn gründlich gereinigt zu haben. Der Körper wird dann zum Schutz Schleimüberzüge im Darm bilden. Wenn das zu häufig vorkommt, werden diese Schleimbezüge immer dicker. Schließlich verhärten sie, und das Problem wird ernst.

Schleimbildungsneigung von Lebensmitteln

(nach Robert Gray, angeordnet in abnehmender Tendenz)
- Kuhmilch und -produkte
- Fleisch, Fisch, Eier und alle Produkte daraus
- Ziegenmilch und -produkte
- Sojabohnen und -produkte (z. B. Tofu)
- Proteinpräparate und Hefepulver
- Hülsenfrüchte und Buchweizen
- Getreide (außer Hirse) und alle Getreideprodukte
- künstliche Nahrungsergänzungsmittel
- Ölsaaten (Nüsse, Samen, Kerne) und Hirse
- Honig (je nach Sorte)
- Kartoffeln (Pellkartoffeln)
- Sprossen und Keime (mehrere Tage gekeimt)
- Gemüse und Obst (unbehandelt)

Was bringt Ihnen eine innere Reinigung?

Ganz einfach und als Erstes: *Gewichtsabnahme.* Alle Menschen, die unter Übergewicht leiden, sind in der Regel verschlackt und haben erhebliche Mengen an Schleim, Schlacken, Giften und Säuren, aber auch überflüssiges Wasser und alten, stagnierenden Kot im Körper. Wenn Sie diese Stoffe entfernen, dann wird auch das Gewicht drastisch zurückgehen. Außerdem kann danach der Körper wieder besser arbeiten, und in vielen Fällen geht dann auch der Grundumsatz nach oben. Auf diese Weise kann mehr verbraucht werden, das heißt, die Fettreserven werden langsam abgearbeitet, besonders wenn Sie die Entschlackungskur mit viel Bewegung kombinieren. Alles in allem werden Sie durch die Entschlackung gesünder. Sie können sich regelrecht regenerieren und viele Leute werden Sie fragen, wie es kommt, dass Sie plötzlich so jung aussehen.

Nach einer Entschlackungskur sprühen Sie nur so vor *Energie.*

Sie fühlen sich leichter, Ihre *Widerstandskraft gegen Krankheits-erreger* nimmt zu. Es ist ja nicht mehr nötig, Bakterien einzuladen, um in Ihrem Körper Reinigungsaktionen durchzuführen. Diese Reinigung haben Sie ja selbst übernommen. Wenn Sie entschlackt, entschleimt und entsäuert sind, dann können Sie damit rechnen, dass Sie auch wieder besser genießen können. Denn je reiner Ihr Körper ist, umso feinfühliger, umso spürsamer wird er und umso besser können Sie Dinge, die Ihnen lieb sind, auch wahrnehmen. Allerdings werden Sie auch Umweltgifte, Lärm, Dreck und Schmutz usw. stärker bemerken. Dies ist ein ganz natürlicher Schutzmechanismus. Stellen Sie sich darauf ein: Wenn Sie sich völlig entschlackt und entschleimt und entgiftet haben, müssen Sie Ihren Lebensstil schon erheblich verbessern, denn ein entschlackter Körper kann sich nicht mehr stundenlang in schlechter Luft, in der verrauchten Atmosphäre einer Gaststätte aufhalten oder bei schlechter Luft mit dem Auto in der Innenstadt herumfahren. Sie werden einfach viel achtsamer mit sich umgehen müssen, weil Sie diese Dinge viel massiver spüren.

Vorbei sind die Zeiten des Bayern, der sagte: »Mir geht's guat, i spür nix!« Warum geht es ihm gut, warum spürt er nichts? Weil er völlig verschlackt ist. Dass damit in ihm eine Zeitbombe tickt und diese Verschlackung jederzeit zu ernsten medizinischen Komplikationen führen kann, dies ist ihm häufig nicht bewusst; sonst würde er rechtzeitig das Ruder herumreißen.

Wenn Sie innerlich reiner und sauberer werden, wenn Sie sensitiver werden, werden Sie auch *mehr Mut zu notwendigen Änderungen* entwickeln. Sie werden viel schneller spüren, welche Lebensmittel und Speisen Ihnen bekommen und was Sie belastet. Dann werden Sie Ihre Ernährung viel leichter verbessern können und damit auch viel mehr Eigenverantwortlichkeit zeigen und mehr Vertrauen entwickeln. Außerdem entsteht durch innere Reinheit auch immer eine erhöhte innere Freiheit und Klarheit. Sie werden besser denken und fühlen können. Sie werden bisher verdrängten Gefühlen und nicht wahrgenommenen oder geäußerten Wünschen leichter Ausdruck verleihen. Dadurch wird sich allmählich ein Gefühl der Erleichterung einstellen, weil Sie Ihr eigenes Potenzial, Ihren Lebensweg, Ihre Ziele im Leben nun besser erkennen. Zugleich werden Sie natürlich, je reiner Ihr Körper ist, immer offener und empfänglicher für feinstoffliche höhere Energien.

Was bewirkt Entschlackung?

- Gewichtsabnahme durch Ausscheidung von Giften, Wasser und Kotresten sowie durch Verbrennung von Speichereiweiß und Fettreserven
- Gesundung, Regeneration und Verjüngung
- mehr Energie und Leichtigkeit
- mehr Widerstandskraft gegen Krankheitserreger
- mehr Genuss durch erhöhte Sensitivität
- mehr Mut zu notwendigen Änderungen
- beste Voraussetzungen für eine Ernährungsumstellung
- mehr Eigenverantwortlichkeit und Vertrauen
- erhöhte innere Freiheit und Klarheit
- Ausdruck von verdrängten Gefühlen und Wünschen
- ein Gefühl der Erleichterung
- verbessertes Erkennen des eigenen Potenzials
- Offenheit und Empfänglichkeit für spirituelle Energien

3

Der Säure-Basen-Haushalt

Bekanntlich finden sich im menschlichen Körper verschiedene Körperflüssigkeiten wie Blut, Speichel, Bauspeichel, Zellwasser usw. Diese Flüssigkeiten haben ein bestimmtes Säure-Basen-Verhältnis, das mit dem pH-Wert gemessen wird: Ein pH-Wert von 0 ist stark sauer, pH 7 ist neutral und pH 14 ist stark basisch (alkalisch). Damit die Lebensvorgänge im Körper richtig funktionieren, ist es wichtig, dass der pH-Wert der Körperflüssigkeiten innerhalb enger Grenzwerte konstant gehalten werden kann. Dafür sind verantwortlich:

- *Die Puffersysteme des Blutes* und anderer Körperflüssigkeiten: Sie fangen zu stark säuernde oder alkalisierende Substanzen ab und neutralisieren sie. Dies funktioniert vor allem über einen wechselnden Gehalt an Kohlensäure in diesen Flüssigkeiten.
- *Die Lunge:* Über die Atmung wird Kohlensäure abgegeben, die das Blut übersäuern würde. Eine Übersäuerung des Körpers findet man deshalb zum Beispiel bei Menschen, die nicht tief genug atmen, wie dies bei ängstlichen Menschen, besonders häufig bei Frauen, der Fall ist. Übersäuerung findet sich auch bei Menschen, die sehr viel in Räumen mit schlechter Luft arbeiten und leben.
- *Die Nieren:* Sie sind in der Lage, die Ausscheidung säurender Stoffe zu steigern oder zu verringern und spielen die wichtigste

Rolle bei der Erhaltung des Säure-Basen-Gleichgewichts. Der biologische Normalwert des menschlichen Urins liegt im Durchschnitt bei einem pH-Wert von 7,4. Bei unserer landesüblichen Industriekost und gutbürgerlichen Küche findet man einen sauren Urin-pH-Wert von etwa 5,5. Wenn Basen ausgeschieden werden, findet man einen alkalischen pH-Wert über 7, wenn Säuren ausgeschieden werden, findet man einen sauren Wert unter 7 bis minimal 4. Fällt der pH-Wert zu stark ab, so kann die Steuerung durch die Niere ganz ausfallen. Dann besteht höchste Vergiftungsgefahr für den ganzen Körper. Die Ausscheidung von Säure durch die Nieren erfolgt auf verschiedenen Wegen: Weniger als 1 Prozent der anfallenden Säuren werden als Säure ausgeschieden. Der Rest wird in Form von Salzen dieser Säuren ausgeschieden, zum Beispiel als Phosphat (Salz der Phosphorsäure), Urat (Salz der Harnsäure), Zitrat (Salz der Zitronensäure) u. a. Die Ausscheidung von sauren Stoffwechselprodukten kann also nur erfolgen, wenn im Körper genügend Alkalireserven (basische Mineralien) zur Verfügung stehen, welche die Säuren neutralisieren. Wenn diese aber nicht vorhanden sind, dann kann der Körper die Säuren nicht ausscheiden und lagert sie im Organismus an verschiedenen Stellen ab, zum Teil neutralisiert (wenn er außerhalb der Ausscheidungsorgane auf basische Mineralien stößt), zum Teil auskristrallisiert, in jedem Fall aber schädlich für Sie.

Die meisten Lebensmittel sind entweder *säurebildend* (z. B. Fleisch oder Fisch), oder *basenbildend* (Gemüse und Obst). Eine gemischte Kost hat gewöhnlich einen Säureüberschuss, der eine entsprechende Ausscheidung von Säure durch die Nieren verursacht, der meiste davon – wie beschrieben – in neutralisierter Form. Bei sehr einseitiger Ernährung kann der Säuren- oder Basenüberschuss zu erheblichen Ungleichgewichten führen. Nach Ansicht der Schulmedizin kann die Niere auch diese Extreme mehr als ausgleichen, indem sie Säure ausscheidet oder einspart. Eine Überlastung der Nieren und der anderen Komponenten, die den Säure-Basen-Haushalt steuern, ist durch einseitige Ernährung nach Ansicht der Schulmedizin praktisch unmöglich, weil selbst sehr einseitige Kost angeblich immer noch innerhalb der Regulationsbreite der Niere liegt. Wenn dies wirklich so wäre, würde beim gesunden Menschen weder eine säureüberschüssige noch eine basenüberschüssige Ernährung zu Gesundheitsstörungen führen. Dies ist in der Praxis aber nicht zu beobachten.

Unsere Nahrung sollte basenüberschüssig sein. Die Mehrzahl alternativer Ernährungsfachleute, Naturheilkundler usw. können die Ansichten der Schulmedizin aus eigener Erfahrung mit unzähligen Klienten nicht teilen. Sie haben erkannt, dass durch falsche Ernährung mit überwiegend säurebildenden Nahrungsmitteln je nach Stoffwechseltyp eine mehr oder weniger starke Übersäuerung des Körpers eintritt. Sie sind der Ansicht, dass die Kapazität des menschlichen Körpers, Säureüberschüsse auszugleichen, von Mensch zu Mensch unterschiedlich ausgebildet ist, und sie bezweifeln generell die Leistungsfähigkeit der Nieren, die bei ständiger Fehlernährung weit überfordert sind.

Das Resultat überwiegend säurebildender Nahrung

- Wasseransammlungen in Bauch und Beinen
- Herz-Kreislauferkrankungen, Herzrhythmusstörungen, unregelmäßige Atmung
- brennende Fußsohlen, Kribbelempfinden im ganzen Körper und Nervenschmerzen
- ein abgestumpftes Gemüt, Lethargie und Depressionen
- ein Verlust an Feinfühligkeit und langsame Denkprozesse, Kopf- und Gliederschmerzen
- Irritierbarkeit, Nasen-, Neben- und Stirnhöhlenbeschwerden

- steife und verkrampfte Muskeln, Verspannungen im Schulter- und Rückenbereich
- Arthritis, Osteoporose, Brustschmerzen, Schwindel
- Magenschmerzen, Erbrechen, Gastritis, Magengeschwüre, Verdauungsbeschwerden
- Eine Reihe von Nährstoffen können aus der Nahrung nicht mehr richtig aufgenommen werden. Stärke kann beispielsweise nicht mehr gut verdaut werden, was zu Verschleimung führen kann.

Wir unterscheiden zwei Arten von sauren und basischen Nahrungsmitteln:

1. *Die saure bzw. alkalische Nahrung selbst:* Hier kann man den pH-Wert direkt im Lebensmittel messen. Zitronen sind zum Beispiel bekanntlich sehr sauer, ihr pH-Wert beträgt 2,3; Äpfel liegen bei 3,1, Apfelsinen bei 3,5, Tomaten bei 4,2, Tunfisch bei 6,0, Kuhmilch bei 6,5, reinstes Wasser hat pH 7,0 und Maisbrei hat pH 7,4. Die meisten Lebensmittel liegen im sauren Bereich. Einfach destilliertes Wasser hat gewöhnlich einen pH-Wert von 5,7, weil es Spuren von Kohlensäure enthält, die beim Destillieren nicht verschwinden.

2. *Die säure- oder basenbildende Nahrung:* Hier kommt es darauf an, wie die Lebensmittel im Körper reagieren. Die saure Zitrone im Körper beispielsweise basisch, wenn sie reif geerntet wurde, und wenn der betreffende Menesch genügend Basenreserven im Körper besitzt, um die Zitronensäure, bevor sie abgebaut werden kann, erst einmal neutralisieren zu können. Mit säurebildend bzw. basenbildend beschreibt man den Zustand, den die Nahrung im Körper nach dem Verdauungsvorgang hervorruft.

An welchen Faktoren liegt nun dieses unterschiedliche Verhalten?
Es gibt zwei Gruppen von Elementen aus unserer Nahrung, die
im Körper Säuren oder Basen bilden:

1. Schwefel, Phosphor, Chlor und Jod, die Säuren bilden (sauer
   reagieren),
2. Natrium, Kalium, Kalzium, Magnesium und Eisen, die Basen
   bilden (alkalisch reagieren).

Proteine enthalten zum Beispiel Schwefel und häufig auch Phosphor. Nach der Verdauung der Proteine bleiben diese beiden Elemente in Form von Schwefelsäure und Phosphorsäure übrig und
werden von den Alkalien (Basen) Ammoniak, Kalzium, Natrium
und Kalium neutralisiert, bevor sie von den Nieren ausgeschieden werden. Dies stößt bei den meisten Menschen auf größte
Probleme, wenn überwiegend und jahre- bis jahrzentelang säureüberschüssige Nahrung gegessen wird. Zucker und die meisten
Getreide werden säurebildend verstoffwechselt, weil auch sie,
wenn auch geringfügig, mehr Schwefel und Phosphor als basische Mineralien enthalten bzw. weil sie bei manchen Stoffwechseltypen übermäßig viel Kohlensäure liefern, die nicht immer so
ohne weiteres abgeatmet werden kann. Auf Details kann hier
nicht eingegangen werden. Wenn Sie sich dafür interessieren,
dann beschäftigen Sie sich mit den Schriften zum »Synergie-System« von Peter Königs. Machen Sie sich auf einen sehr komplexen Sachverhalt gefasst, den der menschliche Stoffwechsel nun
mal darstellt.

In reif geernteten Früchten, Salat und den meisten Gemüsen
hingegen sind neben den organischen Säuren, die wir beispielsweise in einem sauren Apfel schmecken, viel Kalium, Natrium,
Kalzium und Magnesium enthalten. Diese organischen Säuren
werden durch Oxidation zu Wasser und Kohlendioxid umgewandelt, das ausgeatmet wird. Die alkalisch reagierenden Mineralien bleiben zurück und neutralisieren Säuren im Körper. Des-

halb wirken reif geerntete Früchte, Salat und die meisten Gemüse basenbildend.

Anthroposophisch gesehen, können Phosphor und Schwefel im gesunden Menschen in Aktivität, Kreativität und Liebe umgesetzt werden. Menschen, denen Säure fehlt, wirken deshalb farblos. Ein gewisser Anteil an Phosphor ist sehr wichtig, da Phosphor in Form von Lezithin beim Denken verbraucht wird und neben Kalzium zum Aufbau der Knochen benötigt wird. Schwefel ist neben Silizium für eine schöne Haut, Haare und Nägel zuständig und verleiht Temperament.

Wie bestimmt man säure- und basenbildende Nahrungsmittel?
Hier muss leider vermerkt werden, dass es kaum Untersuchungen am lebenden Menschen gibt, wie die verschiedenen Lebensmittel bei verschiedenen Stoffwechseltypen und unterschiedlichem Gesundheitszustand wirken. Die bekannten Tabellen gründen auf Berechnungen, die im Labor auf Grund der Analysen der Inhaltsstoffe durchgeführt wurden. Man bestimmt dabei das Verhältnis der basenbildenden und säurebildenden Elemente zueinander. Praktisch sieht das so aus, dass man das betreffende Lebensmittel zu Asche verbrennt und die Asche im Wasser löst. Der Säure- bzw. Basengehalt der Lösung wird sodann bestimmt, indem man so lange eine Säure oder Base bekannter Stärke hinzu gibt, bis die Lösung neutral reagiert.

Säure- und basenbildende Lebensmittel

• Zu den säurebildenden Nahrungsmitteln zählen:
Fleisch, Geflügel, Fisch, Eier, Milch, Milchprodukte, alte Molke,
Zucker und alle Süßwaren (inklusive Marmelade, Keksen, Eiscreme),

alle Arten von Getreide und Pseudogetreide, auch ungekeimt (mit Ausnahme von Hirse),
Nüsse und Hülsenfrüchte, Spinat und Rhabarber (wegen hohem Gehalt an Oxalsäure),
Essig und Obstessig, Zitronen (weil sie immer unreif auf den Markt kommen),
Tomaten, Erdbeeren, industrielle Kartoffelerzeugnisse,
in geringem Umfang auch Fette und Öle.
- Zu den basenbildenden Nahrungsmitteln zählen:
Kartoffeln und Wurzelgemüse, fast alle anderen Gemüsesorten,
fast alle Obstsorten, je nach Reifegrad bei der Ernte und Körperübersäuerung des Einzelnen,
milchsaures Gemüse und milchsaure Säfte in Maßen genossen,
Rohmilch, nicht erhitzte Schlagsahne, Süßrahmbutter,
Oliven, Kokosnuss, Meeresfrüchte sowie Tee und Kaffee.

Dass der Bohnenkaffee unter den basenbildenden Nahrungsmitteln genannt wird, mag den einen oder andern überraschen, aber auch hier haben wir den typischen Fall, dass der Kaffee zwar sauer ist, aber wenn es sich um eine gute Art von Kaffee handelt, das heißt ein Qualitätsprodukt, das nicht zu stark geröstet und ordentlich aufgebrüht wurde, am besten als Espresso, dann kann er vom gesunden Körper basisch verstoffwechselt werden. Dies ist jedoch keine Ermunterung, viel Kaffee zu trinken.

Aus den Tabellen in der Fachliteratur ergibt sich, dass Lebensmittel unterschiedlich stark säure- oder basenbildend sein können. Eigelb ist zum Beispiel 32-mal stärker säurebildend als Brot, wobei Brot nahe am Neutralwert liegt. Die Basenmenge im Körper wird praktisch nur durch die Zufuhr von basenbildender Nahrung erhöht, weshalb hier besonders viel Augenmerk darauf gelegt werden muss, auch wirklich genügend basenbildende Nahrung zu essen. Aus diesen Laborwerten werden dann Schlüsse darauf gezogen, welche Zusammensetzung der Nahrung ideal wäre.

Für die menschliche Ernährung wird in den alternativen Ernährungsbüchern als richtiges Verhältnis zwischen säure- und basenbildenden Nahrungsmitteln der Wert 20 : 80 angegeben. Dies lässt sich leicht erreichen, wenn man vegetarisch lebt oder nur gelegentlich tierische Produkte zu sich nimmt und überwiegend reif geerntetes Obst, Salat und Gemüse isst. Eine solche Ernährung passt aber nur zu einem Teil der Menschen, nämlich zu jenen, deren Stoffwechsel zur Übersäuerung neigt. Andere können mehr Protein vertragen oder benötigen sogar mehr. Diese Menschen werden als reine Vegetarier selten glücklich. Es würde zu weit führen, hier auf ideale harmonische Dauerernährung einzugehen, die in jedem Fall individuell sehr verschieden sein muss. Ich empfehle Ihnen zu diesem Zwecke vor allem meine Bücher *Harmonische Ernährung* und *Zur eigenen Kraft finden* oder auch eine persönliche Beratung. Der Heilpraktiker Peter Königs bietet auch die Möglichkeit, durch einen umfangreichen Stoffwechseltest im Rahmen seines »Synergie-Systems« die für Sie optimale Dauerernäherung zu bestimmen.

Heilnahrung und Dauernahrung sind nicht dasselbe. Eine bestimmte Ernährung oder eine bestimmte Diät können durchaus kurzfristig deutliche Gesundheitsverbesserungen erzielen, ohne jedoch auf Dauer die richtige Ernährung für einen bestimmten Ernährungstyp – oder gar für jeden Menschen – zu sein. Kurzfristig kann eine Heilnahrung aus einer ganzen Reihe von Gründen durchaus eine Verbesserung bringen, woraus manchmal fälschlich geschlossen wird, dass dies auch langfristig die ideale Ernährung sein muss, eben weil der Erfolg so beeindruckend war. Viele moderne Ernährungsformen sind so entstanden und haben durch damit verbundenen Fanatismus und den Anspruch, allen Menschen gerecht zu werden, erheblichen Schaden angerichtet.

Stellen Sie sich jemanden vor, der sich seit Jahrzehnten so ernährt hat, wie das bei uns üblich ist: Seine Nahrungsmittel stammen aus intensiver Landwirtschaft und der Nahrungsmittelindustrie. Sein Zuckerkonsum ist hoch, Genussgifte wie Kaffee und Alkohol gehören zu seinem täglichen Leben ebenso wie Zigaretten. Seine Hauptmahlzeit isst er am liebsten abends. Seine körperlichen Aktivitäten sind nicht der Rede wert, dafür aber sein Konsum an Abführmitteln, weil sein Darm schon lange träge ist und ohne deren aufpeitschende Wirkung nicht in Gang kommt.

Wie sieht im Gegensatz dazu die Ernährung aus, auf die er sich umstellt, wenn es ihm schließlich doch zu schlecht geht?

Typische Eigenschaften einer Heilnahrung (nach Königs)

- vollwertige Nahrungsmittel, erhöhter Rohkostanteil, weniger Produkte aus der Massentierhaltung, weniger Zucker, Kaffee, Alkohol und Zigaretten
- wenig bis keine künstlichen Farbstoffe, Konservierungsmittel, Geschmacksverstärker, künstliche Aromastoffe, hocherhitzte Fette und Ähnliches
- Meiden von ärztlicherseits bestimmten Allergenen (z. B. Milchprodukte, Getreide, Hafer usw.)
- Es wird in Ruhe gegessen, gründlicher gekaut; das Essen wird genossen, keine großen Mahlzeiten spät abends.
- Die Nahrung ist ballaststoffreicher, regt den Darm an, verbessert den Stuhlgang und führt damit zu einer geringeren Belastung des Körpers mit Giften. Abführmittel nebst Nebenwirkungen entfallen.
- Die vollwertige Nahrung enthält wesentlich mehr Nährstoffe wie Vitamine, Mineralien, Enzyme und gesunde Fettsäuren.
- Man ist deshalb leichter gesättigt, isst also weniger und nimmt zumindest nicht weiter zu.

Ist es bei dieser Ernährungsweise ein Wunder, dass es den Leuten erst mal besser geht? Selbstverständlich vereinigt nicht jede Heilnahrung alle diese guten Eigenschaften auf sich, doch mit nur einigen davon lassen sich bereits kurzfristig Verbesserungen erzielen. Therapeut und Patient sind von der Ernährungsform begeistert und empfehlen sie weiter – meist mit gutem Erfolg. Dies bedeutet jedoch nicht, dass diese Ernährung ein für alle mal und für jeden Menschen gut ist – schon gar nicht auf Dauer! Bitte beachten Sie daher den folgenden Hinweis:

In diesem Buch werden Maßnahmen beschrieben, die bei den meisten Menschen Entschlackungs-, Entschleimungs-, Entsäuerungs- und Entgiftungsprozesse auslösen. Sie sollten für eine gewisse Zeit – einige Wochen lang – durchgeführt werden. Sie sind jedoch nicht als Dauerernährung gedacht – auch wenn manche Menschen damit längerfristig erfolgreich wären.

Es bleibt Ihnen also nicht erspart, nach der Entschlackungskur mit der individuell richtigen, harmonischen Nahrung zu experimentieren und immer wieder genau hinzuspüren, damit Sie auf Dauer Ihre harmonische Ernährung in Eigenverantwortung herausfinden. Dann wird es Ihnen auch leichter fallen, bei dieser Ernährungsweise zu bleiben. Doch nun zurück zum Säure-Basen-Haushalt:

Die Säuremenge im Körper wird erhöht durch
- Essen säurebildender Nahrung
- Schlacken, die beim Stoffwechsel anfallen (z. B. auch Milchsäure bei der Muskelarbeit)
- chronische Darmgärung
- Stoffwechselstörungen, z. B. Diabetes, und beim Fasten (Ketosäuren!)

- Dauerstress und vegetative Ermüdung
- Schwermetalle, die Entgiftungsenzyme blockieren
- mangelnde Bewegung (schlechte Durchblutung), flacher Atem und zu wenig Schlaf
- Betäubung unseres Atemzentrums durch Alkohol und Schlafmittel

Sie sehen also, dass es leicht passieren kann, in einen Säureüberschuss im Körper zu rutschen, der nicht mehr richtig ausgeschieden werden kann und der, wie schon vorher beschrieben, das Bindegewebe übersäuert.

Wie können Sie nun feststellen, ob Sie übersäuert sind?
Zunächst gibt Ihnen *der Zustand Ihrer Haut* einen ersten Eindruck. Ein alter Spruch sagt: Die Haut ist der Spiegel des Blutes bzw. der inneren Organe. Wenn Sie stark übersäuert sind, dann leiden Sie unter Zellulitis, die nicht nur Frauen betrifft, wie man bei einem Saunabesuch unschwer feststellen kann. Menschen mit starker Übersäuerung haben in der Regel auch sehr grobe Poren – zum Beispiel im Gesicht – und leiden nicht selten unter Ausscheidungen durch die Haut wie Mitesser u. Ä. Auch das kann man im Spiegel leicht feststellen.

Die Hautfarbe eines Gesunden ist bei Mittel- und Nordeuropäern leicht rosa. Bei Übersäuerung tritt als Färbung blass, rot bis blaurötlich, grau, gelblich, grünlich und bräunlich auf. Gesunde Haut ist weich und glatt, glänzend und rein. Ein chronisch kranker, weil übersäuerter und verschlackter Organismus hat eine spröde, rissige, raue oder schmutzig aussehende Haut. Wenn man einmal einen Blick dafür entwickelt hat, dann kann man zum Beispiel in der S-Bahn sehen, dass es sehr viele übersäuerte Menschen gibt und dass ihre Zahl mit dem Alter zunimmt. Eine feuchte oder mit klebrigem Schweiß bedeckte Haut verrät einen vergifteten Erregungszustand der Schweißdrüsen. Säuren und Schlacken im Unterhautbindegewebe führen zu Verhärtungen oder zu locker faltigen Hautpartien.

Schädigungen des Haares zeigen sich in trockenem, sprödem, glanzlosem, mattem Haar mit Schuppenbildung, wodurch der Körper versucht, Säuren und Gifte loszuwerden. Auch die Haare selbst sind nach dem Ayurveda Ausscheidungsorgane. Deshalb kann man in ihnen zum Beispiel Schwermetalle finden, die der Körper loswerden möchte. Lokaler oder diffuser Haarausfall kann auch die Folge von Übersäuerung und Vergiftung sein.

Auch die *Finger- und Zehennägel* geben Aufschluss über die innere Reinheit. Wülste und Verdickungen, aber auch besonders dünne Partien und ein leichtes Einreißen der Nägel sprechen für Störungen. *Die Zunge* von gesunden Menschen ist rosa, feucht und ohne Belag (nach dem Ayurveda). Menschen, die über die Zunge Gifte ausscheiden, weisen weiße, bräunliche oder grünliche Beläge besonders im hinteren Zungenbereich auf. Auch Mundgeruch kann ein Hinweis auf innere Unreinheit sein.

Der pH-Wert, also der Säurewert, von Urin und Speichel gibt nur bedingt Aufschluss über die Menge der sauren Schlacken im Körper. Diese können im Gewebe so verborgen sein, dass sie beim Messen nicht zum Ausdruck kommen. Dennoch ist das Messen des Urins und des Speichels interessant und gibt Ihnen auch eine Information, zumindest über die derzeitige aktive Stoffwechselsituation.

Der Urin eines Gesunden weist täglich zwei Mal Säureflut und Basenflut auf, wie Sie aus der Abbildung erkennen können. Zwei Mal innerhalb von 24 Stunden liegt der pH-Wert unter 7 und zwei Mal über 7. Der Urin eines übersäuerten Menschen bewegt sich ganztägig im sauren Bereich. Bei extremer Übersäuerung treten aber auch extrem basische Urinwerte auf, weil Ammoniak ausgeschieden wird, was man am Geruch unschwer feststellen

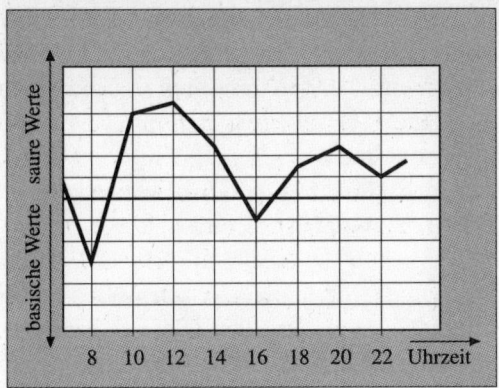

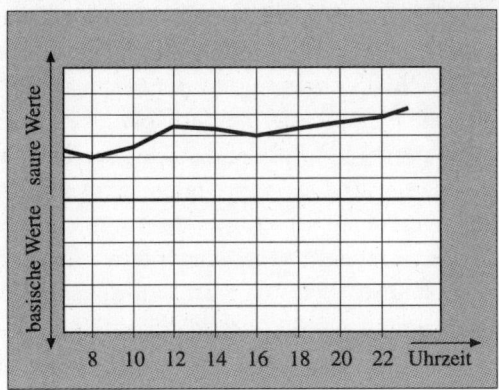

kann, und was aber eher selten vorkommt. Es genügt also nicht, gelegentlich mal ein pH-Papierstreifchen in den Urinstrahl zu halten und zu sagen: »Alles in Ordnung, ich bin basisch!« Eine solche Art zu messen ist irreführend. Wenn Sie exakte Ergebnisse haben wollen, dann müssten Sie jedes Mal beim Wasserlassen den pH-Wert messen und eine Kurve zeichnen. So können Sie feststellen, ob Ihr Urin-pH-Wert täglich zwei Mal sauer und basisch ist, wie in der Abbildung gezeigt.

Nach Angaben des berühmten ganzheitlichen amerikanischen Arztes Gabriel Cousens besteht eine andere Möglichkeit darin, dass Sie 24 Stunden lang den gesamten Urin in einem Behälter auffangen und zum Schluss dort messen. Der ph-Wert dieses 24-Stunden-Urins sollte

• bei Vegetariern zwischen 6,3 und 7,2 liegen,
• bei Fleischessern zwischen 6,3 und 6,9.

Für diese Messungen verwenden Sie am besten pH-Teststreifen aus der Apotheke, die einen mittleren Bereich zwischen pH 5 und pH 8 messen, sodass Sie etwas genauere Werte dabei herausbekommen.

Weitere Informationen über Ihre Stoffwechsellage liefert ein pH-Test des Speichels, den ich auch besonders dann empfehle, wenn Sie ein Entschlackungsprogramm planen, speziell wenn Sie eine umfangreiche Darmreinigung vorhaben. Denn wenn Sie anfangen, den Körper zu reinigen und stark übersäuert sind, kann es Probleme geben, weil diese Säure ja nur schwer ausgeschieden werden kann. Deswegen ist es gut, bevor man eine intensive Darmreinigung macht, erst einmal den Körper ein gutes Stück zu entsäuern. Zur Kontrolle testet man den Speichel immer wieder, bis der Test genügend Alkalireserven anzeigt. Das ist relativ einfach zu machen, indem man zwei Stunden nach einer Mahlzeit, unmittelbar nachdem man ein halbes Glas zuckerfreies Zitronenwasser getrunken hat, den pH-Wert des Speichels misst. Dazu nimmt man das pH-Papier kurz in den Mund oder spuckt darauf; es muss dann natürlich einen Wert unter 7 anzeigen, also sauer sein, weil ja Zitronenwasser sauer ist. Wenn Sie dann aber ein bis zwei Minuten warten, dann sollten Sie einen pH-Wert von 8 oder darüber bekommen. Dies zeigt reichlich Basenreserven an, die auf die Schnelle mobilisiert werden konnten, um die Säure im Mund auszugleichen. Denn Säure im Mund ist ja ungünstig für die Zähne. Es müssen also genügend basische Mineralien zum

Ausgleich sozusagen in Reserve stehen, sonst leiden die Zähne, werden angeätzt.

Wenn Sie unabhängig von diesem Zitronentest mindestens zwei Stunden nach dem Essen den Speichel-pH messen, dann ergeben sich nach Dr. Anderson folgende Möglichkeiten:

pH-Werte des Speichels

- Wenn der pH-Wert unter 6,1 misst, dann handelt es sich um einen gefährlichen basischen Mangel.
- Wenn er zwischen 6,1 bis 6,4 misst, ist immer noch ein Mangel vorhanden, aber es besteht keine akute Gefahr.
- Wenn der pH-Wert zwischen 6,5 und 6,7 liegt, können Sie normalerweise davon ausgehen, dass Sie schon ganz gut mit basischen Mineralien versorgt sind.
- Wenn er zwischen 6,8 und 7,4 liegt, sind Sie im perfekten Bereich.
- Wenn Sie jedoch über 7,5 messen, stehen Sie vermutlich unter großem Stress, oder Sie haben Parasiten im Darm oder an anderen Stellen im Körper, oder Sie befinden sich unter Drogeneinfluss.

Das bedeutet also, dass der pH-Wert des Speichels bei einem gesunden Menschen eher über 7 liegt. Wenn er knapp darunter liegt, ist dies auch noch in Ordnung. Wenn der Speichel sauer ist, werden die Zähne geschädigt und Stärke kann nicht verdaut werden, weil das Enzym Ptyalin im Speichel im sauren Bereich zerstört wird.

Wenn Sie feststellen wollen, ob Ihr Unterhautfettgewebe mit Schlacken und Säuren »angereichert« ist, dann empfehle ich Ihnen einen Test nach Frau Dr. Collier, die sich seit vielen Jahrzehnten mit Entschlackung befasst, den Azidosegriff. Dabei versucht man, mit Daumen und Zeigefinger eine Hautfalte hochzuheben, wie dies auf der Abbildung dargestellt ist. Versuchen Sie dies bitte zuerst einmal auf dem Handrücken. Diese Stelle eignet sich gut zum Üben, weil die Falte hier meist dünn und leicht abhebbar ist. Frau Collier spricht von vier verschiedenen Graden der Übersäuerung des Bindegewebes.

Azidosegrade

- Der erste Grad ist erreicht, wenn Sie mit Daumen und Zeigefinger eine Hautfalte hochheben, die dicker ist als einige Millimeter. Es gibt da einige typische Stellen, üblicherweise im Schulter-Nacken-Bereich oder im Lendenwirbelbereich oder am Oberschenkel, wo die Falte verdickt ist. Dies ist bereits ein leichter Übersäuerungszustand, denn eigentlich sollte sich die Haut ganz leicht und dünn abheben lassen.
- Azidose zweiten Grades liegt vor, wenn die Verdickung sich über große Bereiche beispielsweise des Rückens erstreckt und die Falte an vielen Stellen dicker und härter ist als in Stufe eins, also bereits 5 bis 8 mm misst.
- Der dritte Grad von Azidose liegt dann vor, wenn die Falten ausgesprochen dick sind, nämlich mehrere Zentimeter und wenn sich diese »Schwarten« kaum noch abheben oder rollen lassen.
- Die schlimmste Form der Körperübersäuerung des Bindegewebes, Azidose vierten Grades, liegt dann vor, wenn – wie beispielsweise auf dem Rücken zu beobachten – keine Falte mehr hochgehoben werden kann und die Haut und das darunter liegende Bindegewebe regelrecht verhärtet sind.

Wenn Sie die Hautfalten zwischen den Fingern rollen, werden Sie spüren, dass die Konsistenz der Falten variiert. Manche, auch dicke Falten fühlen sich weich und beweglich an, andere sind hart und lassen sich kaum rollen. Bei wiederum anderen schmerzt und

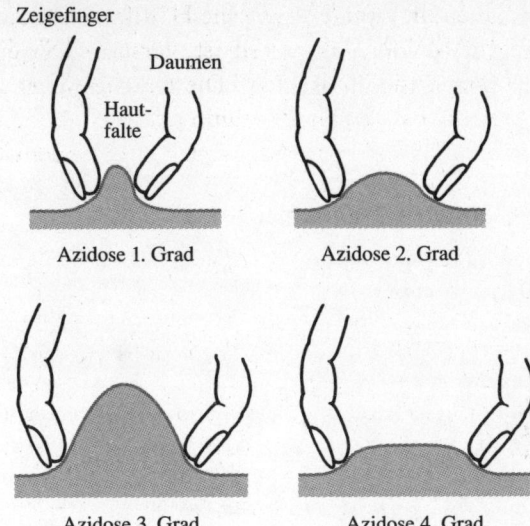

Azidose 1. Grad

Azidose 2. Grad

Azidose 3. Grad

Azidose 4. Grad

knirscht es sogar, wenn Sie – vergeblich – versuchen, sie zu rollen oder zu kneten. Lassen Sie sich bitte hierbei nicht entmutigen. Auch schwere Fälle von Verhärtung lassen sich mit Ausdauer wieder in ein erträgliches Maß zurückverwandeln!

Gegen den Azidosegriff wird immer wieder eingewandt, dass dabei nur das Fettpolster gemessen werde. Das ist zwar richtig, schmälert jedoch nicht den Wert der Messung. Wenn im Unterhautbindegewebe nur Fett eingelagert ist, dann ist die Falte zwar dick, aber weich und lässt sich schmerzlos rollen. Wenn sie jedoch mit Säuren, Schlacken und Giften belastet ist, wird sie hart und schmerzt bei Massage.

Azidose (Säureüberschuss) ist eine Angelegenheit, die Sie nicht auf die leichte Schulter nehmen sollten. Es ist sehr sinnvoll, eine der genannten Testmethoden anzuwenden, um einen Überblick zu bekommen, inwieweit man von diesem Problem betroffen ist.

Alkalose (Basenüberschuss): Das Blut hat normalerweise einen pH-Wert von ca. 7,4. Ist der Wert kleiner, spricht man von Azidose, ist er größer, von Alkalose (d. h. also von vermindertem Säuregehalt). Der Basenüberschuss betrifft jedoch auch die Gewebe.

Eine Alkalose kann entstehen durch

- zu schnelles Atmen (mit Zittern, Krämpfen und Schwindelgefühl)
- häufiges Erbrechen
- bestimmte Stoffwechselerkrankungen (z. B. Cushing Syndrom)
- bestimmte Medikamente (z. B. Cortison, manche Entwässerungsmittel, häufige Einnahme mancher Basenpulver)
- Zufuhr extrem hoher Mengen an Milch (Milch-Alkali-Syndrom mit Übelkeit, Erbrechen und Schwindel)

Alkalose kommt nur sehr selten vor und zwar vor allem bei Veganern. Dies sind Menschen, die sich rein vegetarisch ernähren und keinerlei tierische Produkte zu sich nehmen, also praktisch nur von Obst, Gemüse und Kräutern leben. Sie nehmen speziell durch die Kräuter sehr viel basische Mineralien im Körper auf. Dies allein genügt jedoch noch nicht: Es dürften zusätzlich Menschen sein, die einem Stoffwechseltyp angehören, der von Haus aus Säuren unterdrückt, für den diese Art von Ernährung also gar nicht geeignet ist. Menschen mit Alkalose sind überdreht, überreizt bis euphorisch oder auch gar nicht mehr richtig anwesend, müde und apathisch. Wenn man sie anspricht, schrecken sie hoch; man merkt, sie sind in Gedanken ständig irgendwo anders, und sie reagieren ängstlich, weil sie sehen, dass sie mit den Anforderungen der Umwelt nicht mehr richtig zurecht kommen. Sie zeigen nicht selten Muskelzuckungen, besonders im Gesicht und am Unterarm, erholen sich langsam von Verletzungen und haben Muskelschmerzen.

Dies alles sind typische Anzeichen für ein zu starkes Überwiegen des Luftelements (vgl. Kapitel 6). Wenn Sie zu dieser Gruppe zählen, dann bleibt es Ihnen nicht erspart, sich massiv zu erden; und das werden Sie ohne Abkehr von Ihrer veganen Ernährung nicht schaffen, denn tierische Produkte sind das Einzige, was hier noch ausreichend erdend wirkt.

4

Schwermetallvergiftungen und Pilzbefall

Seit vielen Jahren ist bekannt, dass ein hoher Prozentsatz der Deutschen ein ungünstiges Dickdarmmilieu aufweist und speziell, dass die Bakterienflora teilweise durch Pilze verdrängt ist. Bei der weit überwiegenden Mehrheit lässt sich im Darm Candida albicans oder eine Pilzbesiedlung nachweisen. Dies führt nach dem Arzt Thomas Rau zu erheblichen gesundheitlichen Schwierigkeiten:

Symptome bei Pilzbesiedlung des Darms

- Schleimhautsymptome wie chronische Sinusitis, Bronchitis, Asthma, Infektneigung, Mandelentzündung, Mundausschlag, Risse in den Mundwinkeln, Befall der Schleimhäute mit Lichens ruberclanus
- Magen- und Verdauungsprobleme, Dickdarmentzündungen, Kolitis
- Entzündungen der Blase, der Scheide, der Prostata, Afterekzeme, Afternässen, Risse in der Analfalte
- Gelenkbeschwerden und Weichteilrheuma im Zusammenhang mit Übersäuerung
- neurologische Symptome wie Konzentrationsstörungen, Schwindelgefühle, Kopfschmerzen, Nervenschmerzen, Sehstörungen, Augenleiden und Zittern

- vegetative Störungen wie Schwitzen, Herzrhythmusstörungen, Schlafstörungen, Depressionen, Gemütsstörungen und Bauchkrämpfe
- Erste Hinweise auf eine Candidabesiedlung sind Müdigkeit, Schlappheit, Lustlosigkeit und heftige Blähungen, speziell nach dem Genuss süßer Speisen. Der Bauch ist dabei häufig wie ein Ball aufgebläht.

Lange Jahre wurde dieser Pilzbefall schulmedizinisch ignoriert oder mit Nystatin behandelt, oder aber alternativmedizinisch durch allerlei Pilzmittel, die darauf abzielten, diese Pilze zu zerstören. In der Regel war die Pilzbesiedlung aber wenige Wochen nach der Behandlung wieder vorhanden, sodass man davon ausgehen musste, dass diese Behandlung lediglich eine Symptombekämpfung darstellte, die den wirklichen Ursachen keinerlei Rechnung trug. Untersuchungen von Dr. med. Thomas Rau, Dr. med. Dietrich Klinghardt und anderen in den letzten zehn Jahren haben ergeben, dass einer Pilzbesiedlung in fast allen Fällen eine Schwermetallvergiftung zu Grunde liegt. In der Tat gleichen alle genannten Symptome denjenigen, die ein durch Schwermetalle vergifteter Patient aufweist. Als Schwermetalle kommen hier ganz besonders die Zahnmetalle in Frage, allen voran Amalgam und Palladium. Das Institut für Naturheilverfahren in Marburg hat in einer Amalgamstudie festgestellt, dass 90 Prozent der Patienten unter Darmpilzen litten und dass diese nur dann verschwinden, wenn man die Schwermetalle ausleitet.

Schwermetalle werden so genannt, weil ihr spezifisches Gewicht schwerer ist als das von anderen Metallen. Zu dieser Gruppe gehören zum Beispiel Quecksilber, Blei, Gold, Silber, Kadmium, Kobalt, Zinn, Zink, Eisen, Magnesium, Nickel und Kupfer. Zu den Leichtmetallen gehören Aluminium, Titan und einige andere. Einige dieser Metalle kommen im menschlichen Körper natürlich vor, zum Beispiel sind Eisen und Kupfer in den roten Blutkörperchen und in Enzymen vorhanden. Selen wird in der Schilddrüse gebraucht, Zink wird im Immunsystem benötigt, Magnesium findet sich in den weißen Blutkörperchen und in vielen Enzymen usw. Alle Metalle, die in kleinen Mengen in unserem Körper vorkommen, werden als Spurenelemente bezeichnet. Die unter dem Thema Übersäuerung genannten (alkalischen) Metalle, wie Kalzium, Kalium, Magnesium, Natrium und Eisen, die in größeren Mengen im Körper vorkommen, werden einfach als Mineralien bezeichnet, obwohl natürlich beide Gruppen Mineralien sind.

Schwermetalle werden aufgenommen

- durch Zahnfüllungen, vor allem durch Amalgam
- mit der Nahrung und dem Trinkwasser
- durch Auspuffgase
- durch Rauchen (Kadmium)
- in Metall verarbeitenden Berufen (Staub und Dämpfe)
- in Malerei- und Spritzlackiererei-Betrieben (Metalldämpfe)
- über Impfungen

Quecksilber wird aufgenommen*

- mit Atemluft, Trinkwasser und Getränken: 0,2 µg/Tag
- mit Fischen und Seetieren: 2,3 µg/Tag (Methylquecksilber)
- mit anderen Nahrungsmitteln (über Spritzmittel): 0,3 µg/Tag (anorganisches Quecksilber)
- durch Zahnamalgam 3,8–21 µg/Tag: (Quecksilberdampf)

Schwermetalle können im Allgemeinen auf normalem Weg (ohne Unterstützung) über die Niere oder über den Darm schlecht bis gar nicht ausgeschieden werden und werden deshalb im Körper

*Angaben der Weltgesundheitsorganisation (WHO).

abgelagert. Wenn diese Stoffe im Blut wären, würde sich der Körper selbst vergiften, da sich die weißen Blutkörperchen verändern würden. Die Schwermetalle sind somit im Blut nicht (in der realen Konzentration) nachweisbar, es sei denn kurzfristig, wenn sie gerade mobilisiert werden. Die größten Anreicherungen fand man in einem Versuch mit Affen, bei dem radioaktiv markierte Schwermetalle verwendet wurden (1990 in Dänemark), in den Verdauungsorganen, in den Kieferknochen und in den Nieren, aber auch in Lunge, Leber und Gehirn.

Schwermetalle werden vor allem über Zahnmetalle und Nahrung aufgenommen. Beispielsweise ist seit langem bekannt, dass fast aller Fisch mit Schwermetallen verseucht ist. Auch Insektenschutzmittel enthalten meist ein oder zwei verschiedene Schwermetalle; Impfstoffe sind ebenfalls fast immer mit Schwermetallen, besonders mit Quecksilber belastet, zum Beispiel der Impfstoff gegen Tetanus, aber auch die gängigen Impfstoffe gegen Grippe: »Influvac«, »Inflexal«, »Fluarix« und »Mutagrip«, die alle das quecksilberhaltige Konservierungsmittel Thiomersal enthalten. Schwermetalle können auch durch die Haut aufgenommen werden, wenn zum Beispiel ein Thermometer zerbricht und man mit den Quecksilberkügelchen in Berührung kommt. Dieses Quecksilber verdunstet und wird auch über den Atem aufgenommen. Sehr viele Medikamente sind ebenfalls quecksilberhaltig, beispielsweise enthalten die meisten Bluthochdruckmittel Quecksilber.

Amalgam ist ein in der Zahnmedizin seit über 150 Jahren verwendetes Füllmaterial. Auf Grund seiner guten Verarbeitungsfähigkeit sowie seiner billigen Herstellung fand es ausgedehnte Verwendung. Es besteht aus einer Verbindung von ca. 50 Prozent Quecksilber mit Silber, Zinn, Zink, Kupfer und anderen Metallen. Quecksilber ist jedoch hochgiftig, und jedes der oben genannten anderen Metalle kann das für sich allein auch sein. Schon bei der Einführung von Amalgam ca. 1830 wurde deshalb immer wieder Kritik gegen seine Verwendung laut, was in den USA sogar zu einem vorübergehenden Verbot zwischen 1840 und 1855 führte. Allerdings unterschied sich die damalige Zusammensetzung des Amalgams von der des heutigen.

Unter dem Titel *Die Gefährlichkeit des Quecksilbers und der Amalgam-Zahnfüllungen* schrieb der bekannte Wissenschaftler Prof. Dr. Alfred Stock bereits 1928 in einer deutschen Fachzeitschrift Folgendes:

Vor zwei Jahren hatte der Verfasser auf Grund eigener Erfahrungen auf die früher wohl bekannte, im Laufe der Zeit fast in Vergessenheit geratene Gefährlichkeit des Quecksilbers, als eines wegen seiner Flüchtigkeit und Nichtwahrnehmbarkeit besonders tückischen Giftes eindringlich aufmerksam gemacht. Viele seitdem ausgeführte ärztliche und zahnärztliche Arbeiten, vor allem der an der Berliner Charité und beim Gesundheitsamt der Stadt Berlin geschaffenen »Quecksilber-Untersuchungsstellen«, haben die Berechtigung der Warnung erwiesen. Die langanhaltende Zuführung winziger Quecksilbermengen, täglich $\frac{1}{1000}$ mg und weniger, verursacht eine schleichende Vergiftung, deren erste Erscheinungen nur nervöser und psychischer Art (Benommenheit, Kopfschmerz, Müdigkeit, Arbeitsunlust, Verstimmungen, Gedächtnishemmungen) sind. Gewöhnlich folgen erst später körperliche Erscheinungen: Zahnfleischbluten, Mundentzündungen, Durchfälle, chronische Katarrhe usw. Charakteristisch ist der Wechsel im Auftreten und in der Stärke der Beschwerden.
Die Empfindlichkeit gegenüber der Quecksilberwirkung ist weit verbreitet, das Anwendungsgebiet des Quecksilbers ein außerordentlich großes. Hunderte von Fällen beruflicher schleichender Quecksilbervergiftungen sind bei Physikern, Chemikern, Zahnärzten, Ärzten, Schullehrern, in quecksilberverarbeitenden Industrien beobachtet. Das große Publikum wird durch zer-

brochene Quecksilberthermometer und vor allem durch die so ungeheuer verbreiteten Amalgam-Zahnfüllungen bedroht, die Quecksilber als wesentlichen Bestandteil enthalten und dieses im Laufe der Zeit langsam abgeben. Professor Fleischmann, der Leiter der Quecksilber-Untersuchungsstelle der Charité, beschrieb eine erhebliche Zahl von Fällen, wo Träger von Amalgam-Zahnfüllungen an den erwähnten Beschwerden litten und sie nach Entfernen der Füllungen vollständig verloren. Besonders Kupfer-Amalgam ist gefährlich; es verschwindet jetzt aus der zahnärztlichen Praxis, auch aus derjenigen der Kassenpatienten, in der es bisher eine große Rolle spielte. Doch auch Schädigungen durch so genannte Edelamalgame sind einwandfrei nachgewiesen. Man muss wünschen, dass es der Industrie recht bald gelinge, einen ungiftigen Ersatz für die Amalgame als Zahnfüllmittel zu finden.

Leider haben die Regierungen in aller Welt diese berechtigten Warnungen bis vor kurzem nicht berücksichtigt. Erst seit einigen Jahren werden die Amalgamkritiker von offizieller Seite, wie dem Bundesgesundheitsamt, in ihren Befürchtungen bestätigt. So ist eine krank machende Wirkung dieses Zahnersatzstoffes seit 1992 schriftlich anerkannt (siehe unten). In der ehemaligen Sowjetunion und in Japan wurde Amalgam aus diesem Grund bereits 1985 verboten, in Schweden 1991. In Deutschland besteht eine Anwendungsbeschränkung des Amalgams bei Schwangeren, Gebärfähigen und Kindern; darüber hinaus sollte die Anwendung nur im Seitenzahnbereich erfolgen.

Je nach Lage, Verarbeitung, Kau- und Essgewohnheiten werden die Inhaltsstoffe aus den Füllungen freigesetzt. Besonders ungünstig sind Füllungen mit großen Bissflächen, die mehr Abrieb ermöglichen, vor allem wenn sie vom Zahnarzt mangelhaft verarbeitet (nicht poliert) wurden. Vor allem saure und heiße Speisen setzen Quecksilber frei, gefördert durch intensives Kauen (auch von Kaugummi!). Deshalb sind Rohköstler, die viel saures Obst essen, besonders betroffen. Studien haben ergeben, dass die Menge des freigesetzten Quecksilbers mit der Anzahl der Plomben korreliert. Ungünstig wirken sich auch nächtliches Zähneknirschen oder aggressive Zahnpasta aus. Ein besonderes Problem entsteht durch die Verwendung verschiedener Zahnmetalle wie Gold und Silberamalgam. Die unterschiedliche elektrische Ladung der Metalle führt zu einem messbaren Stromfluss, der die Amalgamfreisetzung verstärkt und den Körper stark irritieren kann.

Auch ohne Amalgamfüllungen unterliegen wir alle einer umweltbedingten Belastung durch Quecksilber, das aus der Atemluft und der Nahrung stammt. Diese Quecksilbermenge hat in den letzten Jahrzehnten deutlich zugenommen. Sie stammt nicht nur aus Zahnarztpraxen, sondern aus Batterien, Medikamenten, Desinfektionsmitteln, Holzschutzmitteln, Saatgutbeizmitteln, aus der Fotoindustrie, aus Fieberthermometern etc. Dank des gewachsenen Problembewusstseins hat sich eine positive Entwicklung angebahnt: Batterien sind quecksilberfrei erhältlich, weniger Medikamente enthalten Quecksilber, und die Abfälle aus der Zahnarztpraxis werden heute als Sondermüll entsorgt. Bei Missachtung dieser Vorschriften drohen dem Zahnarzt sehr empfindliche Strafen. Betroffen sind auch Krematorien, die spezielle Filter einbauen lassen müssen.

Alles freigesetzte Quecksilber findet irgendwann seinen Weg in die Luft oder über die Flüsse ins Meer und gelangt von dort über verspeiste Meeresfrüchte (Fisch, Muscheln, Krabben) oder auch durch Lebertran in den menschlichen Organismus. Auch durch mit Fischmehl gefüttertes Geflügel wird Quecksilber aufgenommen und findet sich dann in Eiern wieder. Trotz dieser äußeren Belastung stammt das meiste Quecksilber, mit dem sich unser Organismus vergiftet, aus den Amalgamfüllungen. Es lagert sich im menschlichen Gewebe ab, vorzugsweise in Leber, Milz, Niere, und Gehirn, aber auch in Haut und Schleimhäuten und kann dort viele Jahrzehnte wirken. Nur wenig kann über die Niere vom Körper ausgeschieden werden.

Man unterscheidet drei Arten von Quecksilber
(nach Dr. Disselhoff)

1. Das elementare Quecksilber, das schon bei Zimmertemperaturen verdampft. Die Dämpfe sind sehr giftig und werden zum Beispiel beim Kauen, aber auch verstärkt beim Ausbohren des Amalgams frei. Auf Grund seiner Fettlöslichkeit dringt das über die Lungen aufgenommene Quecksilber aus dem Blut ins Gehirn. Den Filter, der das Gehirn schützen sollte, die so genannte Blut-Hirnschranke, kann es gut passieren. Etwa zwanzig Jahre dauert es, bis sich eine einmal aufgenommene Menge auf die Hälfte reduziert hat.

2. Das anorganische Quecksilber, das vor allem aus den Füllungen freigesetzt wird. Es handelt sich um Salze, die auf Grund ihrer Wasserlöslichkeit hauptsächlich über die Niere ausgeschieden werden, wenn auch in recht geringen Mengen. Auf die Niere wirken sie stark schädigend. Durch Mundhöhlenbakterien wird ein Teil des anorganischen Quecksilbers in organisches verwandelt.

3. Das organische Quecksilber, so genannte methylierte oder halogenierte Verbindungen. Diese fettlöslichen, giftigen Substanzen werden aus dem Magen-Darm-Trakt aufgenommen. Sie sind sowohl durch die Plazenta als auch durch die Muttermilch übertragbar. Als fettlösliche Verbindung bleibt sie viel länger im Körper als die wasserlösliche. Nur ein Teil wird in anorganisches Quecksilber umgewandelt.

Das Problem liegt in der chronischen Vergiftung mit kleinen, aber regelmäßigen Quecksilbermengen, die den Körper über viele Jahre bis Jahrzehnte belasten. Erfahrungen mit einer Substanz, die aus allernächster Nähe und über 24 Stunden – wenn auch in kleineren Mengen – auf den Körper einwirkt, liegen jedoch kaum vor. Deshalb wurden alle Warnungen einer möglichen Quecksilbervergiftung durch Amalgam nicht oder nur wenig ernst genommen. Viel schneller akzeptierte man die Quecksilberallergie, die zu den klassischen allergischen Reaktionen gerechnet wird, aber seltener auftritt. Diese Allergie, die natürlich auch gegen andere Metalle wie das im Amalgam enthaltene Nickel auftreten kann, ist durch einen Hauttest nachzuweisen. Viel schwieriger ist es aber, die schleichende Belastung mit einem Gift zu fassen, wenn Symptome oft erst nach Jahren nach dem Einbau der Füllung auftreten. Ein unmittelbar ursächlicher Zusammenhang ist oft schwer nachzuweisen. Dazu kommt eine individuell unterschiedliche Empfindlichkeit gegenüber den Giften.

Quecksilber ist ein Zellgift. Es blockiert Enzyme durch Bindung an das Metall. Die Symptome, die unter der Quecksilberbelastung auftreten können, sind sehr vielfältig. Nach einem unter Umständen beschwerdefreien Intervall von Jahren können nach Dr. med. Disselhoff und anderen folgende Erscheinungen auftreten: (siehe Kästen auf Seite 71 und 72)

Candida und andere Pilze sind die typische Folge von Schwermetallvergiftungen. Schwermetalle werden durch Pilze gebunden, und die Pilzerkrankung ist ein Weg, den der Organismus gefunden hat, Schwermetalle zu binden, ohne dass sie in größeren Mengen aus dem Bindegewebe ins Gehirn gelangen. Pilzmittel vernichten den Pilz, die Schwermetalle werden freigesetzt und wandern ins Gehirn oder ins Rückenmark. Deshalb sind die meisten Candida-Behandlungen aus der Sicht von Dr. Klinghardt und Dr. Rau falsch. Man sollte erst die Schwermetalle entziehen und dann – wenn es noch nötig ist – mit dem Pilzmittel nachbehandeln und nicht umgekehrt. Eine den Darmpilzen vergleichbare Rolle dürften andere Darmparasiten wie Würmer spielen.

Symptome bei chronischer Quecksilbervergiftung und Darmpilzen

- Müdigkeit, Reizbarkeit, Schlafstörungen, Herzrhythmusstörungen
- Konzentrations- und Gedächtnisschwäche, leichte und chronische Depressionen
- metallischer Geschmack im Mund, Aphtenbildung im Mund, Zahnfleischentzündungen, Mundgeruch
- Schmerzen im Bereich der Wirbelsäule und der Gelenke, Pelzigkeit, Lähmungen
- Kopfschmerzen und Migräne, Nervosität, Gesichtsallergien, Haarausfall
- Schwindel, Zittern der Hände, Sprachstörungen, Gedächtnisstörungen
- Hauterkrankungen, Asthma, Anämie, Sehstörungen
- Allergien, maskierte Nahrungsmittel-Unverträglichkeiten
- Veränderungen im Bereich der Schleimhäute
- Magenschleimhautentzündungen, Darm- und Nierenerkrankungen, Bauchschmerzen
- allgemeine Muskelschwäche, Muskelzittern, Energielosigkeit, Apathie, Lähmungen
- Immunschwäche, Infektanfälligkeit, Knochenmarkserkrankungen
- jugendliche Schüchternheit, Stottern, Lernstörungen, Augenstörungen, Ohrenstörungen
- Verstopfung und Pilzbefall im Dickdarm, Colitis Ulcerosa, Morbus Crohn
- neurologische Erkrankungen jeder Art
- unkontrollierbare Emotionen, speziell Wechsel zwischen Depressionen und Wutanfällen
- MS, CFS, Alzheimer, Parkinson, AIDS, Leukämie, Krebstumore, Neurodermitis, Polyarthritis

Quecksilbervergiftungssymptome (laut Bundesgesundheitsamt)

Im Mundbereich (lokal)
- Zahnveränderungen
- Zahnfleischentzündung und -verfärbung
- Fieberbläschen, Aphten, Schleimhautgeschwüre
- Zungenschleimhautentzündung
- Geschmacksstörungen (v. a. Metallgeschmack)
- vermehrter Schleimauswurf

Auswirkungen auf den gesamten Organismus
- Hautveränderungen wie Ekzeme und Ausschläge
- Hautjucken
- Kopfschmerzen bis hin zur Mirgäne
- Rhinitis, Bronchitis, Asthma, Atemstörungen
- Herzrhythmusstörungen
- Abmagerung, Schwäche, Ermüdung
- Haarausfall

- Verdauungsstörungen, Erbrechen
- vegetative Dystonie
- Missempfindungen
- Parästhesien (anormale Körperempfindungen) an den Extremitäten
- erhöhte Infektanfälligkeit
- Fieber
- Gelenkschmerzen
- Bindehautentzündung
- Narbenbeschwerden
- Rückenschmerzen
- Kropf
- Schlafstörungen, Nervosität
- vermehrtes Schwitzen
- Depression, Psychose (z. B. Angststörung), Verwirrung
- Gangunsicherheit, Schwindel
- gut- und bösartige Tumore, v. a. Mammatumor
- Nierenbeschwerden

Wie wirken Schwermetalle bei Schwangeren? Klinghardt gibt an, dass man heute schätzt, dass 60 Prozent der Quecksilbermenge der Mutter während der Schwangerschaft und Stillzeit an das erstgeborene Baby weitergegeben werden. Quecksilber dringt leicht durch die Plazenta hindurch. Lernstörungen, Autismus, Legasthenie etc. sind zum großen Teil Schwermetallerkrankungen, wobei die Erstgeborenen stärker betroffen sind als die Nachgeborenen, es sei denn, zwischen den Geburten wurden wieder neue Amalgamfüllungen gelegt. Allergien bei Kindern, besonders Neurodermitis, werden ganz häufig durch die Schwermetalle der Mutter verursacht, die an das Kind weitergegeben worden sind. Der Erstausbruch der Neurodermitis kann zum Beispiel nach der ersten Pockenschutzimpfung (oder Tetanusimpfung) erfolgen, weil diese das Immunsystem schwächt und weiteres Quecksilber in den Körper bringt.

Fast jeder Tumor, den Klinghardt auf Quecksilber untersucht hat, hatte einen höheren Quecksilbergehalt als die Umgebung. Tumore dürften sehr häufig ein Ausweg des Körpers sein, Quecksilber zu speichern, um es nicht übermäßig ins Gehirn dringen zu lassen. Eine der unschönsten Tatsachen, die Klinghardt und andere Forscher über Quecksilber gefunden haben – und das gilt auch für andere Metalle – ist, dass sie psychische Veränderungen hervorrufen. Das bedeutet, dass viele Menschen keine offensichtlichen Symptome haben, sondern einfach nur anders sind, als sie wären, wenn sie kein Quecksilber im Hirn hätten. Wenn Sie also herausfinden wollen, wer Sie wirklich sind, dann sollten Sie zuerst das Quecksilber ausleiten. Sie werden staunen, wer zum Vorschein kommt! Meistens sind es liebevollere, friedlichere, angenehmere, intelligentere Menschen, wenn die Metalle erst einmal aus dem Gehirn entfernt sind. Also: Erst ausleiten, dann – wenn überhaupt noch nötig – zum Psychologen gehen.

Andere Zahnmetalle sind ebenfalls nicht ungefährlich. Goldfüllungen sind nicht aus Gold, sondern aus Goldlegierungen. Das Gold ist meistens vermischt mit Platin, Palladium, Kupfer, Silber, Nickel etc. Die durchschnittliche Goldlegierung für eine Krone enthält 8 bis 12 verschiedene Metalle und 20 bis 30 Spuren von anderen Metallen. Deshalb sind Goldfüllungen und -kronen nicht harmlos. Sie geben ihre Bestandteile nur sehr viel langsamer ab als die Quecksilberfüllungen. Sie sind deshalb nicht so giftig, erzeugen jedoch Allergien. Schwedische Studien haben gezeigt, dass die am meisten allergenisierenden Metalle vor Quecksilber Nickel und Kupfer sind.

Wenn die Metalle von den Füllungen durch die Kaubewegung langsam abradiert werden, gelangen sie über den Speichel im Mund in den Darm und dann ins Blut; dann haften diese Metalle an bestimmten Zellen, in Niere, Leber und Darm. Und sobald ein Metall an einer Zelle haftet, wird diese Zelle vom eigenen Immunsystem als Feind erkannt. Damit sind die Metalle, die wir im Mund haben, auch Ursache für alle Autoimmunerkrankungen. Daran gibt es heute in der wissenschaftlichen Literatur keinen Zweifel mehr. Zu Autoimmunerkrankungen gehören Lupus, Sklerodermie, Arthritis, alle Schilddrüsenprobleme, Migräne, Colitis ulcerosa, Morbus Crohn und andere.

Die fortschrittlichsten naturheilkundlichen Zahnärzte sind sich heute weitgehend einig: Alle Metalle im Mund sind gefährlich. Es gibt kein Metall im Mund, das ungefährlich ist. Diese Erkenntnis konnte ich beim Besuch der Ärztewochen in Baden-Baden 1998 zweifelsfrei aus zahlreichen Vorträgen und Gesprächen entnehmen. Es ist nur so, dass manche Menschen Metalle besser vertragen als andere. Sie sollten bei Ihrem Zahnarzt darauf bestehen, nach der Amalgamsanierung keine Metalle mehr in den Mund zu bekommen. Es gibt heute guten Ersatz: zuerst Zement und dann auf Dauer Kunststoff und Keramik. Das Problem mit den giftigen Klebern ist heute gelöst, wenn man einen Argonlaser verwendet, um den Kleber rasch und vollständig auszupolymerisieren.

Auch Implantate würde ich nicht empfehlen: Klinghardt weist darauf hin, dass Implantate im Allgemeinen aus Titan bestehen. Titan ist für viele Menschen ein hochgradig allergenisierendes Material, besonders für solche, die früher auch Amalgamfüllungen hatten. Gelegentlich werden die Titanimplantate vertragen, meistens haben sie Spätfolgen: Die Betroffenen werden zunehmend immer allergischer und vier, fünf Jahre später entwickeln sie Autoimmunprobleme, die dann meistens nicht in Zusammenhang mit dem Implantat gebracht werden. Der Patient verstirbt dann schließlich an einer Autoimmunkrankheit, in der Statistik gilt es aber als Erfolg, weil der Zahn bis zum Tod gehalten hat. Es gibt keine Statistik, welche die Lebenserwartung und die Folgeerkrankungen mit einbezieht.

Das zweite Problem besteht darin, dass die Implantate normalerweise da eingebaut werden, wo ein infizierter Zahn gezogen worden ist. Der infizierte Zahn hinterlässt eine Infektion im Knochen, die noch nicht ausgeheilt ist. Es gibt heute jedoch Keramikimplantate, die sehr viel besser sind und kein Metall enthalten.

Und nun ein besonders wichtiger Aspekt: Das Amalgam nimmt (wie beispielsweise Sigmund Halter im Internet beschreibt) unter den Schwermetallen eine äußerst bemerkenswerte Sonderstellung ein, da das in ihm enthaltene Quecksilber und das Zinn eine Besonderheit aufweisen. Um diese zu erklären, müssen wir ein wenig ausholen: Erst seit kurzem ist man in der Lage, durch spezielle Färbemethoden die Nervenfasern der autonomen Nerven (Sympathikus und Parasympathikus) darzustellen und weiß nun, dass die Grundspannung der Muskeln durch autonome Nervenfasern gesteuert wird und dass alle Endungen der normalen sensiblen Nerven eine eigene Versorgung mit autonomen Nervenfasern besitzen. Diese produzieren hormonähnliche Stoffe (Endorphine), welche die Schmerzempfindlichkeit der Nerven herabsetzen. Ist diese Produktion durch Quecksilber gestört, ist die Grundlage für chronische Schmerzen gelegt.

Die autonomen Nerven »ernähren« sich, indem sie Nähr-, aber auch Giftstoffe von ihren Nervenenden im Zwischenzellgewebe aufnehmen und sie mittels Transportkanälchen zur Nervenzelle bringen. In den autonomen Nerven werden die Antitoxine gebildet, die Gegengifte, die für die körperliche Abwehr nötig sind. Die aufgenommenen Giftstoffe veranlassen über ein in der DNS (unserer Erbsubstanz) deponiertes Programm die Bildung der Abwehrgifte. Diese werden dann durch die Nervenenden wieder ins Zwischenzellgewebe transportiert, von wo das Gift aufgenommen wurde.

In den autonomen Nerven können auch Parasiten (z. B. Viren, Bakterien und Pilzsporen) transportiert werden und zwar in beiden Richtungen, so dass sich dadurch Verbindungen ergeben zwischen Erkrankungen der Nebenhöhlen, Mandeln, Zähnen und dergleichen, die sich in unmittelbarer Nähe von Nervenganglien im Schädel befinden und den inneren Organen und der Wirbelsäule. Und jetzt kommt der springende Punkt: Quecksilber und Zinn haben als einzige Schwermetalle die Fähigkeit, zwar in die autonome Nervenfaser einzuwandern, hinter sich aber den Transportkanal zu zerstören. Deshalb sind amalgamvergiftete Nervenfasern zwar am Leben, aber lahm gelegt. Dies äußert sich darin, dass der Körper nicht mehr auf Therapien reagiert, die das autonome Nervensystem ansprechen.

Wirkungslose Therapien bei Quecksilbervergiftung von Nervenzellen

- Krankengymnastik
- Massagen und Reizstrom
- Schmerzmittel auf biologischer Basis
- Neuraltherapie
- Akupunktur (Akupunkturpunkte sind Ansammlungen autonomer Nervenfasern)
- Chirotherapie
- Psychotherapie und ähnliche Verfahren

Die Wirkung all dieser Behandlungsmethoden beruht auf dem Funktionieren des vegetativen Nervensystems bzw. dessen Regulationsfähigkeit und auf dem Funktionieren der so genannten körperlichen Abwehr. Ist das System jedoch »blockiert«, geht nichts mehr oder nur ganz zäh.

Homöopathie wirkt ebenfalls nur sehr, sehr langsam. Die Elektroakupunktur-Testungen sind schlichtweg falsch, da auch sie auf dem Funktionieren des autonomen Systems beruhen. Durch die Unterbindung der autonomen »Schmerzhemmung« ist der Entwicklung chronischer Schmerzen Tür und Tor geöffnet. Da die Symptome sich entlang der Wärmeregulationszonen des vegetativen Nervensystems ausbreiten, entstehen die so genannten wandernden Beschwerden, die fälschlicherweise als Rheuma gedeutet werden. Durch die Blockierung des autonomen Nervensystems wird auch die Bindung von Abwehrstoffen gehemmt, was zur Störung der körpereigenen Abwehr führt. Die Folgen: Infektanfälligkeit, Dysbiose im Darm mit Verdauungsstörungen, Durchblutungsstörungen im Gehirn mit entsprechenden Auswirkungen.

Die wenigsten so genannten Allergien sind wirkliche Allergien. Bei den meisten handelt es sich genau gesehen um Unverträglichkeitsreaktionen, die einfach dadurch zu Stande kommen, dass der Körper randvoll mit Giften ist und die Organe beispielsweise wie oben beschrieben, auf Grund einer Verkettung von Faktoren, nicht mehr richtig arbeiten können. Wir sprechen hier deshalb auch von *maskierten Nahrungsmittel-Überempfindlichkeiten.*

Wenn die Nieren, die Leber und der Darm ihrer Ausscheidungs- und Entgiftungsfunktion nicht mehr nachkommen können, dann werden wir auch auf Nahrungsmittel, Pollen, Hausstaub, Tierhaare und sonstige Stoffe »allergisch« reagieren. Wäre der Körper im Gleichgewicht, könnte er leicht mit diesen Substanzen fertig werden. Da er aber nun im Stress ist, hat er keine Reserven mehr und kann keinen Ausgleich mehr schaffen. Probleme im Gefühlsbereich verschlimmern die Situation. In der Regel tauchen diese »Allergien« daher bei den meisten Patienten auch erst in schwierigen Lebenssituationen auf.*

Wenn Stoffwechselrückstände nicht über Darm, Leber und Niere entsorgt werden können, versucht der Körper, sich über die Atemwege und/oder über die Haut zu entgiften. Auf der Haut äußert sich das durch Juckreiz und Ekzeme in allen Variationen (auch Herpes), bei den Atemwegen als Asthma, Heuschnupfen oder Sinusitis. Die »Allergien« können aber auch verdeckt ablaufen und dann Migräne, Schwindel, Tinnitus, verminderte Sehfähigkeit und ganz allgemein bleierne Müdigkeit hervorrufen. Die maskierten Nahrungsmittel-Überempfindlichkeiten (vormals »Lebensmittelallergien«) beziehen sich meist auf die Lebensmittel, die der Betreffende am liebsten isst – im Grunde ist er süchtig nach ihnen. In Mitteleuropa sind die Kuhmilch und deren Produkte sowie Weizen und Weizenprodukte die häufigsten Auslöser der unspezifischen, verdeckten Nahrungsmittel-Überempfindlichkeiten.

Wie kann man Quecksilberbelastung im Körper nachweisen?

- Die einfache Urinuntersuchung zeigt nach dem Einbau einer Amalgamfüllung nur für etwa zehn Tage einen erhöhten Quecksilbergehalt, dann ergeben sich wieder normale Werte. Grund dafür ist aber nicht eine echte Entgiftung, sondern ein Einlagern des Metalls in Organe wie Nieren, Leber und Gehirn. Auch die Blutuntersuchung reagiert ähnlich.
- Beim Kaugummitest wird Speichel vor und nach intensivem Kauen von Kaugummi untersucht. Ein erhöhter Quecksilbergehalt nach dem Kauen zeigt eine Abriebbelastung durch die Füllungen. Neben dem Quecksilber kann der Speichel auch auf Zinn, Silber und Kupfer untersucht werden. Auch die Atemluft kann auf Quecksilberdämpfe geprüft werden.

---

* Auf diesen Punkt hat mich besonders Frau Dr. Rippel (Budapest) hingewiesen.

- DMPS-Test: Nach der Entnahme einer Urinprobe wird der Komplexbildner DMPS (»Dimaval«) gespritzt. Dieses bindet sich an die Metalldepots in den Organen, löst einen Teil davon und wird über die Niere wieder ausgeschieden. Es erfolgt eine zweite Urinuntersuchung, die einen erhöhten Quecksilbergehalt aufweist. DMPS kann so auch als Entgiftungstherapie eingesetzt werden (nur beim Arzt erlaubt).

Die Naturheilkunde kennt weitere Testverfahren:
- Die Auriculodiagnostik nach Nogier: ein aussagekräftiges Verfahren ohne weitere Belastung für den Patienten. Die Diagnose geschieht über den Puls. Das Verfahren zeichnet sich durch eine gute Reproduzierbarkeit der Ergebnisse aus.
- Die Messung mit Kinesiologie, die zum Beispiel Klinghardt mit großem Erfolg anwendet. Sie kann unter anderem zeigen, wo die größten Belastungen im Körper liegen.

Zusätzliche Messungen bieten sich an:
- Eine galvanische Belastung durch einen Stromfluss zwischen verschiedenen Zahnmetallen kann durch spezielle Voltmeter gemessen werden.
- Eine Röntgenaufnahme (Panoramaaufnahme) zeigt Metalldepots im Kiefer oder Zahnfleisch auf.
- Depots im zentralen Nervensystem können durch spezielle bildgebende Verfahren erfasst werden.
- Der von Hautärzten durchgeführte Allergietest über die Haut gibt keine Aussage über eine Amalgamunverträglichkeit oder Amalgambelastung, sondern stellt nur die echte Allergie fest.

Über die Ausleitung von Schwermetallen können Sie im Kapitel 21 nachlesen.

5

Die Ausscheidungsorgane

Unser Körper kennt mehrere Systeme, die für Entsäuerung und Reinigung zuständig sind. Als Erstes wäre *das Blutkreislaufsystem* zu nennen, das den Körper einerseits mit Nährstoffen versorgt und andererseits nicht benötigte Stoffe aus dem Gewebe abtransportiert, die dann über die Lunge abgeatmet oder über den Darm oder die Blase ausgeschieden werden. Zum Zweiten gibt es *das Lymphsystem*, das ebenfalls Gifte aus dem Bindegewebe und anderen Orten aufnimmt und an den unteren Abschnitt des Dickdarms abgibt, sodass auch hier Giftstoffe ausgeschieden werden können.

Das Lymphsystem besteht aus zwei Teilen, den Lymphgefäßen und dem lymphatischen Gewebe:*

Das Lymphgefäßsystem ist ein eigenständiges Kanal- oder Drainagesystem, das vor allem Wasser, Eiweißsubstanzen und Zellen aus dem Verdauungstrakt und den Körpergeweben abtransportiert, die nicht durch Diffusion in das Kapillarsystem des venösen Blutkreislaufes aufgenommen werden können. Dieses Kanalsystem beginnt in der Haut, in Muskeln, Gelenken, Knochen, Gefäßwänden, im Nervengewebe sowie den Schleimhäuten aller inneren Organe und mündet letztlich in die oberen Venenwinkel. Der Transport der Lymphe wird unter anderem durch die so genannte

* Vgl. »Lymphbrevier« der Firma Phönix.

Muskelpumpe, durch ein eigenes Klappen- und Muskelsystem, welches vom vegetativen Nervensystem gesteuert wird, vor allem bei aktiver Bewegung, ermöglicht.

Das lymphatische Gewebe ist der zweite wichtige Bestandteil des Lymphsystems. Zu ihm zählen die Thymusdrüse, die Rachenmandeln, die Milz, die Lymphknoten, die Lymphfollikel, besonders in der Schleimhaut der Atemwege sowie des Magen-Darm-Traktes und der Wurmfortsatz des Blinddarms.

Das Lymphsystem hat zwei entscheidende Aufgaben:

1. Es ist der Hauptträger der körpereigenen Abwehr (Immunsystem), das bedeutet, es ist verantwortlich für
   • die Abwehr von Krankheitserregern, die in den Organismus eindringen wollen
   • die Bekämpfung bereits eingedrungener Krankheitserreger, ihre Vernichtung und Ausscheidung
   • die Vernichtung und Beseitigung kranker Körperzellen (z. B. Krebszellen!)
2. Es ist wesentlich mitbeteiligt an der Ausleitung von Schlacken und Giftstoffen aus den Zellen aller Gewebestrukturen in den Raum zwischen den Zellen, ins Zwischenzell- oder Bindegewebe (vgl. Abb. 1, Kap. 2). Von dort werden sie über Leber, Darm, Nieren, Haut und Schleimhäute aus dem Körper ausgeschieden.

Die Nieren sind zuständig dafür, dass Schlacken aus dem Blut herausgefiltert werden, die dann mit dem Urin über die Blase ausgeschieden werden. Deswegen sammelt sich bei Quecksilberbelastung in den Nieren häufig besonders viel Quecksilber an, sodass bei so manchen Patienten, die sich die Zähne sanieren ließen und an einen Zahnarzt gerieten, der nicht ordentlich gearbeitet hat, massive Nierenprobleme auftreten, besonders dann, wenn die

Menschen gleichzeitig zu wenig trinken, ihre Nieren nicht warm genug halten und in Beziehungsprobleme verwickelt sind. Beziehungsprobleme pflegen immer ganz besonders an die Nieren zu gehen – das weiß sogar der Volksmund. Über die Ausscheidung von Säuren über die Nieren können Sie in Kapitel 3 nachlesen.

Schließlich sei *die Leber* genannt, die als Entgiftungsorgan in unserem Körper eine besondere Rolle hat, aber in Bezug auf Schwermetalle leicht an ihre Grenzen kommt, weil zum Beispiel Quecksilber, das ausgefiltert wurde und in den Darm gelangte, um ausgeschieden zu werden, dort häufig wieder resorbiert wird und wieder zur Leber zurückwandert. So hat die Leber immer wieder mit den gleichen Schwermetallen zu tun und wird enorm belastet. Da in unserer Umwelt noch zahlreiche andere Gifte auftreten, besonders organische Verbindungen aus der Chemieküche (Herbizide, Fungizide, Pestizide, Holzschutzmittel usw.) und dadurch, dass wir sehr viel einatmen, das uns nicht gut tut, ist bei vielen Menschen die Leber äußerst gestresst. Wenn dann noch Alkohol fließt und fett gegessen wird, kommt es sehr rasch zu ganz erheblichen Gesundheitsstörungen.

In ihrem *Lebensratgeber aus der Naturheilpraxis* schreibt die bekannte Münchner Heilpraktikerin Hannelore Fischer-Reska Folgendes über die Leber:

> Die Leber ist unser wichtigstes Stoffwechselorgan, das durch zu viel gutes Essen, zu viele Süßigkeiten, zu fettes Essen und zu viel Alkohol Höchstleistungen bringen muss. Die Leber ist unser Zentral-Labor und verantwortlich für den Umbau der mit der Nahrung aufgenommenen Nährstoffe – Kohlenhydrate, Fette und Eiweiße – zu körpereigenen Substanzen. Weitere wichtige Aufgaben sind die Entgiftung, der Vitaminstoffwechsel sowie die Bindung von Substanzen für die Blutgerinnung. Medikamente müssen von der Leber abgebaut werden und schaden

ihr bei Dauergebrauch. Die Leber schmerzt normalerweise nicht, auch wenn sie schon ernsthaft geschädigt ist. Deshalb werden Erkrankungen oft zu spät entdeckt. Die Leber kann, selbst wenn nur noch 15 Prozent ihrer Zellen arbeiten, die Körperfunktionen aufrechterhalten. Auf Schlemmertage sollten einige »magere« Tage nur mit Gemüse, Kartoffeln, Kräutertee und Mineralwasser folgen. Fleisch, Eier, Fett, Zucker, Alkohol, Bohnenkaffee und Nikotin sollte man weglassen. Nach dem Mittag- oder Abendessen tut ein feuchtheißer Leberwickel oder die Auflage eines Heublumensackes gut. Mindestens eine Stunde mit der Auflage liegen und ruhen oder schlafen. Auch kann man Tabletten aus Mariendistel-Samen einnehmen und täglich einen Liter Leber-Galle-Tee trinken, und es hilft, wenn man zusätzlich für Entspannung und ausreichenden Schlaf sorgt.

Ausscheidungsorgane

- *Lunge* – hier wird vor allem CO_2 abgeatmet und damit auch Gifte wie zum Beispiel gasförmiges Quecksilber
- *Haut* – durch das Schwitzen werden sehr viele Giftstoffe ausgeschieden, auch durch Schuppen o. Ä.
- *Blase* – mit DMPS wird viel Quecksilber über den Urin ausgeschieden; wenig mit Bär- und Knoblauch
- *Darm* – hier verlassen die meisten nicht benötigten Stoffe den Körper; Quecksilber besonders gut mit Chlorella
- *Haare* – hier werden zum Beispiel überschüssige Metalle ausgeschieden
- *Leber* – unser Hauptentgiftungsorgan, das Gifte ausfiltert
- *Nieren* – ebenfalls ein sehr wichtiges Entgiftungsorgan; leiden besonders unter Quecksilber
- *Blutkreislauf* – holt Gifte aus ihren Depots ab und bringt sie zu den anderen Ausscheidungsorganen
- *Lymphsystem* – besonders aktiv bei der Entgiftung des Zwischenzellgewebes

Der Darm, unser wichtigstes Ausscheidungsorgan

Da der Darm unser wichtigstes Ausscheidungsorgan ist, sollen jetzt die Darmhygiene, die Vorgänge im Darm und die Möglichkeiten, dem Darm seine Arbeit zu erleichtern, etwas ausführlicher behandelt werden. Man unterscheidet zwei Arten der *Verstopfung*, auch Konstipation, Obstipation oder Darmträgheit genannt. Einmal sind die ausgeschiedenen Exkremente übermäßig zusammengepresst und ein anderes Mal haftet alter, verhärteter Kot dauerhaft an den Darmwänden und wird nicht mehr bewegt. Das bedeutet, man kann verstopft sein und trotzdem gleichzeitig Durchfall haben, nämlich im zweiten Fall. Was aber ganz besonders wichtig ist – und dies kann nicht genug betont werden – es genügt nicht, nur alle zwei bis drei Tage Stuhlgang zu haben. Wir sollten täglich mindestens einmal Stuhlgang haben, besser zweimal und zwar am besten gleich früh morgens und ein zweites Mal als Reflex auf das Mittagessen. Da so viele Menschen verstopft sind, bezeichnen Ärzte es heutzutage schon als normal, wenn man ein bis zwei Mal in der Woche Stuhlgang hat. Das ist aber auf gar keinen Fall ausreichend und führt langfristig zu erheblichen inneren Vergiftungen.

Der Zeitraum, welcher die Nahrung von der Aufnahme durch den Mund bis zur Ausscheidung durch den After benötigt, bezeichnet man als *Darmpassagezeit*. Je kürzer die Passagezeit ist, umso weniger ist die Gefahr, dass Fäulnis auftritt. Die normale Passagezeit beträgt beim gesunden Menschen 24 bis 48 Stunden, das heißt, spätestens 48 Stunden, nachdem Sie etwas gegessen haben, geben Sie die Überreste wieder von sich. Beim modernen Zivilisationsmenschen beträgt die Passagezeit jedoch im Mittel zwischen 65 und 100 Stunden. Die Zeit vom Mund bis zum Ende des Dünndarms beträgt im Durchschnitt ca. acht Stunden. Das ist also die Zeit, in der die aufgenommene Nahrung im Magen und oberen Abschnitt des Dünndarmes zerlegt wird, und in der schließlich aus dem Speisebrei alles ausgefiltert wird, was der

Körper verwenden kann. Für den Rest der Zeit liegt die Nahrung dann im Dickdarm und wird eingedickt. Außerdem nimmt der Kot durch Bakterienwachstum an Volumen zu. Etwa ein Drittel des gesunden Stuhls besteht aus Bakterien. Der Kot aus dem Dünndarm sollte wässrig und dünnflüssig sein. Man spricht von nicht schleimigem Stuhl (nicht mukoider Stuhl nach Dr. Gray).

Der Kot kann aber auch schleimig sein. Er wird dann durch die Peristaltik, also die Bewegung des Dickdarms, langsamer befördert und deshalb stärker entwässert und komprimiert. Wir erhalten dann einen schleimigen festen Stuhl, der zur Verstopfung führen kann. Dabei wird der schleimige Kot zähflüssig und klebrig und bleibt an den Darmwänden hängen. Viele solche Schleim- und Kotschichten übereinander ergeben im Laufe von Monaten und Jahren eine zähe, gummiartige schwarze Substanz, welche die Darmzotten und die Darmwände auskleidet. Damit wird verhindert, dass im Dünndarm Nährstoffe aufgenommen, andererseits im Dickdarm Giftstoffe aus dem Körper an den Darm abgegeben werden können. Häufig sind diese Überzüge in Dünn- und Dickdarm durchgängig vorhanden. Alter, stagnierender Kot kann sich auch in Ausstülpungen der Dickdarmwand ansammeln, in Taschen, sodass hier Stuhlmaterial über Monate bis Jahre unbeweglich im Darm liegen bleibt und nicht unerheblich zur Gewichtszunahme des Betreffenden beiträgt.

Nicht schleimiger, das heißt nicht klebriger Stuhl geht rasch durch den Darm und der Mensch hat zwei- bis dreimal täglich Stuhlgang. Die Entleerung ist rasch und mühelos, der Stuhl ist wohlgeformt, man benötigt kaum Toilettenpapier, er zerfällt im Wasser leicht. Schleimiger, klebriger Stuhl führt zu maximal einer Entleerung täglich, häufig zu selteneren Entleerungen. Er besteht aus zusammengepressten Klumpen, Knoten oder Knollen. Die Entleerung erfolgt langsam und unter starkem Pressen. Die meisten Menschen haben ständig einen mehr oder weniger verschleimten, klebrigen Stuhl. Abführmittel sind hier keine Lösung, denn sie reizen den Darm und schwächen ihn auf Dauer. Sie verstärken durch diese Reizung die Peristaltik. Es wird aber nur das im Darm frei bewegliche Material ausgeschieden, kaum etwas, das sich schon länger darin aufhält. Nach Ausscheidung des Abführmittels ist der Darm so träge wie zuvor. Außerdem führt das Mittel zur Gewöhnung und damit zur Abhängigkeit. Viel sinnvoller ist es, den alten Kot zu lockern und abzuführen und anschließend die Ernährung so einzurichten, dass die Speisen weniger zu schleimigen, sprich klebrigen Stühlen führen. Um alte Kotreste aus dem Darm herauszubekommen, sind verschiedene Methoden der Darmreinigung nötig, wie sie in Kapitel 18 beschrieben werden.

Im Gegensatz zur Verstopfung steht der *Durchfall*. Er kann vorübergehend in Form einer bakteriellen Infektion auftreten, wenn wir beispielsweise in südliche Länder reisen und Dinge essen, die mit unserer Darmflora nicht harmonieren. Viele Menschen leiden jedoch unter chronischem Durchfall, der zu drei bis vier raschen Entleerungen täglich führt. Die Ursache dafür ist eine chronische Reizung der Colonwände, also der Dickdarmwände. Diese wird von schleimartigen, durch Bakterien und Schmarotzer verseuchte, klebrige Substanzen verursacht, welche die Darmwände überziehen und nicht ausgeschieden werden können. Dieser Zustand kann durch eine ganze Reihe von Darmreinigungsprogrammen behoben werden. Die Darmwände werden dabei wieder frei und damit hört die Reizung auf, weil die Würmer und Schmarotzer verschwinden, denn sie können nur in den alten Kot- und Schleimresten richtig leben.

Nun noch ein paar Worte zur *Besiedlung des Darms mit Bakterien*. Magen und oberer Teil des Dünndarms sind normalerweise praktisch keimfrei. Im unteren Teil des Darms beginnt die Besiedelung mit Bakterien. Die Dickdarmflora sollte zu 85 Prozent aus Laktobakterien und zu maximal 15 Prozent aus Colibakterien bestehen. Bei dem Menschen der Industriegesellschaft ist die Verteilung meist umgekehrt. Die Laktobakterien sind die freundlichen, gesundheitsfördernden, so genannten probiotischen Bakterien, die den Darm optimalerweise in großer Menge besiedeln. Sie ermöglichen voluminöse, gleitfähige, häufige Stühle. Sie produzieren Milchsäure und halten den pH-Wert im Dickdarm optimal auf 5,8, also im sauren Bereich.

Auch im unteren Magen und im Großteil des Dünndarms herrscht saures Milieu. Basisches Milieu dagegen begünstigt Fäulnis im Darm. Diese wird durch Colibakterien hervorgerufen und geht meistens mit Gasbildung, sprich Blähungen, einher. Diese Blähungen können jedoch durch ein starkes Verdauungssystem verhindert werden, auch wenn die Zahl an Laktobakterien nicht dem Optimum entspricht. In einem starken Verdauungssystem fließen die Verdauungsflüssigkeiten in ausreichender Menge und die Peristaltik arbeitet kräftig, sodass die Darmpassagezeit erheblich vermindert werden kann. Sie können selbst beurteilen, ob die *Blähungen*, die Sie haben, durch Fäulnis von Protein oder durch Gärung von Kohlehydraten entstanden ist. Letztere erzeugt nicht riechende Blähungen, wogegen übel riechende Blähungen überwiegend auf Fäulnisprozesse hindeuten. In diesem Fall können Sie dann davon ausgehen, dass Sie das aufgenommene Protein nicht richtig verdaut haben, was möglicherweise daran liegt, dass Sie entweder zu viel davon gegessen haben oder dass Sie es in falscher Kombination zu sich genommen haben oder weil – wie gerade beschrieben – Ihre Verdauungskraft nicht ausreicht, den Kot schnell genug durchs Darmrohr zu befördern.

Fäulnisresistenz von Lebensmitteln bei Zimmertemperatur
- Obst hält sich am besten
- es folgt Gemüse
- dann die Milch, die schon nach ein bis zwei Tagen sauer wird
- schließlich das Fleisch, das rasch verdirbt.
- Als Letztes kommt der Fisch, der schon nach Stunden stark riecht.
- Abgekochtes verdirbt im Allgemeinen schneller als Rohes.

Bei den 38 °C im Magen- und Darmbereich erfolgt die Fäulnis noch wesentlich schneller als bei Zimmertemperatur. Stark verschleimende Lebensmittel wie Milch, Fleisch, Fisch und Eier verderben schneller, weisen eine längere Passagezeit auf und neigen deshalb verstärkt zu Fäulnis, was sich durch die erwähnten übel riechenden Blähungen bemerkbar macht. Deshalb ist die Fäulnis erregende Wirkung von Milch, Fleisch, Fisch und Eiern um ein Vielfaches höher als die von Obst und Gemüse. Wenn Sie sich von der Ernährung her darum bemühen möchten, dass Ihr Stuhlgang optimiert wird, und möglichst wenig zähklebrige Substanzen enthält, dann sollten Sie die folgenden Empfehlungen berücksichtigen.

Als Erstes begünstigen die Verdauung und den Stuhlgang die so genannten probiotischen Bakterien, die in vielen Fällen Teile von Darmreinigungsprogrammen sind, aber auch einzeln erhältlich sind. Achten Sie jedoch darauf, dass diese probiotischen Bakterien in Kapseln lagern, die sich erst gegen Ende des Dünndarms auflösen oder dass sie anderweitig geschützt sind (wie beim Ejuvaprogramm), damit sie unbeschadet durch das stark saure Milieu des Magens in den Dickdarm gelangen. Viele der in neuerer Zeit gepriesenen probiotischen Lebensmittel – zum Beispiel auch Joghurt, dem solche Bakterien zugesetzt wurden – sind ziemlich wirkungslos, weil die Bakterien im Magen durch die Salzsäure zerstört werden. Was Lebensmittel anbelangt, haben sich besonders Zwiebeln, Kohl und Topinambur als hilfreich erwiesen. Die Zwiebeln können Sie roh, aber auch gekocht essen, Kohl in allen seinen Zubereitungsformen wirkt besonders segensreich, und den Topinambur kennen Sie vielleicht aus unseren heimischen Gärten, in denen er früher die Rolle der Kartoffel eingenommen hat. Die Knollen dieser sonnenblumenähnlich blühenden Pflanze sind sehr schmackhaft und besonders auch für Diabetiker zu empfehlen. Generell können Sie Ihre Darmflora und das Verhalten Ihres Stuhls im Dickdarm günstig beeinflussen, wenn Sie eine ballaststoffreiche Nahrung zu sich nehmen. Hier sind wiederum die Kohlsorten zu nennen, aber natürlich auch Sprossen, Hirse, Flohsamenschalenpulver, Mohn, Erdmandelflocken (»Chufas-Nüssli«, vgl. Kapitel 17) und andere.

Getreidekleie, beispielsweise Weizenkleie, ist weniger zu empfehlen, weil sie erstens den Kalziumräuber Phytin enthält und zweitens bei empfindlichen Menschen die Darmwände derartig reizt, dass es hier sogar zu Blutungen kommen kann. Dieses Problem tritt zuweilen auch bei übermäßigem Verzehr von Vollkornprodukten und nicht eingeweichtem Frischkornbrei auf. Hier sei darauf hingewiesen, dass der Verzehr von Müsli und Frischkornbrei nach unseren Erfahrungen und auf Grund der Beobachtungen von vielen Praktikern nur dann empfohlen werden kann, wenn Sie den über Nacht eingeweichten Getreideschrot bzw. die Flocken oder den leicht aufgekochten Getreidebrei nur mit Kräutern und Gewürzen versehen und mit Sahne oder Kokosmilch zu sich nehmen. Wenn Sie zusätzlich all die guten Dinge aus der Vollkornküche, nämlich Nüsse, Trockenfrüchte, frisches Obst, Joghurt oder Milch darunter mischen, gibt es unweigerlich Verdauungsprobleme. Diese abenteuerlichen Müslimischungen machen vielen Menschen das Leben schwer, weil sie so schwer verdaulich sind. Daher auch der Eindruck, das

Müsli mache lange satt: Gärung im Darm ist unausweichlich. Details können Sie meinem Buch *Harmonische Ernährung* entnehmen.

6

Welcher Verschlackungstyp
sind Sie?

Jeder von uns ist einmalig und benötigt deshalb die zu ihm passende, typgerechte Ernährung. Jeder Mensch hat auch eine individuell verschiedene Neigung, in seinem Körper Stoffe einzulagern, die dort nicht hingehören, und deshalb geht man individuell verschiedene Wege beim Abnehmen und Entschlacken.

Ich arbeite in meiner Praxis seit vielen Jahren erfolgreich mit den vier Elementen Luft, Feuer, Wasser und Erde. Die Elementelehre wurde von Hermes Trismegistos im alten Ägypten vor über zweieinhalbtausend Jahren eingeführt und fand nach Hippokrates bei den meisten Ärzten über das gesamte Mittelalter bis in die Neuzeit hinein Verwendung. Nur durch den Siegeszug der Naturwissenschaften und der modernen Schulmedizin wurde dieses Konzept in den Hintergrund gedrängt, hat aber in der Naturheilkunde überlebt. Es ist äußerst wirkungsvoll und lässt sich heutzutage leicht studieren, wenn man sich beispielsweise das System von Ayurveda, der altindischen Medizinlehre, anschaut. Der Ayurveda arbeitet mit denselben vier Elementen.

Man unterscheidet vier menschliche Grundtypen; diese sind wie folgt definiert:

Der Lufttyp ist besonders mit dem Mentalen verbunden. Es handelt sich um Menschen, die besonders gut sind im Denken,

---

Die vier Elemente und die drei Doshas nach dem Ayurveda*

- Luft
- Feuer
- Wasser
- Erde

- Vata (Luft im Raum)
- Pitta (Feuer im Wasser)
- Kapha (Wasser und Erde)

---

im Schreiben, im Lesen, im Sprechen, allgemein im Kommunizieren. Es sind Menschen, die gerne andere Menschen um sich sammeln, sehr gesellig sind und sich gegenseitig mental stimulieren. Sie möchten ihr Wissen mitteilen, verhandeln gerne und sind begabt darin, auszugleichen, zu befrieden und diplomatische Beziehungen herzustellen. Der Lufttyp neigt besonders zu Nervosität.

Der Feuertyp zeichnet sich besonders durch seine Willenskraft aus. Hier finden wir Menschen, die den Ball anstoßen, Projekte neu starten und die Initiative ergreifen. Mit ihrer Vision, mit ihren Zukunftsideen und Vorstellungen fangen sie neue Dinge an und begeistern die Menschen, die neuen Ideen mitzutragen. Auf Dauer durchhalten kann der Feuertyp in der Regel aber nicht. Dies ist die Stärke des Erdtyps.

Der Erdtyp ist der ausdauernde, handelnde Typ, der nach dem praktischen Ergebnis fragt: »Was kommt dabei heraus, und kann ich auch sicher sein, dass sich das Ganze lohnt?« Er hält sich gern an Regeln, geht auf Nummer Sicher und schätzt generell handfeste, praktische, mit den Sinnen erfassbare Dinge. Er ist charakterfest, standfest und verantwortungsbewusst.

Der Wassertyp kümmert sich in erster Linie um die Gefühlswelt. In einem größeren Projekt wäre er für die Atmosphäre, für

---

* Die Terminologie des Ayurveda kann hier nicht ausführlich erklärt werden. Nähere Informationen finden Sie in meinem Buch *Zur eigenen Kraft* und in der umfangreichen Fachliteratur.

das Ambiente zuständig. Diese Menschen sind mitfühlend und liebevoll, schützend und nährend. Sie möchten die Tiefe ihrer Gefühlswelt ergründen und mit anderen Menschen zutiefst verschmelzen. Familie und Kinder bedeuten ihnen besonders viel; sie gehören zu den Fruchtbarsten und Langlebigsten, und Sexualität ist für sie besonders wichtig.

Diese vier Grundtypen sind auch in Bezug auf die inneren Ablagerungen unterschiedlich. Deshalb wirken nicht alle Entschlackungs- und Gewichtsregulationsmethoden bei allen Menschen gleich gut.

Die Verdauungskraft des Lufttyps wechselt und ist sehr abhängig vom nervösen Zustand der betreffenden Person. Diese Menschen haben zu Zeiten einen hervorragenden Stuhlgang und eine sehr starke Verdauung und ein andermal, obwohl sie genau das Gleiche essen, kann es sein, dass die Speisen im Magen liegen bleiben und es im Darmtrakt zu Blähungen und Verstopfung kommt. Diese für den Lufttyp so typischen Verstopfungen können mit nervösem Durchfall abwechseln, wie überhaupt das ganze Geschehen bei diesen Menschen besonders von ihren nervösen Grundstimmungen abhängig ist. Besonders anfällig ist dieser Lufttyp gegenüber Stress.

Der Lufttyp ist von Haus aus eher schlank und schmal und neigt weniger zu Gewichtszunahme als Wasser- und Erdtypen; Wasserablagerungen im Gewebe sind eher selten. Auch ohne Übergewicht kann er übersäuert und verschlackt sein, weil sich in seinem Körper Feststoffe und Säuren abgekapselt einlagern, die ihn erheblich behindern. Dabei sind natürlich besonders auch die Nerven betroffen. Der Lufttyp leidet ganz besonders unter der Schwermetallvergiftung, die – wie in Kapitel 4 erläutert – neben dem Bindegewebe Rückenmark, Nerven und Gehirn als Ablagerungsorte bevorzugt. Lufttypen erkennt man auch daran, dass sie zu Trockenheit neigen und leicht frieren. Der Lufttyp braucht Entschlackungsmaßnahmen, die ihn nicht nur von vorhandenen

Schlacken befreien. Während dieses Prozesses ist es wichtig, dass er ebenfalls genügend Wärme, auch emotionale, aber vor allen Dingen körperliche Wärme spürt. Bei diesem Typ sind Nahrungsergänzungsmittel besonders wichtig, weil er sich leicht erschöpft.

Der Lufttyp braucht ganz besonders viel Feuchtigkeit. Für ihn ist es also generell wichtig, viel zu trinken, nicht nur während seiner Entschlackungskur, und zwar am besten heißes oder warmes Wasser. Von der Austrocknungstendenz des Lufttyps sind vor allem auch die Schleimhäute und die Haut betroffen. Faltige, trockene, schuppige Haut sind häufig; trockene, gereizte Schleimhäute, Blähungen und Verstopfung sind die Hauptsymptome. Der Lufttyp kann durch Darmreinigungsprogramme sehr geschwächt werden, weshalb man bei ihm zu milden Varianten greift, die über einen längeren Zeitraum laufen.

Der Feuertyp dagegen fühlt sich eher trocken und heiß an. Das Verdauungsfeuer verwandelt das Essen in Nährstoffe und Abfall. Es stimuliert den Stoffwechsel, verbraucht und baut Ablagerungen ab, das heißt, es entgiftet und entschlackt. Insofern sind Menschen des Feuerelements im Vorteil in Bezug auf Verdauung und Entgiftung. Feuer ist ja seit Alters her als Reinigungselement bekannt. Man kennt beispielsweise Feuerzeremonien, die in religiösen Zusammenhängen zur rituellen Reinigung dienen. Der Weihrauchkessel gehört zu diesen Methoden. Der Feuertyp hat deshalb – wenn das Feuerelement zu stark wird – zuweilen eine besonders rasche und intensive Verdauung und damit einen zu raschen Durchsatz. Er neigt deshalb zu Durchfall und zu schwacher Nährstoffaufnahme und damit auch zu Dünndarmbeschwerden und Entzündungen.

Der Feuertyp neigt besonders dazu, Säuren im Körper zu deponieren, beispielsweise im Unterhautbindegewebe, wobei besonders die Harnsäure zu nennen wäre. Feuertypen haben häufig ihre eigenen Vorstellungen von Ernährung, es sind oft Männer mit machohafter Lebensweise. Es sind Menschen, die sich besonders männlich und willensstark fühlen. Diese Leute essen selbstverständlich aus Prestigegründen sehr viel tierische Produkte, allen voran Fleisch, weil ihnen eine vegetarische Ernährung als viel zu weiblich, feminin und damit unmännlich erscheint. Hier entsteht durch die weit überwiegende säurebildende Nahrung ein Überschuss an Säuren, die der Körper nicht wieder vollständig ausscheiden kann, wie in Kapitel 3 beschrieben. Auf Grund dieser einseitigen Ernährungsweise tritt hier typischerweise Übersäuerung auf, die aber selbstverständlich auch bei allen anderen Typen vorhanden sein kann. Beim Feuertyp ist außerdem eine gewisse Tendenz zur Austrocknung zu verzeichnen, da dieses Feuer naturgemäß sehr warm hält.

Luft und Feuer sind beides Typen, die dazu neigen, ihre Vorräte zu erschöpfen. Bei ihnen überwiegt also der abbauende Stoffwechsel. Wenn wir jetzt für den Luft- und den Feuertyp eine Entschlackungskur vorschlagen, dann muss es sich dabei um eine Kur handeln, die nicht nur abbaut, herauswirft, reinigt und entschlackt. Sie sollte zugleich nährende Wirkung haben, weil diese Menschen sonst sehr rasch an ihre Grenzen kommen und vor lauter Nervosität nur noch nach Essen gieren. Besonders der Feuertyp ist eher ungeeignet für längere Fastenkuren. Er benötigt viele Getränke – vor allem natürlich reines Wasser, wie in Kapitel 9 noch ausführlich beschrieben wird.

Der Feuertyp verfügt naturgemäß über sehr viel Verdauungsenergie. Er hat sehr viel Enthusiasmus und Begeisterung und ist in der Regel auch sehr vital. Der Nachteil dieses Naturells ist, dass diese Menschen glauben, sie könnten sich alles leisten. Das Problem besteht darin, dass sie ihrem Körper über Jahre bis Jahrzehnte enorm viel zumuten können, ohne es zu spüren. Das sind Menschen, die immer wieder verkünden: »Ach, ich vertrage alles, ich könnte sogar Eisennägel essen, mir bekommt alles, und ich habe nie Probleme.« Der Feuertyp kann in der Tat sehr viel wegstecken, aber nicht, weil es dem Körper gut täte, sondern weil dieser häufig nicht so empfindlich, sensitiv und so aufmerksam ist, dass er ihm jede kleine Störung und jedes kleine Wehwehchen sofort melden würde. So können die Feuertypen ihren Körper enorm beanspruchen. Wenn dann eines Tages schlagartig eine Krankheit auftritt, wundern sich alle darüber, zumal der Betreffende doch so kerngesund schien.

Der Wassertyp lässt sich durch die Eigenschaften nass, kalt und schwer charakterisieren. Die Verdauung ist langsam und schwach, das heißt, hier handelt es sich um die ausgezeichneten Futterverwerter, die nicht viel zu essen brauchen und trotzdem zunehmen. Hier wird alles Mögliche aufgenommen, was nur irgend geht, und die Ausscheidung von nicht benötigten Stoffen ist eher schwach. Diese Menschen tun gut daran, durch scharfe Gewürze ihre Verdauung anzuregen und die Verdauungsorgane durch Bitterstoffe zu reinigen, damit die Ausscheidung nicht zu kurz kommt. Menschen des Wassertyps neigen ganz besonders zur Verschleimung. Deshalb sollten sie sich mit tierischen Produkten, vor allem mit Milch und Milchprodukten, aber auch mit Brot und Getreide, generell zurückhalten. Natürlich neigen die Wassertypen ganz besonders zur Speicherung von Wasser im Körper. Deswegen sind diese Menschen besonders gefährdet, Übergewicht anzusammeln. Hier fällt es oft außerordentlich schwer, das Gewichtsproblem in den Griff zu bekommen. Das liegt daran, dass es diesen Menschen an Verdauungsfeuer mangelt und damit an der Fähigkeit, alles nicht Benötigte wieder auszuscheiden. Außer über scharfe Gewürze kann die Verdauung im Körper vor allem durch Bewegung beschleunigt werden. Das ist jedoch etwas, das Menschen des Wassertyps generell eher verabscheuen.

Der Erdtyp ist schwer, trocken und kalt. Diese Menschen haben eine eher langsame, schwerfällige Verdauung. Sie neigen besonders zu Ablagerungen, die wir Verschlackung nennen, also Ablagerungen von Feststoffen wie Mineralien, Kristallen,

Schwermetallen, Umweltgiften, Medikamentenresten usw. Diese Ablagerungen führen häufig zu Verstopfungen und allen möglichen Arten von Stau, besonders auch zum Stau von Blut in den Blutgefäßen. Der Blutdruck steigt dann, das Herz wird überanstrengt und Krankheiten sind Tür und Tor geöffnet. Dem Erdtyp zugehörig sind Menschen, die ausgesprochen materiell orientiert sind und deswegen stark zum Festhalten neigen. Sie müssten sich besonders im Loslassen üben, wodurch sie sich jedoch gerade bedroht fühlen. Der Erdtyp kann nur dann entschlacken, wenn er besonders viel trinkt, sich viel – möglichst spielerisch – bewegt, scharfe Gewürze anwendet und wenn er lernt, einen flexiblen Standpunkt einzunehmen und seine materielle Grundhaltung durch eine geistige Orientierung aufzulockern. Erdtypen neigen auch besonders dazu, im Darm Kotreste anzusammeln und über Jahrzehnte mit sich herumzutragen. Ohne intensive Darmreinigung und ohne Fastenkur kommt der Erdtyp selten ans Ziel.

So kann man vereinfacht zusammenfassen, dass der Lufttyp vor allem unter Austrocknung leidet, der Feuertyp häufig besonders stark übersäuert ist, der Wassertyp vorrangig zu Verschleimung und Wasseranlagerung neigt und der Erdtyp den klassischen Fall von Verschlackung darzustellen pflegt.

Wie bestimmen Sie Ihren Elementtyp?
Ganz einfach: Sie besorgen sich ein Geburtshoroskop und ermitteln (gegebenenfalls mit fremder Hilfe) das Element, in dem der Mond steht. Dazu benötigen Sie nicht nur Geburtstag und -ort, sondern auch die genaue Uhrzeit Ihrer Geburt. Falls Sie diese Information nicht bei Ihrer Mutter erfragen können, wenden Sie sich am besten an das Standesamt Ihres Geburtsortes.

Dazu noch eine Bemerkung: Der Grundtyp sagt bei einer ganzen Reihe von Menschen nichts oder eher wenig über ihren ge-

genwärtigen Zustand aus. Wenn Sie zum Beispiel massiv übergewichtig sind, werden Sie kaum oder selten genug Eigenschaften für Luft oder Feuer zusammenbekommen. Die Erläuterungen zu Entschlackung und Gewichtsabbau in diesem Buch sind so gehalten, dass sie auf Ihre Grundkonstruktionen passen, die Sie durch die Mondstellung bestimmen. Wenn Sie sich anders empfinden, dann zeigt das nur, dass Sie wichtige Eigenschaften Ihrer Konstitution nicht mehr oder noch nicht leben. Lassen Sie sich also nicht verwirren und orientieren Sie sich an dem Mond! In meinem Buch *Zur eigenen Kraft finden – Harmonisch leben und essen mit den vier Elementen und Ayurveda* lesen Sie dazu eine ausführliche Darstellung und einen Fragebogen. Dabei geht es aber eher darum, die typgerechte, harmonische Dauerernährung zu finden, wovon hier nicht die Rede ist. Hinweise zum typgerechten Abnehmen finden Sie in Kapitel 13.

7

Die Ursachen von Immunschwäche

Grundsätzlich gilt: Immunschwäche holt man sich nicht durch Ansteckung, sondern durch einen falschen Lebenswandel! Folgende Komponenten sind maßgebend:

- Als Erstes sei hier ein *seelisches, mentales und emotionales Ungleichgewicht* genannt. Das bedeutet, dass Sie mit Ihren Gefühlen nicht recht umgehen können, dass Sie Ihre Gefühle vielleicht nur schwer wahrnehmen und ausdrücken können – entweder generell zu wenig oder völlig unkontrolliert und dann zu heftig und verletzend. Das bedeutet für den mentalen Bereich, dass Sie eine Tendenz zur Kritiksucht haben und generell zu analytisch an das Leben herangehen. Ihr Kopf ist zu dominant und Sie neigen dazu, eher negative Dinge zu denken. Seelisches Ungleichgewicht birgt immer ein Defizit, weil Sie nicht das ausleben, was Sie sich als Mensch in dieser Inkarnation vorgenommen haben, weil Sie Ihr Potenzial nicht leben.
- *Zu häufiger und zu reichlicher Verzehr von tierischem Eiweiß* belastet den Organismus nicht nur auf Grund der Säuren und der zahlreichen Fremdstoffe, von denen weiter oben die Rede war. Ein Problem besteht auch darin, dass dieses Eiweiß in seiner Zusammensetzung dem menschlichen Eiweiß sehr nahe kommt und deshalb eine ständige Herausforderung des Immunsystems darstellt. Der Körper will sich ja nicht selbst ver-

dauen, weshalb er »argwöhnt«, ob eine Fleischportion auch wirklich kein eigenes Fleisch enthält. Denn das würde er ablehnen...

- *Zu viel und durcheinander essen;* dies ergibt Fäulnis und Gärung im Darm und belastet den Organismus, besonders dann, wenn die Lebensmittel auch noch minderwertig sind und keine Vitalstoffe mehr enthalten – stattdessen aber unbiologische Schwingungen, beispielsweise von Mikrowellenherden.

- *Hormonbehandlungen* bringen das diffizile Gleichgewicht der körpereigenen Hormonausschüttung durcheinander. Kein Mediziner ist in der Lage, die Stoffe genau zu dosieren. Die Vorteile sind häufig mehr als zweifelhaft. Osteoporose beispielsweise ist mit einer Hormontherapie nicht beizukommen. Viele meiner Klientinnen im Alter zwischen 45 und 50 litten erheblich unter Depressionen, Melancholie, Antriebslosigkeit und starken Wasserspeicherungen im Gewebe, nachdem sie vom Arzt verordnete Hormone eingenommen hatten, um die Menopause besser durchzustehen. Lassen Sie die Finger davon: Entschlacken und entsäuern Sie sich lieber, dann läuft alles störungsfreier und natürlicher.

- *Antibiotika und andere harte Chemotherapien* haben ähnliche fatale Nach- oder Nebenwirkungen wie gerade geschildert. Ist Ihnen eigentlich bewusst, dass ein großer Prozentsatz der heutigen Krankheiten überhaupt erst durch die unsachgemäße Behandlung in Arztpraxen und Krankenhäusern entsteht? Die Mediziner sind sich dessen wohl bewusst und haben sogar einen eigenen Namen dafür: iatrogene (durch ärztliche Einwirkung entstandene) Krankheiten. Die gefürchteten »Krankenhauskeime« sind immun gegen Antibiotika und führen nicht selten zum Tode. Aber auch die Unsitte, jedes noch so kleine Wehwehchen mit Antibiotika zu behandeln, hat zur Folge, dass viele Menschen eine extrem gestörte Darmflora besitzen, weil diese Medikamente alle Keime abtöten. Wie könnte eine künstlich hergestellte Substanz auch zwischen nützlichen und schädlichen Bakterienstämmen unterscheiden? Unsere Darmschleimhaut ist jedoch der wichtigste Träger unseres Immunsystems. Die Oberfläche der Darmschleimhaut erstreckt sich etwa über die Größe eines Fußballfeldes!

- *Impfungen* schwächen das Immunsystem in besonderem Maße. Es ist hier nicht der Ort, auf die brisante Problematik der modernen Impfpraxis einzugehen. Der ehemalige Medizinalrat Dr. Buchwald beispielsweise hat mehrere Bände zu diesem Thema veröffentlicht und klar gezeigt, dass das Impfen mehr Schaden als Nutzen anrichtet. Dies hängt damit zusammen, dass Impfstoffe häufig Schwermetalle enthalten sowie tierische Verunreinigungen. Afrika ist der am besten »durchgeimpfte« Kontinent; dort ist die Immunschwäche auch am meisten verbreitet.

- *Elektrosmog, Mikrowellen* von Sendern und Öfen, *Radioaktivität*: Dies alles sind Energien und Informationen, mit denen der menschliche Organismus nichts anfangen kann, die ihn sogar schädigen. Dies ist nicht nur von der Radioaktivität bekannt, auch die beiden anderen Bereiche sind heute erforscht. Die Wahrheit wird jedoch verschleiert und zurückgehalten – aus wirtschaftlichem Profitinteresse. Besonders ungünstig für den Menschen ist der Wechselstrom mit seinen Feldern. Es gibt jedoch bereits ernst zu nehmende Bestrebungen, in den nächsten Jahrzehnten alles auf Gleichstrom umzustellen.

- *Schwermetallvergiftungen* besonders aus Zahnfüllungen (Amalgam, Palladium) aber auch aus der Luft und der Nahrung (Kadmium, Blei, Kupfer etc.): In Kapitel 4 wird darüber ausführlicher berichtet.

- *Umweltgifte* wie Holzschutzmittel, Formaldehyd, Benzol etc. richten erheblichen Schaden an, denn es handelt sich dabei um organische Verbindungen, die der Mensch zum Teil unbemerkt einatmet. Diese Stoffe schädigen besonders das Nervensystem und wirken auf diesem Umweg immunsuppressiv.

- *Unvorteilhafte Wohn- und Arbeitsplatzverhältnisse* (ein schlechtes »Feng-Shui«)* führen zu einer steten Energiedrainage und damit zur Schwächung des Organismus. Hierbei spielt der Energiefluss im Raum ebenso eine Rolle wie Erdstrahlen. Der Arzt Gerhard Orth hat in seinem Buch *Unheilbare Krankheiten* viele Fälle beschrieben, in denen Kreuzungen von Erdstrahlen zu Krebs und anderen Krankheiten führten. Besonders schädlich wirken diese Störfelder, wenn Ihr Schlafplatz davon betroffen ist. Es gibt seriöse Experten, die Ihnen helfen, einen störungsfreien Schlaf- oder Arbeitsplatz zu ermitteln.

- *Vitalstoffarme Nahrung* (Junkfood, Industrienahrung) trägt wesentlich zu einem schwachen Immunsystem bei. Dies habe ich an anderer Stelle bereits ausführlich erörtert.

- *Eine unnatürliche Lebensweise mit Überstimulation der Nerven und Drüsen* ist ein weiterer, wichtiger Faktor. Wir können davon ausgehen, dass unser Immunsystem unter natürlichen Lebensbedingungen am kräftigsten ist. Aufenthalte im Freien, an der frischen Luft und in der Sonne, am besten am Meer, im Hochgebirge, an Flüssen oder Seen oder auch im Wald sind besonders immunstärkend. Was aber machen wir: Wir sperren uns nicht selten für Tage oder Wochen überwiegend in geschlossene Gebäude ein und empfangen nicht genug der Lebenskraft (Prana oder Chi), die uns der Kosmos zur Verfügung stellt. Diese Energie und Information ist aber die wichtigste Nahrung für unser Immunsystem.

- *Der Befall des Darmes mit Candida albicans* und anderen Darmparasiten verschärft die Situation und findet sich bei den meisten Menschen mit einem schwachen Immunsystem. Beachten Sie in diesem Zusammenhang, dass die Verpilzung des Darmes in der Regel mit einer Schwermetallvergiftung und

---

* Zu dem Thema Feng-Shui, der alten chinesischen Lehre von der Kunst des Bauens und Wohnens, gibt es mittlerweile zahlreiche praktische Ratgeber.

Nahrungsmittel-Unverträglichkeiten einhergeht. Die Zusammenhänge wurden oben beschrieben, sind jedoch bei den Ärzten noch wenig bekannt.

- *Allergien und Nahrungsmittel-Unverträglichkeiten* und deren Missachtung halten den Organismus ständig auf Hochtouren, weil er versucht, vermeintliche Feinde abzuwehren. Das belastet und erschöpft den Körper.
- Bei Menschen mit einem besonders schwachen Immunsystem ist *ständiger Drogenmissbrauch* (auch Nikotin, Koffein, Alkohol, Medikamente etc.) die Regel. Als Beispiel seien die

Immunschwäche ist ein Zeichen von

- zu wenig Feuer (mangelnde Willenskraft, Verdauungskraft und Entgiftung)
- zu wenig Erde (mangelnde Abgrenzung, Verantwortung und Realitätssinn)
- zu wenig Wasser (mangelnde Lebens- und Regenerationskraft)
- aber zu viel Luft (Grenzenlosigkeit, Schleimhautaustrocknung, Auszehrung, nervliche Erschöpfung).

Stoffwechsel und Immunsystem

- brauchen die Information aus dem Sonnenlicht (entweder direkt oder über die lebenden Pflanzenzellen von Rohkost oder schonend gegarten Speisen)
- leiden unter Störungen der Gefühlswelt, unter Zynismus, Negativität, Neid, Eifersucht, Überheblichkeit, Stolz etc.
- werden gestärkt durch positives Denken, gelebtes Fühlen und bewusstes Handeln
- sind am stärksten, wenn sich Willen und Absicht der Seele durchsetzen, also wenn wir unser Potenzial leben!

besonders in nordamerikanischen Großstädten gängigen Designerdrogen genannt, die bei regelmäßigem Konsum das Immunsystem unterdrücken.

- Ein sehr bedeutender Punkt ist das, was ich hier »*unzweckmäßige Sexualpraktiken*« nennen möchte. Sie können sich sicherlich vorstellen, dass es nicht gesundheitsförderlich ist, wenn ein Mensch an einem Tag mit vielen verschiedenen Partnern sexuellen Kontakt hat. So etwas kommt jedoch durchaus vor! Hier entsteht ein Teufelskreis: Durch exzessive Vergeudung von Sexualenergie tritt Erschöpfung ein, der Mensch peitscht sich durch Drogen auf und »heilt« die auftretenden Infektionen durch immer höhere Gaben von Antibiotika.

8

Das richtige Timing

Die Natürliche Gesundheitslehre, die auf so berühmte Ärzte wie Graham, Tilden und Sheldon zurückgeht, hat herausgefunden, dass es zweckmäßig ist, folgenden Tageszyklus zu beachten, wenn Sie Wert darauf legen, abzunehmen und zu entschlacken:

Die Hauptzeit der inneren Körperreinigung und Ausscheidung von nicht mehr benötigten Stoffen *ist die Zeit zwischen 4 Uhr früh und 12 Uhr mittags.* Damit der Körper genug Energie und Kapazität hat, möglichst viel zu entsäuern und zu entgiften, sollten Sie in dieser Zeit möglichst wenig essen, damit die Energie nicht zur Verdauung verbraucht wird. Sie sollten in dieser Zeit entweder sehr viel reines, möglichst mineralarmes, kohlensäurefreies Wasser trinken oder verdünnte Obst- und Gemüsesäfte. Auch können Sie frisches, reifes, nicht zu süßes Obst essen, das viel Wasser zur inneren Reinigung enthält. Die mitgelieferten Enzyme unterstützen den Vorgang ebenso wie die basischen Mineralien. Besonders wirksam sind hierbei Ananas, Mango und Papaya.

Die Zeit zwischen 12 Uhr mittags und 20 Uhr abends ist optimal zur Nahrungsaufnahme und Verdauung in Magen und Dünndarm geeignet. Das Maximum der Gallensekretion liegt zwischen 14 und 15 Uhr, der Magen verdaut mittags besser als abends. Die Verdauungskraft ist zwar am Vormittag bereits ebenso gut wie mittags, sollte dann aber für Reinigungszwecke reserviert bleiben. Dies gilt für die Zeit Ihrer Reinigungskur. Ob Sie dies danach weiterhin beachten möchten, müssen Sie selbst herausfinden. Vormittags zu fasten ist nicht für jeden Typ geeignet, Lufttypen zum Beispiel haben damit zuweilen Probleme.

Von 20 Uhr abends bis 4 Uhr früh erfolgt bevorzugt Verdauung und Nährstoffaufnahme vom Darm in den Blutkreislauf: Das Maximum der Fettaufnahme ist um 2 Uhr, das Maximum der Glykogenspeicherung in der Leber erfolgt um 3 Uhr nachts. In dieser Zeit sollten Sie am besten nichts mehr essen, es sei denn ausnahmsweise, wenn Sie sich mit Freunden treffen. Ideal wäre es, wenn das Abendessen schon um 18 Uhr stattfindet.

9

Das natürlichste
Reinigungsmittel – Trinkwasser

Der erwachsene Mensch besteht zu rund zwei Dritteln aus Wasser – Babys haben einen höheren, Greise einen niedrigeren Anteil. Da der Mensch über Schwitzen, Urin und Stuhl täglich sehr viel Wasser abgibt, muss er dieses ständig wieder durch Trinken ersetzen. Dieses Trinkwasser im menschlichen Körper dient für vielfache Zwecke. Es ist Transportmittel, Speichermedium, Verdünnungs- und Kühlmittel und nicht zuletzt Reinigungsmittel. Wasser, und zwar möglichst reines Wasser, ist das beste Reinigungsmittel, das Sie sich vorstellen können. In dieser Funktion ist Trinkwasser durch nichts zu ersetzen – schon gar nicht durch Kaffee oder Tee oder Milch oder andere Flüssigkeiten. Wenn der Arzt Ihnen bei Grippe rät, Sie sollten jetzt, da Sie Fieber haben, viel Flüssigkeit zu sich nehmen, dann ist das im Grunde genommen falsch formuliert. Er müsste sagen: »Jetzt müssen Sie viel reines Wasser trinken!« Denn nur reines Wasser hat seinen vollen Reinigungseffekt. Oder würden Sie etwa Ihr Auto mit Meerwasser waschen? Haben Sie schon einmal beobachtet, welche Flecken bleiben, wenn Sie Ihre Badezimmerarmaturen allein mit normalem harten Leitungswasser säubern? Lesen Sie zu diesem Thema das Buch *Wasser, die gesunde Lösung* des persischen Arztes Dr. Batmanghelidj!

Trinkwasser dient nicht zur Versorgung des Körpers mit den darin gelösten Mineralien. Sie brauchen das nur einmal durchzurechnen: Der Prozentanteil an Mineralien, den Sie über Trinkwasser in den Körper bekommen, ist so minimal, dass er im Verhältnis zu den Mineralien, die Sie über die feste Nahrung zu sich nehmen, überhaupt nicht ins Gewicht fällt. Deswegen ist die Werbung mit den angeblich so guten und kraftspendenden Mineralien, die im Mineralwasser enthalten sind, Unsinn. Lediglich ausgesprochene Heilwässer mit besonderen Mineralienzusammensetzungen können sinnvoll sein, solange man sie nur für therapeutische Zwecke kurzfristig trinkt. Selbstverständlich lösen alle Stoffe, die in Trinkwasser enthalten sind, Prozesse im Körper aus. Die Frage ist nur, inwieweit diese Prozesse auch wirklich erwünscht sind.

Viele Untersuchungen haben eindeutig gezeigt, dass hartes Trinkwasser für den Körper auf Dauer ausgesprochen schädlich ist. Dabei könnte man meinen: »Wunderbar, ich bekomme über hartes Trinkwasser viel Kalzium, und das kann ich dann gegen meine Übersäuerung verwenden.« Aber leider weit gefehlt! Das Kalzium des Trinkwassers setzt sich im Körper an verschiedenen unerwünschten Stellen ab. Es gibt in Gebieten mit sehr hartem Trinkwasser, wie zum Beispiel in Franken, nicht weniger Übersäuerte. Hartes Wasser führt paradoxerweise zu dem Zustand, dass Sie einerseits völlig verhärtet und verkalkt sind und zugleich übersäuert.

Trinkwasser sollte möglichst rein und sauber sein, frei von anorganischen und organischen Verunreinigungen – nicht nur von den Mineralien, die das Wasser aus der Tiefe der Brunnen mitbringt, sondern selbstverständlich auch frei von Nitraten, Pestiziden und anderen organischen Verbindungen, die durch unsere moderne Zivilisation in das Wasser geraten. Grenzwerte sind hier im Grunde irreführend, denn auch kleine Mengen von schädlichen Stoffen sind schädlich. Sie summieren sich, und in ihrem Zusammenwirken können sie sogar noch schlimmer sein, als man an den »harmlosen« Grenzwerten jemals erkennen könnte.

Sie wissen selbst, wie angenehm weiches Wasser ist, wenn man sich die Hände wäscht, und genauso angenehm ist möglichst weiches Wasser auch für das Innere des Körpers. Die Menschen haben in ihrer langen Entwicklungsgeschichte auch hauptsächlich solches weiches Wasser getrunken. Dass wir Wasser aus großen Tiefen emporholen – Wasser, das über Jahre hinweg durch die Gesteinsschichten sickerte und größere Mengen an Mineralien lösen konnte – diese Praxis ist ja noch relativ jung. Bisher hat der Mensch hauptsächlich von Oberflächenwasser und Regenwasser gelebt. Dieses Oberflächenwasser, das beispielsweise im oberen Teil eines Hanges in einer Wiese oder in einem Wald versickert und das am Ende des Hanges in Form einer Quelle wieder herauskommt, ist in der Regel sehr weich, selbst in Kalkgebieten. Die Härte des Wassers ergibt sich erst dadurch, dass das Wasser langfristig durch viele Gesteinsschichten sickert. Die dabei gelösten Mineralien sind im Körper nicht erwünscht, sie tragen nicht bei zum Aufbau unserer Zellen. Sie werden auch nicht in den Zellen eingebaut, denn diese Mineralien haben nicht die richtige Schwingung, das heißt, sie kommen nicht mit der richtigen Information an. Wenn Sie sich Mineralien zuführen möchten, dann sind Sie darauf angewiesen, Mineralien aus Obst und Gemüse aufzunehmen.

Die anorganischen Mineralien aus dem Trinkwasser stammen aus rein anorganischer Umgebung, zum Beispiel auch aus Steinsalz oder aus Kalkgestein. Es sind Salze von anorganischen Säuren. Im Gegensatz dazu spricht man von so genannten »organischen Mineralien«. Diese erreichen den Körper in Zusammenhang mit pflanzlichen, organischen Zellen und deshalb mit zahlreichen anderen Verbindungen und Informationen aus der lebenden Zelle. Das ist Ihre optimale Versorgung mit Mineralien. Diese Mineralien besitzen sozusagen den richtigen Schlüssel, um sich an den notwendigen Stellen im Körper den Einlass zu ermöglichen. Solche organischen Mineralien sind natürlich streng genommen anorganisch, aber sie enthalten die richtige Information, die der Körper aufnehmen kann. Sie können richtig verdaut und in die Zelle eingebaut werden. Dabei tritt ein Synergieeffekt ein, der die Verwertung der betreffenden Mineralien für uns drastisch erhöht: Sie liegen energetisch gesehen nahe dem Schwingungsbereich des Körpers und können deshalb richtig verwertet werden. Ähnlich gut verwertbar sind Mineralien in Chelatbindung; das sind ebenfalls organische Säuren, die hier mit den anorganischen Mineralien eine Verbindung eingehen. Daraus ergibt sich die Forderung, dass Nahrungsergänzungsmittel immer ganzheitliche Pflanzenpräparate sein müssen, damit sie im Körper optimal verwertet werden können: Der Körper muss sie sozusagen als ein Lebensmittel empfinden können.

Auch die Naturwissenschaftler werden – hoffentlich bald – zu der Erkenntnis gelangen, dass in dieser Welt nicht alles nur materiell zu betrachten ist. Es gibt höhere Ebenen, es gibt die feinstoffliche Ebene und höhere Schwingungen, es gibt Informationen, die einem Stoff anhaften können, ohne dass man dies mit den heutigen Messmethoden physikalisch oder chemisch messen kann. Das bedeutet aber nicht, dass diese Ebenen nicht existieren. Die Wissenschaftlerelite weiß das längst. Viele Forscher trauen sich jedoch nicht, dies auch zuzugeben, weil sie Angst haben, ihre Autorität könnte darunter leiden.

Wasser ist dafür ein besonders gutes Beispiel, und gerade auf dem Gebiet der Wasserchemie und der Untersuchung des Wassers haben die Physiker ihre Grenzen in den letzten Jahrzehnten sehr stark erweitern müssen. Wasser ist nämlich ein hervorragender Informationsträger. Man spricht in diesem Zusammenhang von strukturiertem Wasser; in der Struktur des Wassers sind diese Informationen enthalten. Das Wasser verdankt seine Struktur dem Aufbau aus Dipolmolekülen, das heißt, ein Sauerstoffatom ist mit zwei Wasserstoffatomen verbunden, und diese beiden sind nicht auf einer geraden Linie angeordnet, sondern bilden einen

Winkel von 107°. Diese Anordnung führt dazu, dass die Wassermoleküle, die H_2O-Moleküle, auf der Sauerstoffseite eher negativ und auf der Wasserstoffseite eher positiv geladen sind, sodass eine Tendenz besteht, dass sich mehrere dieser Moleküle aneinander lagern und dadurch hochkomplexe, kolloidale Strukturen bilden, die man Cluster nennt. Die Art und Weise, wie diese Cluster aufgebaut sind, enthält unterschiedliche Informationen. Wasser hat also ein Gedächtnis. Deshalb lassen sich im Wasser Informationen einschwingen und speichern. Besonders wertvoll ist natürlich strukturiertes Wasser in lebenden Pflanzenzellen. Deshalb sollten Sie für Ihre innere Reinigung und für die ausreichende Versorgung mit Information möglichst viel frisches Obst und Gemüse zu sich nehmen.

Sehr interessant ist nun, wie Untersuchungen des Bolzmann-Institutes in Wien ergeben haben, dass die Informationen in Trinkwasser, selbst nach Destillation, zumindest teilweise noch erhalten sind. Aber vor allem bleiben diese Informationen durch allerlei Filtersysteme erhalten, die zur Wasserreinigung heute auf dem Markt angeboten werden.

Welches Wasser eignet sich nun am besten zur Entgiftung?
Die Vertreter der natürlichen Gesundheitslehre, besonders bekannt geworden in den Büchern *Fit for Life*, Teil I und II, schwören auf destilliertes oder durch Umkehrosmose völlig entmineralisiertes Wasser, wie es in der Natur als Regenwasser oder Tau vorkommt. Viele von uns haben jedoch in der Schule im Chemieunterricht gelernt, dass man destilliertes Wasser nicht trinken sollte, weil es den Körper entmineralisiert und deshalb schädigt. Das ist nicht richtig. Destilliertes Wasser nimmt nämlich aus dem Körper nur die Mineralien mit, die in Form von toter Materie als Schlacken im Bindegewebe leicht zu lösen sind, und das ist ja genau das, was wir erreichen wollen! Die anderen Mineralien, die in Organen, Muskeln und Knochen etc. in den lebenden Zellen

eingebunden sind, entfernt das destillierte Wasser nicht, sie sind schwerer zu erreichen. Mineralarmes oder entmineralisiertes Wasser, besonders das destillierte Wasser, hat eine extreme Tendenz, Verschmutzungen im menschlichen Körper aufzunehmen und abzutransportieren. Deshalb setzen bei vielen Menschen schon allein durch Trinken von destilliertem oder Umkehrosmosewasser starke Entgiftungserscheinungen im Körper ein, die sie nicht selten als eine Vergiftung durch das destillierte Wasser deuten. Ich denke, dass auf diese Weise das Märchen entstanden ist, dass destilliertes Wasser giftig sei. Manche führen an, dass destilliertes Wasser in Form von Osmoseprozessen Zellen im Körper platzen lässt. Auch das ist unzutreffend, es sei denn, Sie würden sich das Wasser in größeren Mengen intravenös spritzen.

Sie können natürlich auch auf Mineralwässer zurückgreifen, die extrem arm an Mineralien sind, wie beispielsweise »Volvic«, »Haderheck« oder »Spa« oder ein ähnliches extrem mineralarmes, weiches, kohlensäurefreies Wasser. Destilliertes Wasser für Batterien und Bügeleisen dürfen Sie jedoch nicht verwenden, denn es kann erstens Schadstoffe enthalten, zweitens wird es selten unter hygienischen Gesichtspunken abgefüllt, und drittens handelt es sich häufig nicht um destilliertes Wasser, sondern nur um Wasser, aus dem durch Ionenaustauscher diejenigen Mineralien entfernt wurden, die in der Batterie oder im Bügeleisen zu Verkalkungen und anderen Ablagerungen führen könnten. Wenn Sie sich das Schleppen von Flaschen auf Dauer ersparen wollen, kaufen Sie sich ein Destillier- oder Umkehrosmosegerät, mit dem Sie Ihr eigenes Trinkwasser herstellen. Ich empfehle dies besonders für Gegenden, in denen das Leitungswasser hart bis sehr hart, gechlort oder mit Nitrat oder anderen organischen Verbindungen verunreinigt ist, was oft der Fall zu sein pflegt. Ein Muss sind solche Geräte in Gebieten, in denen das Trinkwasser fluoridiert ist. Fluor ist sehr schädlich. In betroffenen amerikanischen Großstädten hat sich die Krebsrate um 20 Prozent erhöht. Auch für die Zähne bringt Fluor nichts – es schadet nur dem Organismus.

Wenn Sie sich kundig machen wollen, lesen Sie am besten das Buch *Trink Wasser! Ernähre Dich bewusst* von Heininger. Ich habe seit über acht Jahren sehr gute Erfahrungen mit destilliertem Wasser als täglichem Trinkwasser gemacht, auch für Tees, Suppen und Soßen etc. Die Ablehnung dieses Wassers als »tot« umgehe ich, indem ich das Wasser in Glasflaschen abfülle und einen halben Tag lang an die Sonne oder doch mindestens ins Licht im Freien stelle. Es wird dann durch die Information der Sonne, der Quelle allen Lebens, und durch die kosmische Strahlung belebt. Im Übrigen wäre eine solche Belebung für Wasser aus Umkehrosmosegeräten, aus Filtern, aus der Leitung und für Mineralwasser aus Flaschen ebenfalls nötig, denn auch diese Wässer leben nicht mehr. Sie können die Flaschen alternativ auch auf eine Tachyonenscheibe oder ein anderes belebendes Mittel stellen.

Wenn Sie in einer Gegend wohnen, in der das Trinkwasser zwar nicht hart, aber doch durch Nitrat und/oder Kohlenwasserstoffe verunreinigt ist, dann genügt in vielen Fällen ein Kohlefilterblock, wie sie Firmen speziell für die Trinkwasserzubereitung empfehlen. Die Firma »Lifelight« und auch verschiedene andere Firmen haben ein entsprechendes Filtersystem im Angebot.

Wenn es Ihnen eher darum geht, das Wasser zu beleben, könnten Sie sich einen so genannten Vitavortex-Wasserwirbler anschaffen, der ebenfalls von der Firma »Lifelight« vertrieben wird. Der Wirbulator wird an den Wasserhahn fest angeschlossen. Durch die extrem schnelle Verwirbelung wird hier eine klare Struktur in die durch kilometerlange Wasserleitungen beeinträchtigte Clusterstruktur des Wassers gebracht, wie Doris Ehrenberger und Rüdiger Dahlke in ihrem Buch *Wege der Reinigung* schreiben. Der Wirbel selbst ist eine Urenergieform, der überall im Mikrokosmos und Makrokosmos vorkommt, in der

DNS und in den Chakren unseres Körpers genauso wie in unserer Milchstraße. Selbst das Blut in unseren Adern fließt in Wirbelform. Durch die erzielte Rechtsdrehung ist das Wasser fähig, im Körper schädliche Stoffe besser zu binden und hinaus zu befördern. Durch die Verwirbelung kommt es auch zu einer Löschung von Schadstoffinformationen im Wasser.

Dies ist besonders wichtig, wenn Sie in Gegenden wohnen, in denen das Wasser mehrmals verwendet wird. Beispielsweise ist bekannt, dass das Wasser im Ruhrgebiet, nachdem es getrunken und verwendet wurde, in den Kläranlagen wieder gereinigt, anschließend wieder in die Tiefe gepumpt wird, von wo es bald darauf wieder neu entnommen und erneut in das Leitungsnetz eingespeist wird. Dieser Vorgang wiederholt sich mehrfach, sodass das Wasser, selbst wenn es rein chemisch, physikalisch und biologisch unbedenklich wäre, und selbst wenn Sie es destilliert und durch Umkehrosmose gereinigt hätten, immer noch ungünstige Informationen enthält, die Sie gesundheitlich belasten können. Wasserbelebung ist auch nach anderen Systemen möglich, zum Beispiel durch die Systeme von Grander oder von Plocher.

10

Entsäuern durch Säfte und Tees

Wenn es sich speziell um Entsäuerung dreht, reicht in der Regel reines Wasser nicht aus. Am natürlichsten und sichersten entsäuern Sie mit verdünnten bis stark verdünnten *frisch gepressten Gemüsesäften*. Diese Gemüsesäfte haben den großen Vorteil, dass sie basische Mineralien in Hülle und Fülle enthalten und zugleich auch die Information der lebenden Zelle, die es diesen Mineralien im Körper erlaubt, segensreich zu wirken. Aber bitte verdünnen Sie diese Gemüsesäfte, es kommt ja nicht in erster Linie darauf an, dass Sie sich versorgen, sondern das Wasser muss noch genügend Freiraum haben, um die Schlacken aus Ihrem Körper aufnehmen zu können. Auf der anderen Seite ist es eben gut, dass das Wasser, das Sie trinken, basisch ist, also basische Mineralien enthält, weil dies, wie oben erklärt, die Ausscheidung von Säuren ganz erheblich fördert. Zur Erinnerung: Säuren werden in erster Linie in neutralisierter Form vom menschlichen Körper ausgeschieden. Zur Neutralisierung brauchen Sie die basischen Mineralien, die in Gemüse reichlich enthalten sind.

Sehr gut sind auch die *grünen Getränke*, die Sie folgendermaßen herstellen: Sie gehen in Ihren Garten oder auf eine vorzugsweise nicht gejauchte Wiese oder an einen Waldrand, in einen Park etc. und sammeln eine Hand voll Wildkräuter: Löwenzahn, Brennnessel, Spitzwegerich usw. (vgl. Kapitel 17). Diese Kräuter geben Sie dann in einen Mixer zusammen mit reinem Wasser. Das

Ganze mixen Sie kräftig durch und seihen dann ab. Das entstandene grüne Getränk ist wertvoll an basischen Inhaltsstoffen und sehr hilfreich bei der Entsäuerung. Wenn Sie sich diese Arbeit sparen möchten, können Sie auch zum Beispiel Kamutgraspulver in Wasser auflösen und trinken, wie dies in Kapitel 17 beschrieben wird.

Wenn Sie an frisch gepresste Gemüsesäfte nicht herankommen können, greifen Sie am besten auf *milchsaure Gemüsesäfte* aus dem Reformhaus oder dem Naturkostladen zurück. Selbstverständlich sind aber frisch gepresste Säfte immer am allerbesten. In diesem Zusammenhang möchte ich Sie besonders darauf hinweisen, dass es leider nicht damit getan ist, eine der billigen Saftzentrifugen zu kaufen, die man in Haushaltswaren- und Elektrogeschäften erhält. Diese Geräte zerstören oder schädigen die komplizierten Moleküle der Vitamine und Enzyme durch die hohen Fliehkräfte am Rande der Zentrifuge. Säfte aus solchen Zentrifugen sind nachweislich nicht mehr zu Heilzwecken verwendbar. Beispielsweise werden ja in der Gerson-Therapie Obst- und Gemüsesäfte in großem Umfang verwendet, und die Menschen werden mit Hilfe dieser Säfte und anderen Maßnahmen häufig sehr erfolgreich von ihrem Krebs geheilt. Als man dann vor längerer Zeit das mühsame Auspressen von Hand oder mit Hilfe von sehr großen teuren Geräten durch die Zentrifuge ersetzte, blieben die Heilerfolge aus. Als dann Physiker nähere Untersuchungen anstellten, fanden sie heraus, dass Vitamine und Enzyme nicht mehr in einer für den Körper segensreichen Form vorlagen. Wenn Sie also Gemüse- und Obstsäfte selbst herstellen möchten, die wirklich gut sind, also das gesamte Spektrum der Information aus der lebenden Pflanze enthalten und Vitamine, Enzyme und Mineralien in einer Form besitzen, wie sie in der Natur vorkommen, mit den natürlichen Informationen und der natürlichen Schwingung, dann bleibt Ihnen nichts anderes übrig, als sich einen Entsafter zu kaufen, der zerkleinert und presst und nicht zentrifugiert. Es sind für diese Zwecke drei Modelle auf dem deutschen Markt, einer heißt »Succo«, der zweite »Champion« und der dritte »Green Life«. Diese Entsafter liegen allerdings in der Preisklasse von 700,– bis 1000,– DM.

Auch die milchsauren Gemüsesäfte aus dem Reformhaus, die Sie verwenden können, weil sie im Körper basisch verstoffwechselt werden, sollten Sie für Entsäuerungszwecke stark verdünnen, das heißt bis zu einem Teil Saft auf fünf Teile Wasser. Diese verdünnten Säfte sollten auf leeren Magen langsam getrunken und gut eingespeichelt werden. Obstsäfte sind wegen ihres Säuregehalts für übersäuerte Menschen ungeeignet. Schließlich müssen Sie die Obstsäure ja erst neutralisieren, bevor Sie sie zerlegen, bis am Ende Kohlensäure herauskommt, die Sie abatmen können. Und wenn Sie keine Basenreserven mehr haben, dann fällt es dem Körper äußerst schwer, diese Säuren zu neutralisieren. Er wird an allen Ecken und Enden noch basische Mineralien zusammenkratzen, und schließlich entwickeln Sie dann Osteoporose, damit der Körper diese Säuren wieder loswird. Zum Entsäuern sind Obst und Obstsäfte nicht geeignet, auch wenn gesunde Menschen Obst, ja sogar reif geerntete Zitronen, basisch verstoffwechseln. Völlig ungeeignet – das möchte ich ausdrücklich betonen – sind Obstsäfte aus Flaschen, in denen die Säfte bereits erhitzt wurden, also ganz normale Obstsäfte, nicht milchsauer vergorene, wie oben genannt. Der beliebte Orangensaft beispielsweise ist immer säurebildend – Sie tun sich damit nichts Gutes!

Was dagegen bei der Entsäuerung optimal eingesetzt werden kann, sind bittere Kräuter. Im Ayurveda sagt man mit Recht »bitter ist besser«. Und zwar deshalb, weil die bittere Geschmacksrichtung immer dann auftritt, wenn basische Mineralien überwiegen. Alle Pflanzenteile, die bitter schmecken, enthalten zuhauf basische Mineralien. Diese basischen Mineralien kommen in den bitteren Kräutern mit sehr hilfreichen organischen Verbindungen vor, die Ihnen beim Entsäuern und Entschlacken zusätzlich helfen. Deswegen ist ja traditionsgemäß auch beim Arzt die »bittere Medizin« zu holen. Leider hat die bittere Geschmacksrichtung einen unangenehmen Beigeschmack für viele von uns, weil wir sie immer mit Krankheit verbinden. In Wirklichkeit ist die bittere Geschmacksrichtung eigentlich eher mit Gesundheit verbunden. Denn wenn Sie viele bittere Kräuter zu sich nehmen, dann können Sie davon ausgehen, dass Sie reichlich basische Mineralien in den Körper bekommen und zwar in der optimalen verwertbaren Form. In Kapitel 17 sind viele dieser Kräuter genannt.

Entsäuerungsmittel

- Am natürlichsten und sichersten entsäuert man mit verdünnten, frisch gepressten Gemüsesäften.
- Milchsaure Gemüsesäfte aus Reformhaus oder Naturkostladen sind – als zweite Wahl – ebenfalls geeignet.
- Diese Säfte verdünnen (bis 1 Tl. Saft auf 5 Tl. Wasser), auf leeren Magen langsam trinken, gut einspeicheln!
- Obstsäfte sind wegen ihres Säuregehalts für übersäuerte Menschen ungeeignet.
- Obstsäfte aus Flaschen (erhitzt!) sind immer säurebildend, besonders Orangensaft!
- Bittere Kräuter sind immer basisch und sehr gut; auch als »grünes Getränk« zu empfehlen.
- Yogitee, Ingwertee und alle Kräutertees am besten dünn und viel trinken.
- »Seva-BioCell«, »Seva-pH«
- Basenpulver (»Alkala«, »Rebasit« u. a.) nur in Notfällen zu empfehlen und nur für 3 bis 4 Wochen (Steingefahr!) einnehmen.
- Ayurvedaöle (nach Typ ausgewählt) für Massagen zur direkten Entsäuerung über die Haut.

Des Weiteren gibt es eine Reihe Tees, die Ihnen bei Ihrer Entschlackung und Entsäuerung Hilfestellung leisten. Allen voran möchte ich den *Ingwertee* erwähnen, den Sie selbst aus frischen Ingwerwurzeln herstellen. Sie reiben frische Ingwerwurzeln und gießen dann heißes Wasser darüber, in der Temperatur, in der Sie diesen Ingwertee trinken möchten. Sie nehmen so viel frisch geriebenen Ingwer, wie Sie gut vertragen können. Natürlich ist Ingwer scharf, aber gleichzeitig extrem basisch, reinigt Ihre Verdauungsorgane, entsäuert, wärmt und stabilisiert den Blutdruck. Ingwer hat alle Eigenschaften von Knoblauch – außer dessen penetrantem Geruch.

Ähnlich wie Ingwertee wirkt der im Handel erhältliche *Yogitee*, ein indischer Gewürztee, der außer Ingwer noch eine Reihe anderer aromatischer und scharfer Kräuter und Gewürze enthält, die Ihre Entschlackung und Entgiftung und Verdauung ernorm anregen. Am besten ist es, wie bei allen Kräutertees, wenn Sie diesen Tee nur recht dünn aufbereiten, dafür aber viel davon trinken.

Darüber hinaus gibt es eine ganze Reihe von Produkten, mit deren Hilfe Sie Ihren Säure-Basen-Haushalt verbessern können, indem Sie sich mühelos basische Mineralien zuführen. Das beste Mittel in dieser Reihe wäre das so genannte »Seva-BioCell« und das »Seva-pH«. Früher hieß das erste Produkt »Sevazym« und war noch früher unter dem Namen »Allen« im Handel. Der Erfinder stammt aus Südamerika. Es ist ein Produkt, in dem man angekeimtes Getreide getrocknet und vermahlen hat, sodass Sie hier basische Mineralien, wertvolle Eiweiße und Spurenelemente in einer hervorragend verwertbaren Form bekommen. »Seva-pH« ist speziell zum Entsäuern geeignet, »Seva-BioCell« versorgt zugleich.

Natürlich können Sie auch auf *Basenpulver* zurückgreifen, wie Sie es in der Apotheke bekommen, wobei ich besonders »Rebasit« hervorheben möchte, weil hier die Mineralien auf Zitronensäurebasis vorliegen, also organisch gebunden sind, und deswegen vom Körper besser aufgenommen werden. Basenpulver sollten Sie aber nur für einige Wochen einnehmen, für ausgesprochene Entsäuerungskuren, zum Beispiel zur Entsäuerung vor einer Darmreinigung oder in extremen Notfällen. Es ist Ihnen sicher auch bekannt, dass man nach einer durchzechten Nacht morgens, wenn man mit einem dicken Kopf aufwacht, zu den berühmten »Bullrichsalz«-Tabletten greift. Das ist nichts anderes als Basenpulver, es ist Natriumbicarbonat, Backsoda, mit dem Sie Ihrem Körper einen Basenschub geben, wodurch die Säuren, die Sie sich durch den Stress des Alkohols, der schlechten Luft und des langen Aufbleibens eingeheimst haben, wieder abführen. Basenpulver sind also für Notfälle und für kurze Kuranwendungen geeignet, aber auf gar keinen Fall für die ständige Anwendung. Wenn Sie nämlich Ihren Urin-pH-Wert zeitlebens auf basisch trimmen, dann ist die Wahrscheinlichkeit groß, dass sich in Niere oder Blase Steine bilden. Es gibt Steine, die lösen sich nur in saurem Milieu, andere nur im basischen Milieu. Beides ist also auf Dauer nötig.

Die Verwendung von »Rebasit« können Sie nach Königs folgendermaßen steuern: Vor der Einnahme von »Rebasit« sollten Sie drei Tage lang den pH-Wert Ihres Urins messen. Halten Sie dazu den Teststreifen einfach in den Strahl, und vergleichen Sie dann die Farbe mit der Skala auf der Packung. Tragen Sie die Werte nach Zeit und pH-Wert in eine Tabelle wie eine Fieberkurve ein. Notieren Sie auch, was Sie gegessen haben und Ihre eventuellen Symptome. Ab dem vierten Tag können Sie ein- bis dreimal täglich »Rebasit« einnehmen. Die pH-Werte des Urins notieren Sie bitte weiterhin. Wenn der Urin morgens sauer und den Rest des Tages über basisch ist, kann die Dosierung gleich bleiben oder leicht gesteigert werden. Wenn der Urin ständig basisch ist, sollten sie weniger »Rebasit« nehmen, bis sich der Wert am Morgen wieder dem sauren Bereich nähert.

11

Innere Reinigung durch
Fasten und Pancha Karma

Idealisten unter den Ärzten nennen das Fasten den Königsweg der Medizin. Dies deutet darauf hin, dass Fasten die Ursachen vieler Krankheiten angeht, nämlich die in diesem Buch schon so häufig genannten Ablagerungen im Körper, von denen sich viele durch Fasten entfernen lassen. Welche Wirkungen hat Fasten im Einzelnen? Da man während des Fastens außer Wasser keine Nahrung zu sich nimmt und der Körper dementsprechend nichts zu verdauen hat, kann er sich ganz auf den »Hausputz« konzentrieren. Das heißt, er wird versuchen, all die Dinge auszuscheiden, die er vorher nicht loswerden konnte, weil er immer nur mit dem Allernötigsten, nämlich mit der Verdauung der Speisen beschäftigt war. Auf diese Weise erfolgt eine Gewichtsabnahme durch Ausscheiden der genannten Schlacken, aber auch von Speichereiweiß und vor allem von überflüssigem Wasser und Kotresten aus dem Darm. Deswegen wäre es wünschenswert, eine Fastenkur mit einer Darmreinigung zu verbinden.

Hier die wichtigsten Punkte zum Thema Fasten:

1. Zum Verständnis des hohen Wirkungsgrades des Fastens erinnere ich Sie an eine Tatsache, die ich eingangs bereits erwähnte. Die Verdauung ist Energieverbraucher Nummer eins im menschlichen Körper. Folglich steht Ihnen während der Fastenkur die davor durch die Nahrung aufgenommene, *gespeicherte Energie*

uneingeschränkt zur Verfügung und wird nicht – wie sonst – zum Teil wieder für die Verdauung verbraucht. Lediglich die Entgiftungs-, Entschlackungs- und Reinigungsprozesse verbrauchen einen Teil der Energie.

2. In diesem Zusammenhang möchte ich nochmals daran erinnern, dass Wissenschaftler durch Energiebilanzen am Menschen herausgefunden haben, dass wir nur 20 Prozent der Energie, die wir täglich verbrauchen, durch die Nahrung aufnehmen. Die restlichen 80 Prozent erhalten wir direkt vom Kosmos, direkt von der Sonne, das ist das, was wir als *Chi* oder *Prana* kennen. Wenn Sie fasten, dann haben Sie wirklich mehr Energie zur Verfügung, weil Sie von diesen 80 Prozent, die durch den Kosmos kommen, nichts verwenden müssen, um Ihre Speisen zu verdauen. Fasten nährt aber auch insofern, als Sie durch die innere Reinigung reicher werden an Widerstandskraft gegen Krankheiten.

3. Das Fasten kann insofern nährend wirken, als Sie hinterher an Ihrem Essen, aber auch an vielen anderen sinnlichen Erfahrungen viel mehr Genuss erleben. Weiterhin führt das Fasten dazu, dass Sie *mehr Freude im Leben spüren*, denn Sie sind einfach von vielem befreit, das Sie bisher belastet hat. Ich darf Sie noch einmal daran erinnern, dass jede Schlacke, jede Ablagerung im Körper ihr emotionales Gegenstück hat. Also es gibt keine Ablagerung, die an einer bestimmten Stelle liegt, die nicht mit einer Tätigkeit, mit einer Konditionierung, mit einem Schmerz, mit irgendeiner Art von emotionaler Befindlichkeit zu tun hätte. Wenn Sie nun diese Schlacken lösen und die dabei hochkommenden emotionalen Probleme bearbeiten, dann fühlen Sie sich ganz einfach leichter. Das Leben ist wieder erfreulicher, macht mehr Spaß und gibt Ihnen wirklich mehr Freude. Diese Freude wiederum kräftigt das Immunsystem. Ich kann Ihnen aus eigener Erfahrung

sagen, dass Sie durch solche Entschlackungs-, Reinigungs- und Fastenkuren wirklich ein gutes Stück vorankommen.

4. Es ist sehr interessant zu beobachten, dass man während der Fastenkuren immer einen besonders leichten *Zugang zu höheren Bereichen* hat. Viele Menschen berichten, dass sich während des Fastens ihre Meditationserfahrungen vertiefen und dass sie Zugang zu Bereichen finden, von deren Existenz sie vorher nur aus Büchern wussten. Fastenkuren sind häufig begleitet von tiefen spirituellen Erlebnissen.

5. Durch all diese Dinge erhalten Sie nach der Fastenkur mehr *Mut zu Änderungen* Ihres Lebens. Eine Fasten- und Reinigungskur ist ja nicht eine Sache, die man nur macht, um das wieder einmal hinter sich gebracht zu haben, sondern man möchte damit den Körper in einen besseren Zustand versetzen und auch die Psyche so ermutigen, dass gute Voraussetzungen für eine Lebensumstellung und natürlich auch für eine Ernährungsumstellung gegeben sind. Auch die natürliche Gesundheitslehre betont immer wieder, dass eine Ernährungsumstellung in der Regel erst dann wirklich möglich ist, wenn Sie sich vorher gründlich gereinigt und entschlackt haben. Dabei spielen Fastenkuren immer eine bedeutsame Rolle.

6. Das Fasten wirkt nährend, weil es die *Eigenverantwortlichkeit* fördert und in Ihnen mehr Vertrauen wachsen lässt. Das ist ein Gewinn, der nicht mit Gold aufzuwiegen ist. Denn so werden Sie innerlich frei, sodass Sie den Einflüssen Ihrer Umwelt, den Verlockungen der Werbung und den Drohungen der Politiker nicht mehr schutzlos ausgesetzt sind.

Da in diesem Buch kein Platz ist für eine ausführliche Anleitung zum Fasten, möchte ich Sie auf die zahlreichen Bücher zu diesem

Thema verweisen, beispielsweise *Bewusst fasten* von Rüdiger Dahlke oder *Fasten und Essen* von Ursula Schubert und Franz Neutzler.

In den letzten Jahren wurden zur Entschlackung *Pancha-Karma-Kuren* bekannt und beliebt. Eine Pancha-Karma-Kur ist eine innere Reinigungskur aus dem Ayurveda, der indischen Lehre vom Leben. Sie dauert mindestens drei, besser mehr Wochen und kann bei uns in Europa ebenso durchgeführt werden wie auf dem indischen Subkontinent oder in Sri Lanka.

Pancha Karma bedeutet »fünf Tätigkeiten«. Diese fünf Tätigkeiten sind:

1. Abführen (Virechan) mit Sennesblättern und Rizinusöl, überwiegend bei Pitta-Störungen*
2. Einläufe (Basti) mit medikamentiertem Sesamöl oder Heilpflanzendekokt, zur Reduzierung von Vata
3. Einführung von Arzneien in die Nase (Nasya), bei Störungen im Kopfbereich für alle drei Doshas (s. Kapitel 6)
4. Blutentzug (Raka Moksha) bei Pitta-Störungen des Blutes:
   – Aderlass (z. B. bei Psoriasis)
   – blutiges Schröpfen
   – Blutegeltherapie (z. B. bei Ekzemen)
5. Erbrechen (Vaman) bei Kapha-Störungen (z. B. Asthma bronchiale), aber auch bei Pitta-Störungen.

Vor einer Pancha-Kur wird der Patient daraufhin untersucht, inwieweit er für die Therapie geeignet ist; er ist ungeeignet, wenn er zu jung oder zu alt ist, oder zu schwach oder akut krank. Zusätzlich werden *Ölmassagen des ganzen Körpers (Abhyanga)*,

---

* Näheres zu den drei Doshas – Vata, Pitta und Kapha – finden Sie in Einführungsbüchern zum Thema Ayurveda.

Ölbehandlungen des Kopfes (Shirodara und *Shirobasti)* sowie *Kräuterdampfbäder (Swedana)* verabreicht. Während der gesamten Kur ist eine individuelle, rein vegetarische Diät vorgeschrieben; außerdem muss viel heißes Wasser getrunken werden, da dieses Vata und Kapha beruhigt und Pitta nicht stört. Das Trinken von heißem Wasser für Entschlackungszwecke wird auch außerhalb der Kur empfohlen. Pancha Karma hilft bei vielen chronischen Leiden, deren Ursache in Verschlackung zu suchen ist. Innere Reinigung harmonisiert die gestörten Doshas – passt sie wieder an die Grundkonstitution an – und wirkt deshalb von Grund auf heilend.

Die Wirkung der Pancha-Karma-Kur besteht darin, den Körper zu kräftigen, indem Schlacken und Schadstoffe systematisch ausgeleitet werden. Diese Behandlung wird bei Erkrankungen ebenso wie zur Gesundheitsvorsorge eingesetzt. In regelmäßigen Abständen – etwa jährlich – durchgeführt, sorgt diese Generalüberholung dafür, dass sich körpereigene Schlacken gar nicht erst ablagern können; damit wird Krankheiten von vornherein die Basis entzogen. Die systematische Entgiftung des Körpers erfolgt in mehreren Schritten:

Zuerst werden im Körper abgelagerte Umweltgifte und körpereigene Stoffwechselgifte gelöst. Das geschieht fast immer mit Ölen. Dazu gibt es eine große Auswahl verschiedener – äußerst angenehmer – *Ölmassagen* (vgl. Kapitel 22). Als besonders wohltuend (und je nach Masseur dynamisch, tief gehend oder sanft) wird die Ganzkörper-Ölmassage erlebt, besonders wenn sie von zwei Therapeuten gleichzeitig durchgeführt wird (Synchronmassage). Auf Hochglanzprospekten der einschlägigen Hotels und Kliniken wird gerne mit einer Spezialbehandlung des Kopfes mit medizinischen Ölen, dem Shirodara, geworben. Durch das Öl können auch Gifte, die sich nur an Fette binden und sehr schwer aus dem Bindegewebe herausgeholt werden können, ausgeleitet werden.

Danach wird der Grundumsatz des Körpers durch eine gezielte Stoffwechselaktivierung erhöht. In dieser Behandlungsphase genießt der Klient zum Beispiel *Heilkräuter, Dampfbäder, Wärmepackungen* und *Kompressen* oder sanfte Massagen mit wärmenden, gesundheitsfördernden Substanzen sowie *Ganzkörper-Ölgüsse*. Diese Behandlungen bewirken, dass die vorher gelösten Schadstoffe mit dem Blutstrom in Richtung Darm abtransportiert werden. Von dort werden sie dann durch Einläufe oder Abführmittel aus dem Körper ausgeschleust. Dies stellt sicher, dass die Reinigung und Entgiftung des Körpers wirklich vollständig geschehen kann und mobilisierte Schadstoffe nicht erneut abgelagert werden.

Die Pancha-Karma-Kuren werden nach einer gründlichen Diagnose individuell zusammengestellt. Dabei wird der Konstitutionstyp des Klienten und dessen allgemeine Verfassung zu Grunde gelegt. In einer solchen Kur nimmt die Ernährung einen bedeutenden Platz ein. Die Nahrung wird im Ayurveda nach ihrer Geschmacksrichtung beurteilt, die klar aussagt, was die Nahrung mit dem Menschen macht: heiß oder kalt, feucht oder trocken, leicht oder schwer. Dabei spielen Kräuter und Gewürze eine große Rolle (mehr dazu in meinem Buch *Zur eigenen Kraft finden*). Das Verhältnis zwischen Kohlehydrat, Fett und Eiweiß ist dagegen zweitrangig.

Trotz komplexer, über Jahrtausende erprobter Therapieformen befasst sich Ayurveda in erster Linie mit der Vorbeugung und erst an zweiter Stelle mit der Heilung von Krankheiten. Das Ziel von Ayurveda ist es, durch Steigerung der Vitalität die Gesundheit zu fördern und Krankheit zu verhindern sowie das Altern durch geeignete Maßnahmen (Rasayanas) hinauszuzögern. Hierbei muss betont werden, dass Ayurveda die Eigenverantwortlichkeit und Mitarbeit des Patienten verlangt, ohne die nach ayurvedischer Auffassung nichts erreicht werden kann, da Körper, Gefühle, Denken und die Seele eine Einheit bilden.

Falls Sie eine Schwermetallausleitung, insbesondere eine Queck-silberausleitung (Amalgam) im Rahmen einer Pancha-Karma-Kur durchführen möchten, so sprechen Sie dies mit dem verantwort-lichen Arzt vorher ab. Ayurveda kennt keine speziellen Tests auf Quecksilber; dazu müssen Sie schon die Kinesiologie, die Bioreso-nanztherapie etc. bemühen. Ayurveda richtet sich in diesem Fall nur nach Symptomen, und die sind häufig nicht so eindeutig, dass der Arzt sie sofort richtig erkennt, wenn Sie ihn nicht darauf hin-weisen. Im Ayurveda gibt es jedoch Pflanzen, welche die Auslei-tung ermöglichen: Cilantro, Betel, frischer Saft von Kushmanda (weißer Kürbis), Shilajit, Amalaki und andere (auf die letzten bei-den wies mich der Ayurvedaspezialist und Heilpraktiker Ralph Steuernagel hin). Mit anderen Worten: Die Pancha-Karma-Kur sollte auf die Bedürfnisse der Schwermetallausleitung hin modifi-ziert werden.

12

Verschlackung und
Übergewicht

Als Erstes stellen wir uns in diesem Zusammenhang die Frage: Welche Wünsche erfüllen wir uns durch Essen oder wie und wodurch befriedigt uns das Essen? Diese Fragen sind so bedeutsam, weil ihre Missachtung zu Übergewicht massiv beiträgt.

Wenn man Hunger hat oder auch nur Appetit verspürt, dann isst man. Dabei wird das Bedürfnis gestillt und man ist zufrieden, vorausgesetzt, man hat das Passende gegessen. So einfach könnte es sein. Das Geheimnis richtiger Ernährung liegt nun darin, herauszufinden, was man jeweils wirklich benötigt. Bevor wir darauf eingehen können, müssen wir uns aber klar werden, dass es bei Esswünschen häufig gar nicht um den Wunsch nach Nahrungsmitteln geht. Wir müssen uns fragen, welche Bedürfnisse Nahrung stillen, erfüllen kann und welche Bedürfnisse wir auf anderen Wegen befriedigen sollten. Viele Menschen versuchen nämlich unbewusst, durch die Nahrung das auszugleichen, was ihnen in anderen Lebensbereichen fehlt. Sie benutzen die Nahrungsaufnahme als Ersatzbefriedigung.

Zum Beispiel sehnt sich jeder Mensch nach Wärme und Geborgenheit. Dieser elementare Wunsch wird befriedigt durch eine Familie, durch liebe Freunde, durch eine gemütliche Wohnung. Es ist der Wunsch nach einem Nest, in das man sich zurückziehen kann, wenn der Alltagsstress zu viel wird, wenn man sich müde, erschöpft, ausgelaugt, enttäuscht, missverstanden, ungeliebt, unbefriedigt, leer fühlt. Es ist die Sehnsucht nach Liebe, angenommen und verstanden zu sein, nach kuscheligem Beschütztsein: letztlich die unbewusste Erinnerung an die unbeschwerte Zeit im Mutterbauch, in dem es immer warm war, wo man sich geborgen fühlte und wo jeder Wunsch erfüllt wurde, ohne dass man ihn zu äußern brauchte. Dies sind Bedürfnisse und Wünsche, die man sich erfüllen kann – vorausgesetzt, man gesteht sie sich bewusst ein, statt den starken Mann zu spielen oder die Emanze herauszukehren.

Aber dafür muss man natürlich etwas tun. Man muss sich beispielsweise Zeit nehmen für die Familie, die Freunde. Man sollte herausfinden, ob man sich überhaupt mit den richtigen Menschen umgibt, oder ob man nur alte, längst abgelaufene Beziehungen endlos weiter schleppt. Man muss die Wohnumwelt sorgfältig auswählen und einrichten und vor allen Dingen so in Schuss halten, dass man gerne nach Hause kommt. Wer im Chaos lebt, kann keine Wärme und Geborgenheit erhalten. Schon ein wohlig warmes Bad, vielleicht das Lieblingsgetränk und etwas zum Knabbern oder zu lesen dabei oder Blumen und Kerzen und Musik nach eigener Wahl im Raum können den Wunsch nach Geborgenheit erfüllen. Ohne Romantik ist das Leben einfach zu fad.

Statt ihre wirklichen Bedürfnisse zu erkennen, erfüllen sich viele Menschen ihre unklaren Wünsche unbewusst dadurch, dass sie sich ziemlich wahllos voll stopfen. Solches *Essen als Ersatzbefriedigung* ist aber aus verschiedenen Gründen schädlich.

Zum einen betrügt man sich selbst, weil man nicht das tut, was eigentlich dran ist. Deshalb kann eine wirkliche Befriedigung gar nicht eintreten, auch wenn bei den geschilderten Sehnsüchten und Bedürfnissen Essen nicht unbedingt ganz zu fehlen braucht. Häufig ist es jedoch nur Nebensache.

Zum anderen isst man dabei in der Regel – da der Vorgang unbewusst abläuft – Speisen, die man zwar mag, die aber meist nicht das sind, was der Körper gerade wirklich benötigt. Alte Essgewohnheiten und Fremdbeeinflussung schlagen bei solchen Gelegenheiten besonders stark durch. Eine sinnliche Befriedigung tritt aber nur dann ein, wenn man genau das Passende auswählt. Nur dann isst man nur so viel, wie der Körper verkraften kann. Anderenfalls besteht die Gefahr, sich sinnlos voll zu stopfen. Erst dann tritt vielleicht eine gewisse, aber niemals echte Befriedigung ein. Das ist auch gar nicht möglich, das Essen war ja sowieso nur Ersatzbefriedigung. Viele Menschen neigen auch dazu, sich mit Nahrung zu belohnen oder zu trösten. Dabei handelt es sich häufig um Süßigkeiten in unnatürlicher Form, zum Beispiel Kuchen oder süße Stückchen vom Zuckerbäcker. Dass die Gesundheit hierbei nicht gefördert wird, liegt auf der Hand.

Wodurch befriedigt Essen?
Nahrung befriedigt natürlich in erster Linie dadurch, dass dem Körper die notwendigen Nährstoffe zugeführt werden. Dies ist allgemein bekannt, es liegt jedoch auf der Hand, dass diese Betrachtensweise nur einen kleinen Teil dessen abdeckt, wozu Essen für uns wirklich wichtig ist. Essen ist nämlich in erster Linie ein *sinnlicher Vorgang*. Die Nahrungsaufnahme dient vor allem der Befriedigung unseres Gefühlsbereichs. Energie bekommen wir vorrangig direkt aus dem Kosmos, wir nehmen sie als »Chi« und »Prana« auf, wie oben erwähnt.

Die Sinnenlust, die wir empfinden, wenn wir eine gute Speise aufnehmen, ist ein herrliches Geschenk. Schlemmen, Feinschmeckergenüsse, Sinnenbefriedigung, delikate, feinste Geschmacksvarianten, aromatische Frische und duftende Kräuter sind zu Recht wichtig für uns Menschen. Nahrung hat nicht in erster Linie zweckmäßig zu sein, schlicht, einfach und gesund. Hier geht es nicht um Askese und puritanisches Verhalten, sondern darum, dass wir mit dem Essen wirklich unseren Sinnen schmeicheln und unsere Gefühle befriedigen. Natürlich nur die Gefühle, die über die Nahrung wirklich befriedigt werden können.

Essen hat erst in zweiter Linie mit dem Verstand zu tun. Eine Ernährung, die verstandesmäßig perfekt, nach den neuesten Erkenntnissen der Wissenschaft ausgeklügelt wurde, die aber vernachlässigt, dass das Essen ein Urbedürfnis des Menschen befriedigen muss, wird das gesteckte Ziel des geistigen und körperlichen Wohlbefindens niemals erreichen. *Die richtige Nahrung ist die, die individuell erspürt und aus vollem Herzen genossen wird.* Nur dann nährt sie, im umfassenden Sinn des Wortes.

Weiterhin erfüllt Essen auch wichtige *soziale Bedürfnisse* des Menschen. Es ist schön, in gepflegter Umgebung mit Freunden zu speisen; es gibt Menschen, die dann erst richtig genießen können. Das Essen kann sogar nur der Vorwand für eine Einladung sein. Wenn eine Ernährungsweise den Menschen vereinsamt oder Gruppen aus der Gesellschaft separiert und zu Spinnern macht, dann stimmt etwas nicht. Es ist an der Zeit, dass jeder, der durch seine Essgewohnheiten zum Außenseiter wird, sich genau überprüft, ob er dies auch psychisch erträgt, oder ob er sich langfristig nicht mehr schadet als nutzt. Es hat keinen Zweck, sein Selbstwertgefühl durch eigenwillige Essgewohnheiten aufpolieren zu wollen.

Essen befriedigt aber auch *ästhetische Bedürfnisse*. Die Magensäfte fließen reichlicher, wenn das Essen in gepflegter Umgebung serviert wird und wenn das Arrangement auf dem Teller etc. besonders schön und appetitlich aussieht. Auch in diesem Punkt unterscheiden wir uns vom Tier.

Schließlich und endlich kann Essen *stabilisieren* und *erden*. Deshalb kann man jemandem, der unter Übergewicht leidet, sich durch sein Gewicht erdet und durch diesen Schutzpanzer andere Leute vom Leib hält und dadurch Standfestigkeit, Ausdauer und Sicherheit bekommt, nicht einfach vorschlagen, er solle fasten und Obstrohkost essen. Diese Nahrung macht leicht und luftig, und die Menschen fühlen sich dann nervös, zappelig und unsicher. Diese Menschen wissen dann nicht, wohin sie mit ihrer Energie sollen. In solchen Fällen sind dann eher Mahlzeiten mit konzentrierten Lebensmitteln, wie zum Beispiel Getreide angezeigt, oder aber auch notfalls tierische Produkte, die das Gefühl der Sicherheit vermitteln. Sie stabilisieren und erden, weil sie das Luftige dieser Menschen zurücknehmen und harmonisieren. Erst dann stehen sie wieder mit beiden Beinen auf der Erde und können den Realitäten dieses Lebens klar ins Auge sehen.

Essen ist jedoch – und das möchte ich hier ganz besonders betonen – *kein Mittel gegen Stress*. Denn unter Stress kann der Mensch nicht ordentlich verdauen, und das bedeutet, dass hier unnötige Pfunde angesammelt werden und dass viele Schlacken im Körper entstehen und deponiert werden.

Eine richtig ausgewählte Ernährung muss allen berechtigten Erwartungen des Menschen an Nahrung Rechnung tragen. Nichts darf ausgeklammert, nichts vernachlässigt werden. Ernährung, die nur auf gesundheitlichen Aspekten aufbaut, ist zum Scheitern verurteilt. Zum anderen sollten wir genauestens darauf achten, dass Essen nicht zur Ersatzbefriedigung degradiert wird. Gesundheitliche Probleme und häufig auch Übergewicht sind sonst unweigerlich die Folge.

Bevor wir zum eigentlichen Thema dieses Kapitels kommen, müssen wir uns noch damit befassen, welche Arten von Ess-Störungen es gibt, um den Mechanismus des Zu- und Abnehmens besser verstehen zu können.

Drei Arten von Ess-Störungen
- die Fettsucht oder Obesität,
- die Magersucht oder Anorexie und
- die Ess-Brech-Sucht oder Bulimie.

Die Fettsucht ist am bekanntesten und am weitesten verbreitet und die direkte Folge unserer Überflussgesellschaft, das Ergebnis der scheinbar ungefährlichen Ersatzbefriedigung von anderen Gefühlsbedürfnissen durch reichliches Essen. Viele Leute flüchten ja geradezu ins Essen, wenn es in den Beziehungen nicht mehr so recht klappt – speziell auch, wenn sie Liebeskummer haben. Übergewicht durch Speicherung von Fett, Wasser, Eiweiß und Schlacken im Körper ist dann die Folge. Man muss also genauer hinschauen, Fettsüchtige sind nicht in jedem Falle fett, sondern es sind einfach übergewichtige Personen. Das Übergewicht kann zum großen Teil auch von Wasser herrühren, das der Körper speichert, um Gifte oder Säuren zu verdünnen, die im Körper vorkommen, und auch um dem Träger dieses Übergewichtes zu signalisieren, dass es ein Defizit in seiner Gefühlswelt gibt. Das Wasserelement hat ja etwas zu tun mit dem Gefühlsbereich, Wassertypen sind die gefühlsreichsten Menschen. Und wenn ich nun vor lauter Angst vor Verletzungen meine Gefühle nicht zulasse, wenn ich den Ausdruck tiefer Zuneigung vermeide, weil ich Angst vor Ablehnung habe und gerade dadurch in Kummer und Schmerz falle, dann signalisiert mir der Körper durch Speicherung von Wasser, dass hier ein Defizit besteht.

Hier sei gleich noch ein wichtiger Punkt vermerkt: Fettsüchtige, übergewichtige Menschen gelten meistens als willensschwach, weil sie angeblich keine Essdisziplin zu Stande bringen. Diese Ansicht ist falsch. Übergewichtige essen nicht deshalb viel, weil sie sich nicht bezähmen können, sondern sie essen deshalb so viel, weil der Körper nach diesem Essen energisch verlangt. Das heißt, ihr eigener Körper zwingt diese Menschen, viel zu essen. Es ist unmöglich, mit äußeren Zwängen innere Zwänge zu bekämpfen. Denn es sind ja berechtigte Ursachen vorhanden, die dazu führen, dass die Menschen viel essen oder dass sie ganz bestimmte Speisen essen. Ich beobachte immer wieder auch, wenn ich mir anschaue, was die Menschen im Restaurant bestellen,

dass gerade Menschen, die bei der Ernährung eher vorsichtig sein
sollten, statt eines großen Salattellers lieber zum Beispiel Käse-
spätzle bestellen, also eine Mischung aus Kohlehydraten (Getrei-
demehl) und geschmolzenem Käse, was sehr schwer verdaulich
ist und mit Sicherheit das Übergewicht verstärkt. Das zeigt ganz
klar, dass hier innere Zwänge eine Rolle spielen, weil ein solches
Essen viel mehr auf die Emotionen eingeht als ein Salat. Auch
breiiges Essen, Nudeln ganz allgemein und fettige Gerichte sind
natürlich Speisen, die dadurch, dass sie mehr Geschmack enthalten, viel stärker die Emotionen, also den Gefühlsbereich, befriedigen.

Zucker erzeugt im Menschen ein besonderes Lustgefühl. Nun
soll er den Willen aufbringen, sich diese lustvollen Momente zu
versagen, dabei sind diese vielleicht das Einzige, was ihm auf dieser Welt noch Freude macht. Das kann man nicht verlangen, und
es ist aussichtslos, auch mit noch so viel Willenskraft sich solchen
Bedürfnissen zu widersetzen. Menschen, die als Asketen leben,
tun das nicht, weil sie einen besonders starken Willen haben. Sie
können das tun, weil ihr Körper nach gewissen Dingen eben
nicht in diesem Maße verlangt. Und vor allen Dingen können sie
es auch dann, wenn sie höhere Ziele haben, beispielsweise spirituelle religiöse Ziele, mit Hilfe derer sie dann Glücksmomente erfahren. Das ganze Thema Fettsucht, Übergewicht, Speicherung
von Fett und Wasser im Körper ist in erster Linie ein emotionales Problem, ein Gefühlsproblem, und hat mit Essen recht wenig
zu tun. Das sehen Sie schon an den vielen, vielen Diäten, die angeboten werden und die alle nur kurzfristig erfolgreich sind.

Bei der Magersucht (Anorexia nervosa) geht es um Menschen,
die ein erhebliches Untergewicht haben, die also unter Auszehrung leiden, auf Grund von Nahrungsverweigerung aus un-
bewussten Gründen. Diese Menschen leiden nicht unter Appetit-
mangel. Sie sind abhängig von und süchtig nach dem Hungerge-

fühl. Denn nach mehrtägigem Fasten wird man sozusagen »high«, weil der Organismus Hormone ausschüttet, die man als Endorphine bezeichnet. Diese Endorphine greifen massiv in das Gefühlsleben ein. Das bedeutet, dass depressive Stimmungen sich verflüchtigen, Schmerzen nicht mehr so stark gespürt werden, Angst nachlässt und sich Euphorie breit macht. Endorphine sind also starke Lustmacher, und die machen natürlich süchtig, weil man dieses Gefühl immer wieder haben möchte. Und wenn Sie einmal hineingeraten sind in diesen Strudel, dann sind Sie regelrecht abhängig davon, dass Sie Hunger fühlen, denn dieses Hungergefühl mobilisiert die Endorphine. Die magersüchtigen, anorexischen Menschen magern auf diese Weise bis aufs Skelett ab und empfinden sich immer noch als zu dick. Sie haben allerlei Techniken entwickelt, mit denen sie sich drangsalieren. Es geht nicht nur darum, dass sie extrem wenig essen, sondern sie nehmen in der Regel auch noch reichlich Abführmittel und Entwässerungstabletten.

Sie können sich vorstellen, dass diese armen Menschen dabei natürlich in ganz erhebliche Mangelzustände hineingeraten, dass ihnen also nicht nur die Kalorien liefernden Kohlehydrate und Fette fehlen, sondern auch die Vitamine, Enzyme, Mineralien und Spurenelemente. Das Problem dabei ist, dass die Betroffenen nicht erkennen, dass sie, wenn sie es lange genug gemacht haben, eigentlich schon todkrank sind. Sie sind weiterhin der Meinung, sie hätten noch zu viel Gewicht. Hinzu kommt, dass viele Magersüchtige das Gefühl haben, innerlich verunreinigt zu sein und sich noch weiter reinigen zu müssen. Deswegen möchten sie am liebsten immer noch weitere Fastenkuren machen und viele Dinge tun, von denen sie wissen, dass der Körper dabei entschlackt wird. In Wirklichkeit ist dies in diesem Stadium schon gar kein Thema mehr. Es gibt keine genauen Statistiken, aber man geht davon aus, dass 15 bis 20 Prozent der Magersüchtigen verhungern, also letztlich sterben. Nach Untersuchungen von

Autoritäten, sogar aus der Schulmedizin und von der Universität und von Psychologen, ist es ganz klar, dass am Anfang der Sucht fast immer eine Diät stand.

Ess-Brech-Süchtige, bulimische Menschen bekommen heftige, unkontrollierte Essanfälle, vorzugsweise auch nachts, wenn sie aufstehen und zum Kühlschrank schleichen und sich bis zum Platzen voll stopfen. Sie können sich nicht vorstellen, welche Riesenmengen ein geübter Ess-Brech-Süchtiger auf einmal in einer einzigen Mahlzeit in sich hineinstopft. Andere könnten davon eine ganze Woche leben. Wenn sie dann bis zum Platzen voll sind, gehen sie auf die Toilette und übergeben sich. Sie leiden sehr unter der Krankheit, halten ihre Sucht aber geheim, sprechen darüber noch nicht einmal mit ihren engsten Freunden. Es gelingt ihnen, die Sucht zu verbergen, denn tagsüber, wenn sie unter Menschen sind, essen sie nur kleine Happen und verhalten sich völlig unauffällig. Es gelingt ihnen, sich die Fressattacken für die Nacht oder für den Abend aufzusparen. Die Betroffenen halten sich meist für pervers und abnormal, damit sinkt ihr Selbstwertgefühl in den Keller. Sie haben ständige Angst vor Gewichtszunahme und nehmen ebenfalls sehr viele Abführ- und Entwässerungsmittel ein.

Bulimiker leiden jedoch nicht unter dem sozialen Stigma von Über- oder Untergewicht. Dies erklärt ihre hohe Zahl: In Deutschland sind 1 bis 5 Prozent der Frauen im Alter von 15 bis 35 Jahren davon betroffen, insgesamt über eine Million! Diese Sucht ist äußerlich nicht sichtbar, denn diese Menschen sind weder extrem schlank noch dick. Als Folge werden immer mehr Magersüchtige zu Bulimikern, weil sie auf diese Weise nach außen verbergen können, was sich in ihnen abspielt. Das Übergeben wird hierbei zur Sucht, weil das »Kotzen« im Laufe der Zeit mit einer Endorphinausschüttung verbunden ist. Auch das Einnehmen von Abführ- und Entwässerungsmitteln bzw. deren Wirkung kann dazu führen, dass sich Lustgefühle einstellen. Auch hier stand am Anfang der Sucht fast immer eine oder meistens mehrere Diäten.

Die körperlichen Symptome bei Ess-Störungen, ganz besonders bei Magersucht und Ess-Brech-Sucht sind wie folgt: Ohne auf Details einzugehen, können wir konstatieren, dass sich das Blutbild, der Hormonhaushalt und der Gehirnstoffwechsel ganz erheblich verändern. Dies führt bei Frauen nach einer gewissen Zeit dazu, dass die Monatsregel ausbleibt, was die betreffenden Frauen häufig begrüßen. Sie haben gelesen, dass die Regelblutung eine Art Entgiftungsfunktion hat, und nun schließen sie daraus, dass das Ausbleiben der Regel bedeutet, dass es im Körper nichts mehr zu entgiften gäbe. Diese Ansicht ist jedoch irrig. Wenn eine Frau einen völlig reinen, sauberen Körper hat, und wenn die emotionalen Probleme, die ursprünglich zu einer Gewichtszunahme oder zu einer Anlagerung von Schlacken geführt hatten, gelöst sind, dann wird die Frau während der Regel keine Probleme mehr haben. Das bedeutet, dass die »Tage« immer kürzer werden und nicht mehr mit Schmerzen und Depressionen verbunden sind. Wenn jedoch die »Tage« ganz ausbleiben, das heißt, kein Eisprung stattgefunden hat und dementsprechend auch kein Ei mehr in Form von Blutungen den Körper verlässt, dann zeigt das ganz eindeutig, dass die betreffende Frau so schwach geworden ist, dass Fortpflanzung nicht mehr möglich ist, so schwach, dass keine Fruchtbarkeit mehr vorhanden ist. Und das kann man ja nun beim besten Willen nicht begrüßen – es sei denn, man möchte, wie bei den Betroffenen häufig der Fall, keine sekundären Geschlechtsmerkmale entwickeln, also nicht erwachsen werden.

Man hat das auch bei Frauen beobachtet, die sich über längere Zeit nur noch strikt von vegetarischer Rohkost ernährt haben. Es wurde von diesen Frauen auch oft als ein gutes Zeichen gedeutet, aber man muss hier wirklich unterscheiden: Wenn die Regel ganz ausbleibt, ist das gefährlich und ein Zeichen von Schwäche, wenn sie dagegen ohne Schwierigkeiten abläuft, ist das ein Zeichen eines völlig gereinigten Körpers.

Weiterhin besteht bei Magersüchtigen und Ess-Brech-Süchtigen massiv die Gefahr der Osteoporose, weil der extreme Verlust von Mineralien durch die vielen Abführ- und Entwässerungsmittel und die schlechte Versorgung mit diesen Mineralien dazu führen, dass der Körper, der unter diesem Stress auch viele Säuren produziert und zu verarbeiten hat, sich irgendwoher die basischen Mineralien – in diesem Fall das Kalzium – holen muss, und das findet er schließlich und endlich nur noch in den Knochen.

Weiterhin finden wir bei den Betroffenen überwiegend eine trockene bis schuppige Haut. Durch die Umstellung des Hormonhaushaltes kann es auch zu Haarwuchs am ganzen Körper kommen. Generell ist natürlich eine Störung des Salz- und Wasserhaushalts im Körper zu verzeichnen. Zahnschäden durch erbrochene Magensäure sind nicht selten. Schließlich – das kann man den Menschen direkt ansehen, wenn man darauf achtet – findet man eine Schwellung der Speicheldrüsen, weil sie natürlich eine enorme Speichelproduktion brauchen; erstens, weil sie so viel essen, und zweitens, weil dieser Speichel dazu dient, die Zähne vor der erbrochenen Magensäure zu schützen. Außerdem finden sich Herzrhythmusstörungen, Nierenversagen, Unterkühlung und niedriger Blutdruck. Nach dem Tod kann man unter Umständen feststellen, dass das Gehirn schon geschrumpft war.

Viele dieser Symptome sind typisch für zu viel Luft. Sie können sich vorstellen, dass Menschen, die mit Gewalt versuchen, dünn zu sein oder die in Stress geraten und sich jedes Mal nach dem Essen übergeben, nicht in ihren Gefühlen ruhen. Sie stehen nicht mit beiden Beinen auf dieser Erde und sind nicht in der

Lage, die Probleme dieser Welt mit Feuereifer anzugehen. Es sind also Menschen, in deren Leben sich das meiste im Kopf abspielt. Sie gehören folglich zum Luftelement.

Körperliche Ursachen für Ess-Störungen

Auf der körperlichen Ebene wären als Ursachen für Süchte zu nennen:

Fast immer ist ein Mangel an Vitaminen, an essenziellen Fett- und Aminosäuren und natürlich auch an Enzymen festzustellen, die zur Verdauung und für die gesamten Stoffwechselprozesse notwendig sind. Dies ist immer dann besonders vorherrschend, wenn es sich um entweder die Magersucht handelt oder die Ess-Brech-Sucht oder eine Fettsucht, die durch Essen von ausschließlich Junkfood, also von reiner Industrienahrung, herrührt. Diese Mangelzustände kommen dadurch zu Stande, dass die Betroffenen einen sehr schnellen Durchsatz haben, sehr viel herauswürgen oder abführen und durch Entwässerung viele wichtige Stoffe, nicht nur die unerwünschten, abgeben. Deswegen ist ein massiver Mangel an Mineralien- und Spurenelementen zu verzeichnen. Also beginnt eine Behandlung dieser Suchtprobleme sinnvollerweise durch Nahrungsergänzungsmittel, über die wir weiter unten noch sprechen werden.

Sehr häufig ist es nun so, dass die Esssüchtigen zugleich sehr stark innerlich vergiftet sind, sei es durch Umweltchemikalien organischer Art wie Herbizide, Fungizide, Pestizide oder andere aromatische Kohlenwasserstoffe, Holzschutzmittel, Lösungsmittel etc. Außerdem findet sich bei diesen Menschen auch eine innere Vergiftung durch Schwermetalle, ganz besonders natürlich durch die Zahnmetalle. Auf Grund dieser inneren Vergiftungen haben diese Menschen eine gestörte Darmflora mit dem Überwiegen einer Pilzpopulation, die im Darm sonst nur eine ganz geringe Nebenrolle spielt. Ein typischer Vertreter davon ist Candida albicans, von ihm war ja schon ausführlich die Rede. Diese

Verpilzung und die Vergiftung mit Schwermetallen führt aber wiederum dazu, dass diese Menschen so genannte »maskierte Nahrungsmittel-Überempfindlichkeiten« entwickeln (früher als »versteckte Nahrungsmittelallergie« bezeichnet), die sich nicht sofort in Symptomen äußern, wenn das betreffende Lebensmittel gegessen wird.

Das wäre ja nun eine einfache Sache, und das gibt es ja zu Zeiten auch, dass Sie ein bestimmtes Produkt essen, und wenige Minuten später bekommen Sie einen Ausschlag, oder es wird Ihnen schwindelig, übel und so weiter. Dann wissen Sie, dass das betreffende Lebensmittel – oder ein bestimmter Bestandteil davon – die Probleme verursacht hat. Vielleicht haben Sie auch Obst gegessen, das zu stark gespritzt war, sodass nicht das Obst, sondern das Spritzmittel die Unverträglichkeit ausgelöst hat.

Die maskierten Nahrungsmittel-Überempfindlichkeiten sind leider viel schwieriger zu handhaben, weil es sich dabei meistens um Ihre Lieblingsspeisen handelt, das bedeutet, Sie sind süchtig nach Speisen, die eine Unverträglichkeit auslösen. Und schon allein daraus können Sie ersehen, so etwas kann man nicht mit Willenskraft auflösen, denn es besteht ein massiver innerer Zwang, solche Lebensmittel zu essen. Sie essen die betreffenden Lebensmittel aber mehrmals am Tag, zum Beispiel Milch und Milchprodukte oder Weizen. Bei den meisten Personen kommen beide Lebensmittel, welche die häufigsten Auslöser in Deutschland sind, täglich mindestens drei- oder viermal in der Nahrung vor. Der Körper wird also ständig von den Lebensmitteln bombardiert, gegenüber denen er überempfindlich reagiert, und hat es längst aufgegeben, in jedem Einzelfall drastisch zu reagieren. Er zeigt keine deutlich erkennbaren Reaktionen nach den Mahlzeiten, sondern er reagiert mit allgemeinen Symptomen, die nicht zeitlich unmittelbar mit dem Verzehr bestimmter Lebensmittel in Verbindung gebracht werden können. Deshalb wird diese Pseudoallergie »maskiert« genannt. Wenn Sie diese versteckten Lebensmittelunverträglichkeiten nicht beachten, können Sie niemals auf Dauer abnehmen!

Es ist wahrscheinlich, dass die betreffenden Menschen häufig müde sind, lustlos, abgespannt, gelangweilt, dass sie keine Begeisterung mehr für neue Projekte haben, dass sie depressiv verstimmt sind, aber auch, dass sie sich zum Beispiel nichts merken können, zerstreut sind und vieles andere mehr. Aber das sind eben Grundstimmungen, und sie lassen sich dem Lebensmittelverzehr zeitlich nicht zuordnen. Diese Überempfindlichkeiten verführen dazu, dass der betreffende Mensch reichlich und häufig die entsprechenden Lebens- oder Genussmittel konsumiert. Viele Alkoholiker zum Beispiel sind gar nicht in erster Linie süchtig auf den Alkohol, sondern sie sind Hefe-»Allergiker«. Denn alle Alkoholika werden ja durch alkoholische Gärung hergestellt, und dabei spielt Hefe immer eine Rolle. Wenn ich nun eine Hefe-Überempfindlichkeit habe, dann werde ich immer wieder Getränke haben wollen, mit Hilfe derer ich eben dieses Verlangen nach Hefe befriedigen kann. (Über die psychologischen Hintergründe von Verschlackung und Süchten lesen Sie bitte in Kapitel 24.)

Natürliche Gewichtsregelung und Gefahren von Diäten

Lassen Sie mich nun darüber sprechen, wie natürliche Gewichtsregulierung funktioniert, was Abnehmdiäten taugen und welche Gefahren in unkontrollierten Diäten liegen. Als Erstes möchte ich Sie darauf hinweisen, dass im menschlichen Organismus ein Regler existiert, der dafür sorgt, dass unser Appetit erst dann gestillt ist, wenn die erwartete Energiemenge verzehrt wurde. Man nennt ihn *Ponderostat*. Udo Pollmer hat in seinem Buch *Krank durch gesunde Ernährung* darüber berichtet. Es geht hier nicht darum, welche Energiemenge vom Kopf her anvisiert wurde, sondern darum, dass ein Regler existiert, der im Körper die Aufnahme der Nahrung unbewusst regelt. Er misst genau nach, wie viel an

Energie aufgenommen wird. Dieser Ponderostat garantiert dem Körper die Aufrechterhaltung eines konstitutionsbedingten Körpergewichtes. Konstitutionsbedingt bedeutet individuell unterschiedlich: Es gibt Menschen mit einer schlanken Konstitution, und solche mit einer starken Konstitution. Dies ist zu beachten, denn es ist menschenunwürdig, wenn man alles über einen Kamm schert und für alle das gleiche Idealgewicht vorschreibt, nur abhängig von der Körpergröße.

Und jetzt kommt ein ganz wichtiger Punkt: Der Ponderostat lässt sich nicht willentlich nach unten verstellen. Er verlangt Nahrung bis zum individuellen, so genannten »Set Point«, das heißt, er verlangt solange Nahrung bis die Einstellung, die er hat, befriedigt ist. Er erkennt zuverlässig den Energiegehalt der Nahrung. Von wenig konzentrierten Lebensmitteln wird mehr gegessen als von hoch konzentrierten. Unphysiologische, unnatürliche Nahrung, also Nahrung, die er in dieser Zusammensetzung nicht kennt – Junkfood oder Industrienahrung – kann den Ponderostaten außer Gefecht setzen. Dann wird mehr gegessen als nötig, man nimmt zu.

Und das ist genau das, was die Nahrungsmittel-Designer wissen. Vielleicht ist es Ihnen unbekannt, aber es gibt inzwischen das so genannte »Design-Food«. Nicht nur Designer-Möbel, sondern auch Design-Food, also Nahrungsmittel, die ganz speziell entworfen und hergestellt wurden. Das sind Nahrungsmittel, mit denen man Geld verdienen will, Produkte, welche die großen Lebensmittelkonzerne herstellen, um ihren Aktionären Renditen zu gewährleisten. Folglich müssen diese Nahrungsmittel so konstruiert werden, dass sie in erster Linie dem Hersteller nutzen, das heißt, sie müssen so gebaut sein, dass der Körper, der sie isst, nach mehr verlangt. Das sind Mittel, die den Ponderostaten außer Gefecht setzen. Einer der berühmten Tricks dabei ist, dass zum Beispiel ein Nahrungsmittel mehr Speichel erzeugt, als es verbraucht: Es läuft Ihnen, auch wenn Sie längst genug davon gegessen haben, immer noch der Speichel im Mund zusammen, und dann wollen Sie noch mehr davon essen.

Außerdem wird oft mit künstlichen Aromen gearbeitet. Dazu ein Beispiel: Es gibt Hühnersuppe zu kaufen, da können Sie auf der Packung nachlesen »pro Tasse Hühnersuppe wurden 5 g Hühnerfleisch verwendet«. Nun fragen Sie mal spaßeshalber einen Spitzenkoch, wie er aus 5 g Hühnerfleisch eine gute, wohlschmeckende Hühnersuppe machen kann. Wenn Sie noch einmal auf die Packung schauen, werden Sie lesen »unter Zusatz von naturidentischen Aromastoffen«. Dieser Hinweis müsste bei Ihnen alle Alarmglocken auslösen, denn nun wissen Sie, hier handelt es sich um künstliche Aromastoffe. Es gibt in Europa zwei Fabriken, die diese Lebensmittelaromastoffe herstellen, die überall verwendet werden. Mit diesen Aromen und Geschmacksverstärkern wird die Industrienahrung hergestellt, der fade und langweilige Geschmack der Nahrung aufgepäppelt. Bei Ihnen im Körper hat diese »Müllnahrung« (Junkfood) aber die fatale Folge, dass Ihr Ponderostat außer Gefecht gesetzt wird und Sie mehr und mehr davon essen möchten.

Weiterhin ist interessant, dass der »Set Point«, also der Punkt, an dem Sie Ihr Gewicht unbewusst eingestellt haben, im Frühjahr sinkt und im Herbst steigt. Daher gibt es bekanntermaßen die Frühjahrskuren, und deshalb nimmt man im Frühling auch ohne Kur schon ab. Kein Hersteller wird sich zu einer Herbstkur versteigen, weil der Erfolg äußerst zweifelhaft wäre. Speziell gegen Ende des Herbstes nehmen die Leute eher an Gewicht zu, weil der Körper unseren klimatischen Bedingungen entsprechend Vorräte anlegt und sich ein kleines Fettpolster zulegt, damit er im Winter nicht so friert.

Und jetzt kommt ein weiterer entscheidender Punkt: Häufige Diäten, speziell Abnehmkuren, signalisieren dem Ponderostaten, dass es regelmäßig Hungersnöte gibt. Anders kann er das ja nicht deuten, denn er weiß nicht, dass diese Diät nur auf zwei oder drei

Wochen geplant ist. Der Ponderostat geht also automatisch davon aus – wenn es nichts zu essen gibt, dann kommt das, was er über Jahrtausende hinweg kannte, nämlich eine Hungersnot! Also reguliert er nun nach oben, das heißt, er verlangt, dass der Körper mehr und mehr isst. Deshalb sind solche Abnehmkuren ja auch so unbefriedigend. Da muss man künstlich dieses Hungergefühl überspielen und das kann man nur mit Kunstprodukten, mit denen man den Ponderostaten aushebelt. Aber wenn Sie dann mit der Kur fertig sind und wieder zu essen anfangen, dann ist der Ponderostat immer noch auf »viel essen« programmiert, denn er möchte ja, dass Sie wieder ausgleichen. Dann essen Sie zu viel und es setzt das ein, was man den »Jo-Jo-Effekt« nennt (siehe weiter unten).

Auch das einfache Diät-Prinzip »Iss weniger und du nimmst ab und entschlackst« funktioniert nicht. Der Körper lässt sich eben, wie wir gerade hörten, nicht manipulieren. Die Erbanlagen und der sich daraus ergebende Konstitutionstyp bestimmen, welches Körpergewicht zu einem passt: ob man ein guter oder schlechter Futterverwerter ist, ob man einen hohen oder niedrigen Grundumsatz hat und ob man ein schneller oder langsamer Verbrenner ist. Das heißt also, Ihr Gewicht hängt von Ihrem Körpertyp ab, von Ihrem Konstitutionstyp. Und wenn Sie zu etwas mehr Fülle neigen, dann dürfen Sie sich diese Fülle nicht nur genehmigen, Sie dürfen sie sogar lieben und im Leben einsetzen.

Das ständige Denken an das Essen und sich von allen Ess-Freuden abschneiden führt in vielen Fällen zu handfesten Ess-Störungen. Durch den eben genannten »Jo-Jo-Effekt« machen Diäten im Grunde genommen auf Dauer dick. Das hat man sich in Amerika schon zu Nutze gemacht bei Menschen, die nicht zunehmen konnten. Indem man ihnen immer wieder Diäten gegeben hat, bzw. Fastentage eingelegt hat, hat sich der Ponderostat nach oben reguliert, und dann hat das Essen endlich angeschlagen. Das alte Motto »FdH – friss die Hälfte« – iss weniger und du nimmst ab, funktioniert abgesehen von der mangelnden Befriedigung auch deshalb nicht, weil die meisten Menschen heute einen hohen Anteil von Industrienahrung essen und der Mangel an Vitalstoffen dann sehr gravierend wird.

Nun gibt es auch Menschen, die glauben, besonders diszipliniert zu sein. Man nennt sie die gezügelten Esser. Sie kontrollieren systematisch ihre Kalorienaufnahme, sie essen weniger als spontane Esser, die eben das essen, was sie gerade vor die Nase bekommen und von dem sie glauben, dass es gerade für sie richtig ist. Die gezügelten Esser sind ständig auf Entzug, sie sind die eigentlichen Opfer des Diätenwahns. Denn sie haben ständig Stress, weil sie sich immer einschränken müssen und immer wieder versuchen, mit Willenskraft gegen ihre inneren Zwänge vorzugehen, was nur an ruhigen Tagen schlecht und recht klappt. Stress stört diese gedankliche Esskontrolle jedoch. Die Stimmung der Betroffenen wird schlecht, die Lust auf Süßes und Fettes setzt ein und will dringend befriedigt werden. Und dann können sie nicht anders als hemmungslos zu essen. Sie verspeisen dann deutlich mehr als die spontanen Esser. Die von ihnen willentlich gesetzte Diätgrenze wird weit überschritten, und das ganze ausgeklügelte System mit der Berechnung der Kalorien etc. wird völlig über den Haufen geworfen. Dadurch steigt das Gewicht, das Selbstwertgefühl sinkt, ein schlechtes Gewissen stellt sich ein. Die gezügelten Esser empfinden sich dann als willensschwach und unbeherrscht, obwohl sie das im Grunde nicht sind, denn innere Zwänge lassen sich nicht einfach beherrschen. Wenn das häufiger vorkommt, funktioniert schließlich der Mechanismus der normalen Sättigung nicht mehr, und die Menschen sind krank durch Diät.

Der amerikanische Psychiatrie-Professor A. Stunkard (zitiert bei Pollmer in seinem Buch *Krank durch gesunde Ernährung*) hat Menschen unter dem Einfluss von Diäten gründlich untersucht. Er hat festgestellt, dass die meisten von ihnen die Diät abbrechen.

Von denen, die dabei bleiben, nehmen nur die allerwenigsten ab, und die wiederum nehmen in aller Regel meist wieder zu – häufig mehr, als sie vorher abgenommen haben. Häufige Diäten bringen den Körper durcheinander, denn er will von Natur aus sein Gewicht konstant halten. Dazu hat er ja den oben beschriebenen Ponderostaten. Bei Diät senkt der Körper seinen Grundumsatz, nutzt die Nahrung besser aus und stoppt so genannte unwichtige Tätigkeiten. Also lässt beispielsweise der Wunsch nach Sex nach, schlechte Laune setzt ein und der Körper ist auf Notprogramm oder Sparflamme, weil er ja glaubt, es drohe wieder eine Hungersnot. Nach Ende der Diät stellt sich der Körper nur langsam auf das Normalprogramm um. Die erhöhte Nahrungszufuhr führt dann zu rascher Gewichtszunahme, meist zu mehr Gewicht als vorher, und das ist das, was man als »Jo-Jo-Effekt« bezeichnet. Wegen der emotionalen Belastung, erhöhtem Stress, zu wenig Bewegung und wegen der Minderwertigkeit der Diätlebensmittel wird der Organismus gestört, Mangelerscheinungen treten auf, und Heißhunger und Süßhunger setzen ein.

Wie sinnvoll sind Lebensmittel- und Nährstofftabellen?
Dann gibt es Menschen, die haben sich in den diversen Büchern mit universitären Ernährungsempfehlungen schlau gemacht und möchten nun ihre *Ernährung nach Lebensmitteltabellen* einrichten, die die richtigen Mengen für die empfohlene Zufuhr von Nährstoffen und für die Inhaltsstoffe von Lebensmitteln anzeigen. Diese Nährstofftabellen beruhen aber nicht in erster Linie auf exakten Untersuchungen. Der Verbraucher vermutet das nur, weil ein Professor der Ernährungswissenschaften als Autor zeichnet. In der Regel beruhen sie auf Schätzungen und Übertragungen von Ergebnissen aus Tierversuchen auf den Menschen, aber auch auf fragwürdigen Statistiken und auf eher ungenauen Analysemethoden. Diese Tabellen orientieren sich an Mangelsymptomen, welche die Menschen bekommen, wenn sie diesen bestimm-

ten Nährstoff nicht ausreichend zur Verfügung haben. Diese Mangelsymptome sind aber häufig weder spezifisch noch eindeutig noch ausschließlich charakteristisch.

Außerdem – und jetzt kommt ein ganz wichtiger Punkt – sind diese Tabellen aus taktischen, juristischen und/oder politischen Gründen, damit niemand klagen kann und damit allen Extremen Rechnung getragen wird, meist stark verfälscht. Es kann sein, dass höhere Werte als notwendig angegeben werden. Weiterhin weichen diese Tabellen in den verschiedenen Ländern sehr stark voneinander ab und werden immer wieder zum Teil drastisch verändert. Das legt nahe zu argwöhnen, dass sich dahinter politische und kommerzielle Interessen verbergen. Es ist ja nicht einsichtig, dass ein gesunder Nordamerikaner einen anderen Bedarf an Vitamin C hat als ein gesunder Franzose und der wiederum einen anderen Bedarf als ein Normalverbraucher in Deutschland. Die Werte klaffen aber teilweise erheblich auseinander. Man kann nur vermuten, dass hier die Pharmaindustrie involviert ist, und dass man versuchen möchte, etwa die Verwendung von Vitaminen zu Heilzwecken zu verhindern, damit die pharmazeutische Industrie bessere Umsätze mit ihren Gewinn bringenden synthetischen Medikamenten erzielen kann. Außerdem wird in diesen Tabellen in keiner Weise Rücksicht genommen auf die Individualität des Einzelnen, nämlich auf den Konstitutionstyp. Jeder Mensch ist nun mal völlig einmalig. Es ist ausgeschlossen, dass bei jedem Menschen alle diese Werte wirklich passen. Es können bestenfalls zufällig einzelne Werte auf eine Person zutreffen, andere Werte aus der Tabelle jedoch nicht, sodass es ein Glücksfall wäre, eine extreme Ausnahme, wenn jemand in seinen individuellen Bedürfnissen mit den Tabellen übereinstimmt.

Die Tabellen über die Inhaltsstoffe von Lebensmitteln bieten ebenfalls nur einen groben Überblick. Sie sind ungenau, weil der Gehalt von Inhaltsstoffen in Lebensmitteln abhängig ist vom Reifegrad, vom Erntezeitpunkt, von der Lagerungsdauer, vom

Transport, von der Bodenqualität, vom Klima, von der Witterung, von der Anbaumethode, vom Schädlingsbefall usw. Diese Werte schwanken derartig stark, dass man, wenn man sich nach diesen Tabellen richtet, eigentlich nur fehlgehen kann. Natürlich kann man grobe Richtwerte entnehmen. Wenn man beispielsweise sagt, Karotten sind reich an Provitamin A, also Karotin, dann ist das korrekt. Wie viel aber im konkreten Fall in den Karotten ist, die Sie gerade waschen, das hängt von derart vielen Unwägbarkeiten ab, dass man sich auf diese Tabellen nicht wirklich verlassen kann. Außerdem wird ja immer wieder publiziert, dass Obst und Gemüse heutzutage bei weitem nicht mehr die Inhaltsstoffe haben, die früher tatsächlich vorhanden waren, weil die Böden ausgelaugt sind und weil unsere konventionelle Landwirtschaft immer mehr auch auf künstliche Methoden zurückgreift. Denken Sie zum Beispiel an die Anbaumethoden in den Gewächshäusern in Holland, wo nur noch mit Nährlösungen gearbeitet wird.

Außerdem kommt bei uns kaum noch Obst auf den Markt, das am Baum ausgereift ist. Und nur das würde garantieren, dass die Inhaltsstoffe wirklich stimmen. Weiterhin darf und muss man beachten, dass die Analysemethoden ständig verfeinert werden und deshalb andere Werte liefern. Zum Beispiel war der Vitamin-B12-Gehalt einer ganzen Reihe von Lebensmitteln vor Jahren viel höher, als er jetzt ist, weil man inzwischen festgestellt hat, dass die Analysemethode eine Verbindung mit erfasst hatte, die dem Vitamin B12 sehr ähnlich ist, im Körper des Menschen aber nicht so wirkt. Wie ungenau diese Tabellen sind, ist auch daraus zu entnehmen, dass sie von Autor zu Autor schwanken. Das hängt ganz klar von der oben genannten unterschiedlichen Herkunft der Lebensmittel ab.

Weiterhin enthalten diese Tabellen verständlicherweise keine Angaben über Verluste bei der Zubereitung, über die tatsächlichen individuell bioverfügbaren Anteile und über Verluste durch chemische Reaktionen der Inhaltsstoffe untereinander sowie über Synergieeffekte in den Speisen. Mit anderen Worten: Natürlich können die Tabellen nichts darüber aussagen, was mit diesen Inhaltsstoffen passiert, wenn sie zusammen in einem Topf gekocht werden und womöglich noch eine Zeit lang im Kühlschrank stehen oder darüber, wie sie im individuell verschiedenen Menschen verdaut werden usw. Außerdem gibt es keine Tabellen darüber, was der Mensch nebenbei an Fremdstoffen aus Luft und Nahrung aufnimmt. Er kann zum Beispiel auch Spuren von Mineralien wie Jod oder Selen oder Karotin aufnehmen, die in der Atemluft oder in der Industrienahrung enthalten sein können.

Vor einiger Zeit lief in Wien ein Versuch, in dem man erfahrene Diätassistentinnen nach allen Regeln ihrer Kunst Mahlzeiten zubereiten ließ, die anschließend im Labor untersucht wurden, um festzustellen, ob diese Mahlzeiten tatsächlich all das enthielten, was nach den korrekten Berechnungen hätte darin sein müssen. Das Ergebnis war katastrophal, und man kann sich nur glücklich schätzen, wenn man nicht in die Lage kommt, solche Mahlzeiten zu sich nehmen zu müssen. Weiterhin ist es, und das scheint mir das Wichtigste zu sein, schlechterdings unmöglich, Tabellen-Mahlzeiten zusammenzustellen, die auch die emotionalen Bedürfnisse des Menschen befriedigen, also Mahlzeiten, die wirklich schmecken. Und darauf kommt es in erster Linie an, denn eine Mahlzeit, die nicht schmeckt, die gefühlsmäßig nicht befriedigt, kann auch nicht gut verdaut werden und führt auch auf Dauer nicht zu einem gesunden Körper.

Light-Produkte sind keine Lösung

Die Industrie hat nun – immer bereit, neue Einkommensquellen zu erschließen – vor einigen Jahren Produkte auf den Markt gebracht, die besonders raffiniert zu sein schienen und den armen geplagten Menschen angeblich ganz elegant beim Abnehmen helfen können: die so genannten Light-Produkte. Light-Butter, Light-Wurst, Light-Marmelade, Light-Cola, Light-Getränke – man wirbt mit dem Spruch »Mehr Genuss pro Kalorie«. Es sind Produkte, die beispielsweise unter dem Slogan »Du darfst« firmieren. Hier geht es also um Nahrungsmittel, aus denen Fett und Zucker entfernt wurde. Stattdessen sind aber Wasser und Süßstoff hinzugefügt worden.

Die Light-Butter beispielsweise enthält 50 Prozent Wasser, außerdem Gelatine und Emulgatoren. Das sind Stoffe, die das Fett im Wasser in Schwebe halten. Hinzu kommen Farb- und Aromastoffe und Konservierungsmittel. Wenn Sie sich die Preisgestaltung ansehen, werden Sie feststellen, dass hier vom Verbraucher 4000,– Mark pro Kubikmeter Wasser verlangt werden, wogegen die Fabrik beim Wasserwerk den Kubikmeter für 7,– Mark einkauft, wie Udo Pollmer in seinem Buch *Krank durch gesunde Ernährung* ausgerechnet hat. Eine solche Gewinnspanne möchte jeder gerne haben. Viele lebensmitteltechnische Tricks werden hier verwendet. Maisstärke wird beispielsweise mit Schimmelpilzenzymen oder Salzsäure bearbeitet und fühlt sich dann im Mund an wie Sahne. Molkeeiweiß wird durch so genannte Mikropartikulation sahnig wie echtes Fett, ist aber nicht kennzeichnungspflichtig, weil es sich ja um ein Molkereiprodukt handelt.

Hier wird gezielt etwas vorgetäuscht, denn mit »Light-Produkten« kann man nicht abnehmen. Der Ponderostat im Menschen verhindert dies: Man isst von diesen »Light-Produkten« mehr, oder man isst das Produkt zusätzlich, oder man isst am nächsten Tag mehr. Das wurde durch kontrollierte Versuche längst nachgewiesen. Fragen Sie einmal den Leiter Ihres Supermarktes, wie sich der Umsatz der Produkte gestaltet. Er wird Ihnen sagen, dass der Umsatz der konventionellen Produkte durch den Verkauf der »Light-Produkte« nicht zurückgegangen ist. Das heißt also im Klartext, dass diese »Light-Produkte« zusätzlich gegessen werden. Wie wollen Sie aber abnehmen, wenn Sie zusätzlich etwas essen? Ganz davon abgesehen, dass Sie durch diese Produkte derartig viel Chemie in den Körper hinein bekommen, dass schon allein aus diesem Grund Störungen auftreten, die nicht selten zu Gewichtszunahmen führen.

Körperliche und seelische Hintergründe des Süßverlangens

Ein weiteres raffiniertes Produkt wird den Verbrauchern in Form der Zuckerersatzstoffe untergejubelt, also der Süßstoffe, die viele Menschen essen, weil sie glauben, sie würden davon abnehmen. Um die Wirkung dieser Süßstoffe und ihrer vermeintlichen Vorteile hier beleuchten zu können, müssen wir uns zunächst ein bisschen damit befassen, was passiert, wenn man Zucker isst. Zucker ist ja bekannt dafür, dass er den Gefühlskörper nachhaltig beeinflusst. Das heißt also, der Zucker liefert nicht nur die immer wieder genannten leeren Kalorien, sondern, wenn Sie Zucker essen, fühlen Sie sich auch gut. Zucker ist beruhigend, zum Beispiel gibt man Babys zuckerhaltige Getränke, damit sie ruhiger sind. Zucker verbessert den Schlaf, er lässt Schmerzen leichter ertragen, er macht gute Laune. Lassen Sie mich hier kurz erklären, wie diese Wirkung zu Stande kommt.

Dafür müssen wir uns mit einem Neurotransmitter befassen, den man Serotonin nennt. Neurotransmitter sind Botenstoffe, die im Gehirn Informationen zwischen den Zellen übertragen. Serotonin beeinflusst den Schlaf-Wach-Rhythmus, Sexualverhalten, Aggressionsneigung, Impulsivität, Gedächtnis, Selbstmordneigung, Appetit, Angst – allgemein das Lebensgefühl. Serotonin übermittelt vor allen Dingen Wohlbefinden und steigert den Transfer von so genannten guten Nachrichten. Das heißt also, wenn Sie einen hohen Serotonin-Spiegel im Gehirn haben, dann fühlen Sie sich wohl, ja nicht nur das, Sie haben möglicherweise das Gefühl, Sie seien verliebt. Wer hätte das nicht gerne! Serotonin entsteht im Gehirn aus einem Eiweißbaustein, nämlich der Aminosäure Tryptophan. Diese gelangt leichter durch die Blut-

Hirn-Schranke ins Gehirn, wenn wir Zucker gegessen haben. Denn Zucker bewirkt einen Insulinschub, dieser erniedrigt den Blutzuckerspiegel und versorgt die Muskeln mit Aminosäuren, außer mit Tryptophan. Dieses reichert sich deshalb im Blut an und gelangt so in größeren Mengen ins Gehirn.

Depressive Menschen leiden unter *Serotoninmangel*. Deshalb manipulieren fast alle Psychopharmaka den Serotoninstoffwechsel. Zucker macht deshalb abhängig, weil es in den Serotoninstoffwechsel im Gehirn eingreift und so zu Wohlbehagen führt. Deswegen hilft Zucker gegen die so genannte Winterdepression, eine Folge von zu wenig Sonnenlicht. Also backt man im Winter die vielen süßen Weihnachtsplätzchen. Zucker erhöht den Serotoningehalt, Sonnenschein unterbindet seinen Abbau, Alkohol bremst seinen Abbau, Koffein stimuliert seine Neubildung. Auch Bewegung erhöht den Serotoningehalt im Gehirn, aktive und körperliche schwer arbeitende Menschen verfallen deshalb nicht so leicht dem Süßhunger. Nachts wird Serotonin verstärkt abgebaut und deswegen hilft es, früh aufzustehen. Sie sehen also, dass Zucker eine erhebliche Bedeutung hat, und nicht umsonst wird so viel Zucker gegessen und werden die Nachteile des Zuckers (z. B. Karies, Übergewicht und Vitaminmangel) in Kauf genommen.

Die Industrie bietet als gesunde Alternative *Zuckerersatzstoffe* an. Die Deutschen gaben allein 1995 für Süßstoffe 170 Millionen Mark aus, und weltweit hat der Süßstoffmarkt ein Volumen von zwei Milliarden Dollar. Diese Chemikalien haben aber erhebliche Mängel. Zur Zeit sind vier künstliche Süßstoffe in Deutschland zugelassen. Saccharin, Cyclamat, Aspartam und Acesulpham-K. Diese haben eine starke bis sehr starke Süßkraft, werden aber außer Acesulpham nicht verstoffwechselt. Sie liefern keine bzw. nur ganz wenig Energie. Sie sind aber zum Abnehmen nicht geeignet, denn sie signalisieren dem Organismus Zuckerverzehr. Wenn Sie ein Getränk zu sich nehmen, das diese Stoffe

enthält, wird dem Körper signalisiert, »hier kommt etwas Süßes«. Der Körper bereitet sich darauf vor und schüttet Insulin
aus. Wenn dann aber kein Zucker kommt, wird der Zuckerspie-
gel zu niedrig und Heißhunger setzt ein. Und dann essen Sie etwas anderes. Wie wollen Sie auf diese Weise abnehmen? Der Körper kann sich aber auch daran gewöhnen und kein Insulin
ausschütten. Stattdessen verursacht ein Stimmungstief ein besonders starkes Verlangen nach etwas anderem Süßen. Wenn Sie jetzt
auch noch erfahren, dass Zuckerersatzstoffe, also diese beliebten
Süßstoffe, in der Tierzucht als Masthilfsmittel eingesetzt werden,
dann wird Ihnen hoffentlich klar, wie schwer es ist, mit diesen
Stoffen abzunehmen. Außerdem hat auch hier der Zuckerumsatz
trotz Süßstoffen zugenommen. Das heißt, die Menschen nehmen
diese Zuckerersatzstoffe zusätzlich.

Wie Barbara Simonsohn schreibt (in der Zeitschrift *raum & zeit*,
1/2000), ist

der Krebsverdacht gegen Saccharin und Cyclamat bis heute
nicht ausgeräumt. In Tierversuchen wurde bei sehr hohen Dosen eine Krebs erregende Wirkung nachgewiesen. Cyclamat
wurde in Großbritannien, den USA und anderen Ländern verboten. Nach der 1994 beschlossenen EU-weiten Regelung
über Süßungsmittel sind Süßstoffe für Säuglinge und Kleinkin-
der strikt verboten. Vor Aspartam, Verkaufsrenner unter den
Diätsüßen und bei uns als »NutraSweet« oder »Canderel« in
Produkten wie Diät-Cola, Vitaminbonbons, Zahnpasta und
Eiscreme enthalten, wird von vielen Ernährungswissenschaftlern eindringlich gewarnt. Professor Richard Wurtman vom
Massachusetts Institute of Technology, USA: »Aspartam lässt
die Tyrosin-Konzentration im Gehirn um 300% steigen. Zu
viel Tyrosin kann zu Kopfschmerzen, Depressionen, Übelkeit,
epileptischen Anfällen, Gedächtnisstörungen und Menstrua-

tionsbeschwerden führen.« Abbaustoffe von Aspartam sind Formaldehyd und Methanol, Holzalkohol, beides für den Menschen giftige Substanzen.

Was hilft gegen das Süßverlangen?

Wenn Sie Ihr Süßverlangen stillen möchten, dann greifen Sie am besten zu süßen, reifen *frischen Früchten*. Achten Sie dabei besonders darauf, dass es sich um nicht zu süße und besonders wasserhaltige Früchte handelt, denn das Wasser aus den Früchten hat eine hervorragende Information und ist optimal geeignet, Ihren Körper zu entschlacken. Trockenfrüchte, besonders Datteln und Feigen, sind natürlich auch gut, um das Süßverlangen zu stillen, besonders verträglich sind sie, wenn Sie sie ein paar Stunden eingeweicht haben. Aber ich rate Ihnen, nicht zu viel davon zu essen. Auch das Mus aus eingeweichten und pürierten Datteln, oder überhaupt Datteln, sind zur Stillung des Süßverlangens sehr hilfreich. Sie sind natürlich genauso wie frische Früchte dem Zucker haushoch überlegen, weil sie außer dem reinen Süßen noch jede Menge Spurenelemente, Mineralien, Vitamine und Enzyme enthalten.

Auch *Ahornsirup* Grad C hat sich bewährt, ebenso wie Birnen- und Apfeldicksaft und natürlich Honig, allerdings sollten Sie den Honig nicht erhitzen und auch nicht zum Backen verwenden. Aber wenn Sie Ihre Menge Zucker von etwa 150 Gramm am Tag, was ein häufig beobachteter Wert ist, durch die gleiche Menge Honig ersetzen, dann ist auch nichts gewonnen, denn dieser Honig klebt besonders an den Zähnen, und Karies kann durch Honig noch mehr verursacht werden als durch normalen Zucker. Außerdem sind die Inhaltsstoffe des Honigs gar nicht so bemerkenswert. Honig sollte man eigentlich nur in kleinen Mengen verwenden, eher für Heilzwecke, und nicht in erster Linie in großen Mengen, um zu süßen. Was sich auch sehr gut bewährt hat, ist Sesammus mit wenig Honig oder Ahornsirup, oder Nussmus mit wenig Honig oder Ahornsirup und Gewürzen wie Ingwer, Kardamom, Zimt, Nelken und Safran.

In den letzten Jahren hat ein neues Süßungsmittel von sich reden gemacht: *Stevia Rebaudiana*. Diese Pflanze stammt aus der Familie der Chrysanthemengewächse und wächst als kleine Staude im Südwesten Brasiliens und in Teilen Paraguays. 1887 beschrieb der südamerikanische Naturwissenschaftler Antonio Bertoni die Pflanze zum ersten Mal. Die Indianer dieser Gegend verwendeten Stevia schon seit vorkolumbianischer Zeit zum Süßen ihrer Speisen und Getränke. Sie nannten die Pflanze »kaa-hee«, was soviel wie »süßes Kraut« oder »Honigblatt« bedeutet.

Hauptinhaltstoffe von Steviablättern sind so genannte Stevioside, die eine etwa 15-mal höhere Süßkraft als Haushaltszucker aufweisen, jedoch nicht den Blutzuckerspiegel beeinflussen. Dadurch sind Steviaprodukte praktisch kalorienfrei und auch für Diabetiker geeignet. Spezielle, neue Untersuchungen ergaben, dass Stevia auf Grund seiner Vielzahl an Nährstoffen auch eine antioxidative, sprich zellschützende, Wirkung aufweist, die mit Grüntee zu vergleichen ist. Mehrere Studien in Japan und weltweit haben gezeigt, dass Stevia keine Nebenwirkungen im Körper verursacht. Es konnte sogar nachgewiesen werden, dass Stevia im Gegensatz zu Zucker keine Zahnkaries verursacht und die Entstehung von Zahnbelag (Plaque) deutlich hemmt.

Vor allem in Japan wird Stevia schon seit zehn Jahren in zuckerfreien Produkten verarbeitet. Sogar in eingelegtem Gemüse, Meeresfrüchten und Fertiggerichten findet man Stevia anstatt des kalorienreichen Rohrzuckers. Die besten Steviablätter werden im Grenzgebiet zu Paraguay geerntet, wo sie teils noch wild wachsen oder biologisch angebaut werden. In China ist Stevia ein Massenprodukt, das auf riesigen Flächen angebaut und mit Spritzmitteln behandelt wird. Dies erklärt den großen Preisunterschied zwischen pestizidfreien Steviablättern aus Brasilien und denen aus China.

Aus den Steviablättern kann man einen wohlschmeckenden Steviatee aufbrühen. Zum Süßen anderer Speisen eignet sich ein hochkonzentrierter »Tee« oder Stevia-Pulverextrakt, der durch eine spezielle Extraktionsmethode hergestellt wird. Aus den Blättern und dem Stamm der Pflanze werden nur die Stevioside isoliert, die für die Süßkraft verantwortlich sind. 1 Gramm Pulverextrakt, das zu 91 Prozent aus Steviosiden besteht, entspricht etwa 250 Gramm Zucker. Die Anwendung ist sehr einfach: nur eine knappe Messerspitze Pulver zum Süßen in ein beliebiges Getränk oder unter Speisen mischen. Zur besseren Dosierung etwa eine Messerspitze Pulverextrakt in einem Glas Wasser auflösen und damit süßen. Stevia ist auch zum Backen geeignet.

Außerdem denken Sie daran, dass Sie Ihr Süßverlangen auch anders stillen können, indem Sie sich beispielsweise mit Kleidung, Vorhängen, Tapeten etc. in *»süßen« Farben* umgeben, etwa Rosa oder pfirsichfarbene Pastelltöne. Auch können Sie sich in *»süße Musik«* einhüllen, zum Beispiel in den Kanon von Pachelbel, in die Air in G von Bach oder in Sufimusik oder in viele andere schöne »Herzmusikstücke«, beispielsweise Walzermusik. *Süße Düfte*, die Sie im Raum durch Aromalampen verbreiten, helfen Ihnen ebenfalls: zum Beispiel Rose, Zimt, Jasmin, Bergamotte, Lotus, Moschus. Außerdem ist es hilfreich, wenn Sie im Raum Blumen aufstellen und generell auf eine liebevolle Atmosphäre achten. Ganz besonders wichtig in diesem Zusammenhang ist der liebevolle Umgang mit Ihren Partnern und Freunden. Dieser liebevolle Umgang, dieses Geborgensein in der Beziehung, lässt sich durch nichts ersetzen, schon gar nicht durch Zucker.

Es gibt einige probate Mittel, die Ihnen helfen, dass das Verlangen nach Süßem gar nicht erst in dem Maße hochkommt. Das sind in erster Linie *bittere Kräuter*. Aber erschrecken Sie nicht, hier geht es nicht um bittere Pillen, die Sie zu schlucken haben, wie es im Volksmund heißt, sondern es geht um bittere Kräuter – wie Löwenzahn, Enzian, Berberitze und andere Küchen- und Wildkräuter. Außerdem geht es um bittere Salate wie Endivien, Radicchio, Ruccola, Chicoree, Wasserkresse, Kapuzinerkresse u.a. und um Gewürze wie Zimt oder Gelbwurz, die auch einen bitteren Geschmacksanteil besitzen. Diese Kräuter und Gewürze versorgen den Organismus mit Mineralien und Vitalstoffen und regen in unterschiedlichem Ausmaß den Gallenfluss und damit die Verdauung an. Sie machen leicht und luftig. Übertreiben Sie also nicht! Diese Methode greift ganz klar auf die Erkenntnis zurück, die besagt, dass Menschen mit besonders starkem Süßverlangen Mineralmangel aufweisen.

Der Gegensatz zu »süß« ist im Ayurveda »würzig-scharf«, würzen Sie also weniger, zum Beispiel auch mit Knoblauch. Je schärfer ein Essen ist, umso wahrscheinlicher ist es, dass Sie hinterher noch Lust auf etwas Süßes haben. Denn Schärfe regt die Verdauung an: Schärfe macht heiß und bringt Sie richtig in Schwung, und dann möchte der Körper etwas zum Ausgleich haben, was eher schwer und feucht und nass ist nach den Geschmacksrichtungen von Ayurveda. Das ist eben die süße Geschmacksrichtung. Deswegen erhalten Sie in indischen Restaurants nach Ihren scharfen Currygerichten extrem süße Nachtische oder genehmigen sich beim Italiener nach einer Knoblauchpesto die zuckersüße Tiramisu. Der Körper ist eben auf Balance, auf Harmonie aus. Nach einem scharfen Essen helfen aber auch etwas Joghurt oder auch etwas Saures, zum Beispiel eine saure Gurke. Wenn Sie trotzdem unbedingt etwas Süßes haben wollen, versuchen Sie es zuerst mit ein bis zwei Datteln, häufig genügt das schon. Bewährt hat sich auch ein Teelöffel frischer geriebener Ingwerwurzel mit etwas Honig gesüßt.

Schließlich und endlich ist zur Behebung einer Sucht und zur Verhütung, dass sich Schlacken im Körper überhaupt erst ablagern, in fast allen Fällen nach einer Abmagerungs- und Entschlackungskur eine *Ernährungsumstellung* notwendig, die aber natürlich den individuellen Bedürfnissen des Einzelnen Rechnung tragen sollte. Sie sollten das finden, was wir *harmonische Ernährung* genannt haben. Dies ist eine Ernährung, die genau an den Typ angepasst ist, wobei der Mensch genau das isst, was er gerade wirklich braucht. Bis man so weit ist, dauert es aber eine gewisse Zeit, hier ist es auch durchaus erlaubt, auszutesten, was man spürt und allen Dingen nachzugehen. Wenn Sie von vornherein gewisse Lebensmittel oder gewisse Getränke ausklammern, obwohl es Sie danach gelüstet, dann können Sie auf Dauer nicht zum Erfolg kommen, weil Sie auf diese Weise wieder einen Teil von Ihnen verneinen und damit in Ihrem Gefühlsbereich ein Defizit schaffen.

Auch wenn ich Ihnen hier zum Beispiel noch so ausführlich erkläre, dass es für die Entschlackung unumgänglich notwendig ist viel reines kohlensäurefreies, möglichst mineralarmes Wasser zu trinken: Wenn Sie sich, jedenfalls im Augenblick, mit diesem Wasser in keiner Weise anfreunden können, dann dürfen, ja müssen Sie testen, was Sie machen können, um den Reinigungseffekt ohne dieses Getränk zu erzielen. Sie könnten beispielsweise etwas frisch gepressten Gemüse- oder Obstsaft hineingeben oder einen ganz dünnen Tee kochen usw. Sie sind immer aufgerufen, alles, was in diesem Buch steht, als einen Experimentiervorschlag anzunehmen. Es werden hier zwar nur Vorschläge gemacht, die sich bei anderen Menschen als segensreich erwiesen haben, aber das bedeutet nicht, dass alle diese Empfehlungen auch für Sie geeignet sind.

13

Typgerechtes Abnehmen

Jeder Mensch hat, je nach Konstitutionstyp (vgl. Kapitel 6) ein genetisch vorgegebenes, individuell verschiedenes Idealgewicht. Das ist das Gewicht, mit dem er am besten aussieht und bei dem er sich optimal fühlt – es sei denn, er stünde völlig unter dem Einfluss des allgemein in seiner Kultur geltenden Schönheitsideals, mit dem seine Konstitution nicht harmoniert. Verschiedene Konstitutionstypen weisen einen unterschiedlichen Stoffwechsel und deshalb andere Idealgewichte auf. Verschiedene Nahrungsmittel wirken auf die diversen Konstitutionstypen unterschiedlich. Deswegen nehmen die verschiedenen Typen auch auf unterschiedliche Weise und mit anderer Geschwindigkeit ab. Dies sind die Grundsätze, die Sie zu beachten haben, wenn Sie sich mit Abnehmen und Entschlacken befassen. Nicht jeder Mensch kann gleichermaßen abnehmen, denn nicht auf jeden Menschen trifft das nach einer Standardformel berechnete Idealgewicht zu. Wie schon in Kapitel 6 dargestellt, gibt es vier verschiedene Konstitutionstypen, bei denen jeweils eines der vier Elemente vorherrscht:

- den asketischen Typ, eher feinsinnig, nervös und mental-kommunikativ (Luft)
- den athletischen Typ, muskelbepackt, dynamisch, willensstark (Feuer)

- den mütterlichen Typ, fruchtbar, nährend, weich und rundlicher (Wasser)
- den bäuerlichen Typ, starker Knochenbau, standfest, anpackend, hart (Erde)

Jeder von den vier Elementtypen hat seinen eigenen Stoffwechsel und seinen eigenen Körperbau und keiner entspricht einem durchschnittlichen Ideal. Dieses »Ideal« ist reine Fiktion: Das Schönheitsideal, das sich jeweils nach dem Geschmack der Kultur und Zeit richtet, sollten Sie vergessen. Denken Sie allein daran, wie sich das Bild hier im Westen geändert hat. Die weibliche »Idealfigur« ist im Laufe der letzten 30 oder 40 Jahre immer schlanker geworden, wogegen im Orient, zum Beispiel im Iran oder in Indien, eher schwerere, rundlichere Frauen besonders beliebt sind, weil sie stärker die weiblichen, mütterlichen Qualitäten verkörpern.

Übergewicht ist immer das Zeichen eines Ungleichgewichts der Elementeverteilung, die dem von Geburt aus vorgesehenen Potenzial nicht entspricht. Dies führt zu schlechter Gesundheit.

Deswegen ist Abnehmen immer auch mit Entschlacken verbunden, oder Entschlacken führt zu Abnehmen, weil Verschlackung ja die Ursache für Krankheiten darstellt, wie das oben schon beschrieben wurde. Abnehmen ist aber nicht unbedingt in jedem Fall mit einer Verbesserung der Gesundheit verbunden. Idealerweise ist die Gewichtsnormalisierung das natürliche Ergebnis eines wiedergefundenen Gleichgewichts mit der Grundlage, und damit verbessert sich auch die Gesundheit. Diese beruht auf einer optimalen Erzeugung und Nutzung von Körperenergie für Handeln, Fühlen und Denken. Es ist gefährlich, den Körper zum Abnehmen zu zwingen. Dies ist oft der Anfang von Sucht. Also versuchen Sie bitte nicht, schlanker zu werden, als Ihr Typ Ihnen genehmigt.

Wenn Sie Ihren Elementstyp herausfinden wollen, besorgen Sie sich ein Geburtshoroskop und stellen (eventuell mit fremder Hilfe) fest, zu welchem Element das Tierkreiszeichen gehört, in dem der Mond steht. Der Mond zeigt die körperliche Konstitution an. Wenn bei Ihnen beispielsweise der Mond im Widder steht, dann haben Sie eine Feuer-Konstitution, weil Widder dem Feuerelement zugeordnet wird. Es kann jedoch gut sein, dass Sie diese Eigenschaften zurzeit nicht leben. Deshalb haben Sie Übergewicht. Sie wissen aber jetzt, was Ihre Grundkonstitution ist und wo Sie hin wollen. Meistens haben Sie zumindest als Kind die Eigenschaften Ihres Mond-Elementes gelebt. Diese wurden Ihnen aber häufig aberzogen, sodass sie Ihnen heute fehlen. Wenn Sie viel bis sehr viel Übergewicht haben, sehen Sie nicht aus wie ein Luft- oder Feuertyp, auch wenn die Mondstellung Ihnen dies sagt. Sie sind dann zurzeit entweder ein Wasser- oder Erdtyp, denn Übergewicht verdrängt Luft und Feuer. Der folgende Text ist jedoch so geschrieben, dass er auf Ihre Grundkonstitution passt.

Wenn Sie mehr zum Thema der Elemente wissen möchten, empfehle ich Ihnen mein Buch *Zur eigenen Kraft finden: Harmonisch essen und leben mit den vier Elementen und Ayurveda*, in dem ein ausführlicherer Fragebogen hilft, Ihren derzeitigen Zustand zu bestimmen. Außerdem enthält es eine Formel, bei der alle Planeten berücksichtigt werden, mit der Sie Ihre Grundkonstitution aus dem Horoskop detailliert errechnen können.

Falls Sie ganz auf Nummer Sicher gehen wollen oder den persönlichen Kontakt lieben oder eine Zeitlang begleitet werden möchten, können Sie auch eine persönliche Beratung in Anspruch nehmen. In der von mir durchgeführten Ausbildung zum »Astrologischen Gesundheits- und Ernährungsberater« haben bereits eine ganze Reihe von Beraterinnen und Beratern erfolgreich graduiert und stehen Ihnen in verschiedenen deutschsprachigen Räumen ebenso zur Verfügung wie ich. Zum annähernd gleichen Ziel kommen Sie, wenn Sie einen ayurvedischen Arzt aufsuchen, der die Technik der Pulsdiagnose beherrscht.

Im Folgenden gebe ich Ihnen eine Anleitung zum typgerechten Abnehmen und Entschlacken auf der Basis Ihrer Grundkonstitution, der Sie in Eigenregie folgen können. Dazu ist es jedoch nötig, dass Sie wirklich Eigenverantwortung für sich selbst übernehmen. Zunächst gebe ich Ihnen zwei Übersichten:

Drei Arten von Übergewicht

1. Übergewicht kann auf Grund von Erziehung und Modetrends »nur« subjektiv als solches empfunden sein. In diesem Fall hilft nur eines: Akzeptieren Sie, dass Sie anders sind, genießen Sie Ihre Einmaligkeit und werden Sie selbstbewusst. Wenn Sie Ihre Individualität betonen, führt das unweigerlich zum Erfolg.
2. Übergewicht kann eingebildet sein, weil Sie sich davor schützen möchten, erwachsen und weiblich rund zu werden – Sie leiden dann eventuell an Magersucht (Anorexia nervosa). Hier sind Nahrungsergänzungsmittel und Psychotherapie vonnöten.
3. Übergewicht kann tatsächlich vorhanden sein, wenn Sie mehr wiegen, als Ihre Grundkonstitution vorsieht. Hier greift die Fülle von Vorschlägen zu Entschlackung, Ausleitung, Bewegung und inneren Wandlung aus diesem Buch.

Gefühlsmäßige Voraussetzungen für eine Gewichtsabnahme

• Die Ursache für Übergewicht des dritten Typs liegt nicht darin, dass Sie zu viel essen oder dass Sie zu willensschwach sind, sich »vernünftig« zu ernähren oder einen »gesunden« Lebenswandel zu führen. Hinter Ihrer Art der Nahrungsaufnahme liegen bestimmte Zwänge, die sich tatsächlich nicht willentlich beherrschen lassen: Süchte, Allergien, maskierte Unverträglichkeiten.

- Die eigentlichen Ursachen des Übergewichts sind emotionale Defizite, weil Sie nicht so leben, wie es Ihrer Veranlagung, Ihrem Lebensplan entspricht. Aus Angst, anders zu sein und deshalb nicht angenommen zu werden, haben Sie starre Verhaltensmuster entwickelt, die Ihnen Sicherheit vorgaukeln, haben innere Blockaden und äußere Mauern auf Grund »schlechter« Erfahrungen aufgebaut. Infolgedessen fehlen Ihnen menschliche Nähe, Wärme und Liebe etc., die Sie durch Essen ersetzen möchten.

- Da Ihr Zustand nicht natürlich ist, wählen Sie meist auch keine natürliche Nahrung, sondern denaturierte Industrienahrung, Kuchen und Süßwaren. Diese Ernährung führt einerseits zur Verschlackung, andererseits zu Mangelzuständen.

- Auch Ihre gesamte Lebensweise und die medizinische Versorgung sind Ihrem Zustand gemäß alles andere als natürlich und zur Spezies Mensch passend. Deshalb sind Sie – um den wichtigsten Aspekt herauszugreifen – mit Schwermetallen vergiftet. Diese erzeugen im Verein mit der schlechten Ernährung jene körperlich spürbaren Symptome, die Ihnen Ihren freien Willen rauben – von Natur aus hätten Sie ihn!

- An diesem Punkt können Sie einfach nicht mehr so leben, essen und handeln, wie Sie gerne möchten. Sie sind eingesperrt in Ihr eigenes Gefängnis. Sie haben jetzt zwei Möglichkeiten: Sie können es sich in diesem Gefängnis mit Wunderdiäten, Illusionen und Symptomunterdrückung so »gemütlich« wie möglich einrichten und das Leben als Normalbürger weiterführen. Glücklich und gesund können Sie dabei nicht werden. Und ein erfülltes, spannendes, begeisterndes Leben führen Sie dann auch nicht.

- Die zweite Möglichkeit besteht darin, dass Sie aus dem Gefängnis ausbrechen, sich selbst entdecken, die Erfahrungen machen, die Sie sich wünschen und ein freier, liebevoller und mitfühlender Mensch werden. Nur dann können Sie auf dem Sterbebett sagen: Ich bin weiter gekommen, ich bin bewusster und weiser geworden.

Wie gehen Sie im Einzelnen vor?

• Füllen Sie eventuell vorhandene Defizite in Ihrer körperlichen Versorgung mit Nahrungsergänzungsmitteln auf, damit sich – falls ein Suchtverhalten vorliegt – die Gier nach Lebensmitteln, Speisen, Beziehungen, Geld, Macht etc. auf ein erträgliches Maß reduziert. Dies ist zunächst Symptomverdrängung, damit Sie »den Rücken frei bekommen«, um eventuell mit psychotherapeutischen Methoden arbeiten zu können und davon zu profitieren. Am besten wäre es, wenn Sie sich von einem erfahrenen Orthomolekular-Mediziner austesten lassen würden. Der amerikanische Arzt Douglas Hunt hat in seinem Buch *No more cravings* ausführlich über geeignete Substanzen berichtet. In schweren Fällen ist es nicht ratsam, selbst die geeigneten Mittel auszusuchen.

• Akzeptieren Sie Ihren derzeitigen Zustand; es hat gute Gründe, dass Sie übergewichtig sind! Vielleicht können Sie Ihre Lebenslektion nur so lernen. Ihr Übergewicht zeigt Ihnen in der Regel Defizite im Gefühlsbereich an: Wahrscheinlich sollen Sie gefühlsbetonter werden, mitfühlender oder willensstärker... Dies ist der schwierigste, aber wichtigste Teil der ganzen Kur. Sie dürfen lernen, auch Ihre Schattenseiten anzunehmen und zu würdigen. Sie sind nicht hier auf Erden, um ein durchschnittlicher Bürger zu sein, sondern individuell, originell und einmalig – also ganz anders; das dürfen Sie akzeptieren.

• Lernen Sie also, sich selbst und Ihre Fähigkeiten zu schätzen – auch diejenigen, die andere nicht mögen! Üben Sie das Loslassen Ihrer Vorurteile über sich selbst, indem Sie Ihre Wohnung und – falls möglich – auch Ihren Arbeitsplatz aufräumen und gründlich ausmisten. Trennen Sie sich von allem, was Sie nicht brauchen und was Ihre Freiheit einschränkt, vor allem auch Teilen Ihres Sicherheitskonzepts, unechten »Freundschaften«, faulen Kompromissen etc.

- Nehmen Sie zumindest von Zeit zu Zeit die Vogelperspektive ein, verschaffen Sie sich einen erhöhten Standpunkt mit Abstand zum Getriebe, das Sie blind macht. Lachen Sie über die Absurdität dieser Welt und der Rolle, in die Sie sich hineinmanövriert haben und die zu Ihrem (übergewichtigen) Zustand geführt hat. Manchmal hilft dabei ein Auslandsurlaub. Lohnt es sich überhaupt für Sie, eine »gewichtige« Rolle zu spielen? Geht es anders nicht viel leichter? Warum ständig den Helden spielen (wie anstrengend und stressig!), wenn Sie nur ganz einfach Sie selbst sein dürfen?

- Überprüfen Sie Ihre mitmenschlichen Beziehungen: Beenden Sie die oberflächlichen, höflichen, gesellschaftlich »unbedingt nötigen«, und pflegen Sie die Beziehungen, in denen echte Freundschaft und/oder Liebe mit Herzenskontakt und echter Vertrautheit möglich sind. Stellen Sie die Verletzungsgefahr hintan und lassen Sie sich ein weiteres Mal ein: Seien Sie diesmal aber offen und ehrlich, damit Sie nicht wieder unpassende Partner anziehen.

- Überprüfen Sie Ihre berufliche Situation und Ihr Wohnumfeld. Wenn hier nicht alles »zum Besten« steht, sollten Sie aktiv werden, denn daraus erwachsender Stress kann durch eine Entschlackungskur nicht ausgeglichen werden. Berufswechsel und Umzüge sind zwar mühevoll und teuer, zuzeiten aber notwendig. Es ist überhaupt keine Leistung, ein Leben lang in der selben Firma zu bleiben. Aus guten Gründen kann man beispielsweise auf gewisse Führungspositionen nur für kurze Zeit gewählt werden!

- Finden Sie heraus, was Ihnen in Ihrem Leben Kummer bereitet. Finden Sie mutig eine Lösung! Eine der Lehren aus meiner

zehnjährigen Beratungspraxis besagt, dass es auch für die aus-
weglosesten Situationen immer eine gute Lösung gibt – die ist
nur meist so anders, dass wir gar nicht daran denken. Wenn
die Zeit gekommen ist, wird sich alles ergeben. Probleme und
Übergewicht verschwinden nicht auf Kommando und dann,
wenn wir (als Persönlichkeit) es wollen, sondern dann, wenn
die Zeit dazu gekommen ist. Dies ist dann der Fall, wenn Sie
Ihre Lernaufgabe erledigt haben. Überschätzen Sie sich nicht!

- Vergessen Sie alle Wunderkuren, auch wenn Sie ganz »neu« und
»fabelhaft« sind. Die Versuchung wird Sie immer wieder erei-
len, und ich bin sicher, Sie werden von Kuren hören, denen
scheinbar alle hier dargelegten Nachteile fehlen. Es gibt im Leben aber keine Abkürzungen – es scheint nur manchmal so, weil
wir nicht durchblicken. Wenn wir etwas erzwingen, kommt
meist hinterher der »dicke Hammer«. Der Herr des Schicksals
(und des Karmas, des Gesetzes von Ursache und Wirkung) ist
der Saturn; und sein Motto lautet: »Schritt für Schritt«.

- Beginnen Sie ein für Sie passendes Bewegungsprogramm: etwa
Tanz, Yoga (besonders Kundalini-Yoga), Schwimmen und
Tauchen, Gymnastik auf dem Lymphtrainer (Zimmertrampolin) oder was Ihnen sonst behagt. Gehen Sie dabei aber liebevoll mit Ihrem Körper um, überfordern Sie sich nicht und verurteilen oder beschuldigen Sie sich nicht, wenn die Aktivitäten
zunächst nicht regelmäßig stattfinden. Suchen Sie so lange, bis
Sie eine Bewegungsart gefunden haben, die Ihnen wirklich ge-
fällt und die rasch erste Erfolge zeigt.

- Währenddessen lassen Sie Ihre Zähne überprüfen, alle Amalgamplomben restlos entfernen und alle Schwermetalle aus
Ihrem gesamten Körper ausleiten (wie in Kapitel 21 beschrieben), damit unter anderem Ihre Nervenzellen und Ihr Gehirn
wieder frei werden und Sie überhaupt in der Lage sind, sich so
zu spüren und so zu handeln, wie es Ihnen als einem liebevol-
len Mensch entspricht.

- Dabei lassen Sie sich auf maskierte Nahrungsmittel-Unverträglichkeiten austesten und meiden die betreffenden Nahrungsmittel für eine Weile, bis die Schwermetalle ausgeleitet und die Pilze in Ihrem Darm verschwunden sind. Dann werden Sie – in Maßen – wieder alles vertragen. Bis es so weit ist, sollten Sie Ihren Körper durch die ständigen Überreaktionen auf bestimmte, häufig gegessene Lebensmittel nicht überstrapazieren. Stress verbraucht Nervenkraft und schwächt das Immunsystem. Die Schwermetallausleitung allein ist schon eine Angelegenheit, bei welcher der Organismus alle Kräfte zusammennehmen muss, um sich schließlich zu befreien.

- Führen Sie eine Darmreinigung nach eigener Wahl durch. In Kapitel 18 stelle ich Ihnen eine ganze Reihe von guten Verfahren vor; bitte entscheiden Sie selbst, welcher Sie den Vorzug geben.

- Unterziehen Sie sich einem Entschlackungsprogramm wie in Kapitel 15 beschrieben. Wenn Sie es genießen, behandelt und verwöhnt zu werden, dann wäre eine Kombination aus Darmreinigung und Entschlackung etwa in Form einer in Kapitel 11 geschilderten ayurvedischen Pancha-Karma-Kur empfehlenswert.

- Fastenkuren zum Abnehmen empfehle ich nicht besonders gerne, weil viele Klienten schon einige Diäten hinter sich haben, in denen sie ihren Stoffwechsel schon mehrmals kräftig durcheinander gebracht haben. Wenn jetzt auch noch eine Fastenkur kommt, könnte der Organismus erneut – vielleicht sogar besonders stark – in Panik geraten. Außerdem gibt es – auch bei Fastenkuren – immer das Problem mit dem Jojo-Effekt am Ende der Kur. Viele Klienten kommen auch mit Süchten, und da fällt Fasten unnötig schwer. Außerdem sind Fastenkuren nicht zur Ausleitung von Schwermetallen und Pilzen geeignet.

- Genießen Sie während der Gesamtzeit Ihrer besonderen Zuwendung zu sich selbst Wanderungen in der Natur, Gartenarbeit, Sauna, Massagen, gute Literatur, Musik, Kunst, Schönheit und Meditation – was immer Ihnen gut tut.

- Setzen Sie sich nicht unter Druck durch minuziöses Einhalten von Vorschriften. Es kommt bei all diesen Reinigungsverfahren nicht auf Exaktheit an, sondern darauf, dass Sie das Gefühl haben, dass es bei Ihnen wirkt – und zwar in einer schonenden Art und Weise. Sie kennen den Spruch: »Operation geglückt, Patient tot!«. Hier würde es heißen: »Entschlackt und abgenommen, Nieren und Leber ruiniert!« Lassen Sie sich also Zeit: Schlacken, Gifte und Übergewicht sind über Jahrzehnte gewachsen, sie können nicht in einer Woche verschwinden. Warum sollten Sie es auch eilig haben: Der Weg ist das Ziel. Sie können die vielen Vorgänge, Gefühle und Empfindungen in Ihrem Körper während dieser Wochen und Monate auch genießen. Dabei entrollt sich Schritt für Schritt Ihr wahres Selbst! Wenn Sie sich beim Abnehmen nicht wohl fühlen, dann klappt es nicht.

- Wenn Sie auf diese ganzheitliche Weise an das Abnehmen herangehen, dann werden Sie später dankbar sein, dass Sie überhaupt Übergewicht hatten. Auf diese Weise gelang es Ihrer Seele nämlich, sich bemerkbar zu machen und Sie dazu zu verleiten, sich mehr mit sich selbst, mit Ihren Gefühlen, Gedanken und mit Ihrem Körper zu beschäftigen. Es hätte stattdessen ja auch ein schwerer Schicksalsschlag sein können! Jetzt sind Sie bewusster und gesünder und deshalb näher an Ihrem typgerechten Gewicht. Der Wunsch abzunehmen sollte bei all diesem Tun nicht im Vordergrund stehen. Deshalb erübrigt es sich auch, ständig hoffnungsfroh auf die Waage und frustriert wieder herunter zu steigen. Sie wollen sich doch nicht wieder quälen!

- Beobachten Sie sich bei allem, was Sie tun, aber verurteilen Sie sich nicht! Der hinterhältigste Trick, den Menschen in Unfreiheit zu halten, ist das Konzept mit Schuld, Sünde und Sühne. Diese »drei S« machen uns Menschen zu unfreien Sklaven, obwohl wir doch alle Gottes Töchter und Söhne, also auch Götter sind. Nicht umsonst begrüßt man sich in Bayern mit »Grüß Gott«, was so viel heißt wie »ich grüße den Gott in dir« oder »ich grüße dich als göttliches Wesen«, was wir ja nach Aussage der Bibel und aller anderen ernst zu nehmenden heiligen Schriften auch tatsächlich sind. Wir haben es uns nur ausreden lassen...

Nach diesen allgemeinen Regeln nun zu den typspezifischen Details, die in der Reihenfolge der Elemente Luft, Feuer, Wasser und Erde besprochen werden.

Der Lufttyp
Der Lufttyp (mit dem Mond in einem Luftzeichen*) neigt auf Grund seiner leichten, flexiblen, allen Veränderungen gegenüber offenen Art am wenigsten dazu, übermäßig Gewicht zuzulegen. Bei ihm ist der abbauende Stoffwechsel betont, er verausgabt sich deshalb leicht – auf allen Ebenen – und neigt nicht dazu, Vorräte anzulegen. Festhalten liegt ihm nicht, denn er lebt ja nach dem Motto »es ist alles relativ«; und so findet er immer etwas noch Besseres oder genauso Gutes oder etwas erstrebenswertes anderes. Da er jedoch, wenn die Luft aus der Balance gerät, zum Chaos neigt und dazu, immer wieder neuen Ideen nachzuhängen, anstatt einmal eine in die Tat umzusetzen und dieses Projekt womöglich sogar zu Ende zu bringen, wird ihm diese Eigenschaft durch Ablagerung von Schlacken und Giften im Körper gespiegelt. Er kann diese Stoffe in der Regel ohne Fett- und Wasseransammlungen wegstecken und deshalb fällt die innere Verschmutzung nicht sofort auf. Sie äußert sich jedoch meist in

---

* Waage, Wassermann oder Zwilling

erhöhter Nervosität, Schusseligkeit, Vergesslichkeit, Unzuverlässigkeit etc.

Nun haben ja auch Lufttypen einen Gefühlskörper – selbstverständlich auch dann, wenn im Geburtshoroskop der Wasseranteil gegen Null tendiert. Sie kommen an diese Gefühle nur besonders schlecht heran, nehmen sie nicht rechtzeitig oder überhaupt nicht wahr, klammern sie als unlogisch aus. Sie sind eben keine Gemütsmenschen, und man begegnet ihnen auch am besten auf der Ebene des Denkens, der Kommunikation und des Wissens. Ihre Lebensaufgabe ist es denn auch nicht, speziell ihre Gefühle einzusetzen. Jeder darf mit den Talenten wuchern, die er hat! Eine ihrer Lernaufgaben könnte es aber sein, den Gefühlsbereich ins tägliche Leben zu integrieren, obwohl sie sich ansonsten auf Mentales spezialisiert haben. In solchen Fällen kann es sein, dass ein Lufttyp Übergewicht entwickelt. Der Körper möchte ihn dadurch auf sein Gefühlsdefizit aufmerksam machen oder darauf, dass neben dem Kopf auch noch ein Körper existiert, den man gut behandeln muss, damit auch das Gehirn weiterhin gut funktioniert. Auch ein geistig arbeitender Mensch lebt und lernt auf diesem Planeten in einem physischen Körper, sonst wäre er vielleicht ein Engel. Auf ähnliche Weise kann es sein, dass die Seele den Lufttyp durch Übergewicht darauf aufmerksam macht, dass mehr Erdung vonnöten ist, dass sich das Leben nicht nur im Kopf abspielt und dass es nötig ist, am Monatsende auch die Miete bezahlen zu können.

In der Grundkonstitution handelt es sich häufig um Personen mit einem hageren Körperbau aller Größen, einem runden, aber nicht sehr betonten Gesäß, einem langen Kopf mit schlankem Gesicht, um lange Hände und Füße und spitz zulaufende Finger und Zehen. Ein breiter, sehr beweglicher Mund ist immer bereit, die neuesten Nachrichten zu verbreiten. Die Haut ist weich und normal fettig, der gesamte Körperbau eher schlank und feingliedrig. Das Übergewicht sitzt vor allem um die Körpermitte, an Hüften, Taille und an den Oberschenkeln. Die Cellulitis befindet sich am Oberarm, an den Hüften und am Oberschenkel. Die Konfektionsgrößen von Ober- und Unterkörper können erheblich differieren.

Lufttypen neigen besonders dazu, ihre Schilddrüse überzustimulieren, was den gesamten Stoffwechsel durcheinander bringen kann, weil die Schilddrüse dessen Hauptsteuerungsorgan ist. Dies geschieht am ehesten durch Brot, Kuchen und Süßigkeiten sowie Kaffee, Tee oder Cola. Die Energie ist bei diesen Menschen unmittelbar nach den Mahlzeiten am höchsten – Kunststück, wenn sie so viel Süßes essen und dazu auch noch Tee und Kaffee konsumieren. Sie haben auch häufig Magenbeschwerden, weil ihre Verdauung wechselnd gut ist. Nacken und Schultern schmerzen am ehesten. Sie sind die Sprinter, die kurzfristig viel Energie, langfristig aber kein Durchhaltevermögen besitzen.

Wenn Sie zu diesen Menschen zählen (wobei nicht alle aufgeführten Eigenschaften zuzutreffen brauchen), dann empfehle ich Ihnen, beim Abnehmen auf Folgendes zu achten:

- Geben Sie sinnlichen Wahrnehmungen, Erfahrungen und Genüssen, Gefühlen und praktischen Erwägungen mehr Raum. Verbannen Sie das Chaos, indem Sie Ordnung, Zweckmäßigkeit und Verlässlichkeit kultivieren. Werden Sie systematischer und effizienter.
- Gleichzeitig mit all den beschriebenen inneren Reinigungsverfahren achten Sie stets darauf, Ihre ohnehin knappen Vorräte an Vitaminen, Enzymen, Mineralien, Spurenelementen etc. aufzufüllen.
- Sorgen Sie für ausreichenden Schlaf (Ihr dünnes Nervenkostüm benötigt viel Ruhe) und vermeiden Sie Überstimulierung jedweder Art, da Ihnen Lärm, Schmutz, Elektrosmog, Mikrowellen und Umweltgifte besonders schaden.
- Schränken Sie Tee, Kaffee, Cola und Schokolade sowie Wei-

zenmehl, Zucker, Honig, Obst und Desserts ein. Stattdessen erhöhen Sie die Aufnahme von pflanzlichem oder – noch wirkungsvoller – tierischem Eiweiß; besonders geeignet sind Eier. Sie können zum Beispiel den Tag mit einem gekochten Ei beginnen. Eiweiß stimuliert die Nebennieren, welche für Ausdauer und Erdung stehen, an denen es dem Lufttyp mangelt. Eiweiß unterstützt auch die Ausleitung von Schwermetallen.

- Ihre Nahrung sollte hauptsächlich aus Gemüse und Salat bestehen, als »Sättigungsbeilage« eignen sich Kartoffeln, Topinambur und in Maßen Vollkornprodukte. Beachten Sie aber bitte: Wenn ich Sie hier anrege, mehr von tierischen Produkten oder von vegetarischem Protein zu essen, dann bedeutet das nicht, dass Sie Riesenmengen davon essen sollen, sondern nur, dass diese Produkte in jeder Mahlzeit enthalten sein sollten und notwendig sind, um die Schilddrüse zu entlasten und stattdessen die Nebennieren zu stimulieren. Auch als Snack zwischendurch hat sich ein halbes gekochtes Ei bewährt.

- Als Tee empfiehlt der Arzt Elliot Abravanel in seinem Buch *Bodytype Diet* Himbeerblättertee gegen Übersäuerung. Mit bitteren Kräutern sollten Sie mäßig umgehen. Diese Geschmacksrichtung verstärkt das Luftelement.

- Achten Sie bei Ihren Bemühungen um innere Reinigung und Gewichtsabnahme besonders darauf, dass Sie nicht frieren, wozu der Lufttyp auch bei Übergewicht neigt. Hier helfen Bewegung, Ingwertee und generell scharfe Gewürze, die auch die unregelmäßige Verdauung verbessern. Auch warme Socken und Fußmassage sind nicht zu verachten!

Gewürze und Kräuter für den Lufttyp

- für die Schleimhäute, gegen Trockenheit:
  Bockshornkleesamen, Süßholz, Marshmallow (Eibischteig),
  Beinwellwurzel, Borretsch, irisch und isländisch Moos, Lotuswurzel, Haferstroh, Shatavari (indisch)
- für die Verdauung und zur Entschlackung:
  Ingwer, Kurkuma, Galgant, Zimt, Kardamom, Nelken, Curry,
  Kreuzkümmel, Koriander, Fenchel, Paprika, Pfeffer, Dillsamen, Knoblauch, Zwiebel, Asafötida (Stinkasant)
- als Abführmittel:
  Flohsamenschalenpulver, Leinsamen, Süßholz, Kleie, Backpflaumen, Triphala
- zur Beruhigung:
  Baldrian, Frauenschuh, Ashwaghanda (indisch), Muskatnuss,
  Mohn, Thymian, Pfefferminz, Beifuß
- zur Stärkung:
  Ginseng, Tang Kuei, Fo Ti, Süßholz, Kelp, Beinwellwurzel,
  Brunnen- oder Wasserkresse, Spirulina, Kamutgrassaft, Blütenpollenextrakt
- gegen Rheuma und Arthritis:
  Angelikawurzel, Tang Kuei, Osha, Myrrhe

Der Feuertyp

Der Feuertyp (mit dem Mond in einem Feuerzeichen*), mutet sich generell zu viel zu, neigt zu Entzündungen, Übersäuerung, Erschöpfung (»ich bin völlig ausgebrannt«) und generell zu übermäßigem Willens- und Krafteinsatz. Er fordert von sich ständig Höchstleistungen und überfordert sich dabei. Gelassenheit ist nicht seine Stärke. Alles muss sofort angepackt werden, zu Ende geführt wird es eher selten – es sei denn, er hat einen genügend

* Widder, Löwe oder Schütze

großen Erdanteil in seiner Konstitution. Da er Neues Altem vorzieht, kann er leicht loslassen und neigt ebenso wie der Lufttyp weniger zur Korpulenz als Erd- und Wassertypen. Dies wird auch dadurch verstärkt, dass bei ihm ebenso wie beim Lufttyp – eher der abbauende Stoffwechsel betont ist. Vorräte anlegen ist nicht seine Sache – er weiß, dass er sich jederzeit das Nötige erkämpfen kann. Da er sich jedoch so viel zumutet, ist er trotzdem verschlackt und vor allem übersäuert.

Übergewicht kann der Feuertyp aus den gleichen oder ähnlichen Gründen ansammeln wie der Lufttyp, nämlich immer dann, wenn er auf den Gefühlsbereich oder die Effizienz des Handelns zu wenig Wert legt. Auch hier können sich Menschen finden, deren Schilddrüse wie oben beschrieben überstimuliert ist. Feuertypen weisen zunächst – häufig auch ohne Training – einen athletischen Körperbau auf. Sie sind die Sportler, die kurzfristige Höchstleistungen bringen. Wenn sie beim sozialen Aufstieg im Laufe eines erfolgreichen Lebens dann am Schreibtisch gelandet sind, beruflich nicht mehr körperlich gefordert werden und keine Zeit mehr für sportliche Aktivitäten haben, dann beginnt das Gewicht unaufhaltsam zu steigen, es sei denn, die Betreffenden stellen ihre Ernährung um – was meistens erst geschieht, wenn Probleme aufgetreten sind.

Wenn Sie zu diesen Menschen zählen, (wobei nicht alle aufgeführten Eigenschaften zuzutreffen brauchen), dann empfehle ich Ihnen beim Abnehmen auf Folgendes zu achten:

- Geben Sie sinnlichen Wahrnehmungen, Erfahrungen und Genüssen, Gefühlen und praktischen Erwägungen mehr Raum. Statt unwiderstehlich sein zu müssen oder sich aggressiv fordernd zu verhalten, werden Sie schlicht liebenswert. Fragen Sie bei dem, was Sie tun, mehr nach konkreten Ergebnissen und kultivieren Sie Ausdauer.
- Gleichzeitig mit all den beschriebenen inneren Reinigungsver-

fahren achten Sie stets darauf, Ihre ohnehin knappen Vorräte an Vitaminen, Enzymen, Mineralien, Spurenelementen etc. aufzufüllen.

- Wenn Sie – wie beim Feuertyp zu erwarten – feststellen, dass Sie stark übersäuert sind, dann beginnen Sie den ganzen Prozess mit einer Basenkur, wie dies in Kapitel 3 und 17 beschrieben wird.

- Fahren Sie den Konsum von tierischen Produkten herunter auf eine Menge, die zur Stimulierung der Nebennieren ausreicht, damit Sie die Erdung nicht verlieren, aber nicht weiter unter zusätzlicher Übersäuerung leiden. Essen Sie – wie der Lufttyp – reichlich Salat und Gemüse. Aber auch Obst können Sie – wenn Sie die wenig süßen Sorten auswählen – das ganze Jahr über reichlich zu sich nehmen. Der Rohkostanteil kann 100 Prozent betragen, wenn Sie Zeit und Gelegenheit haben, sich während der Entschlackungs- und Abnehmzeit auch kräftig körperlich zu bewegen (was Sie ohnehin lieben). Essen Sie dabei das Gemüse und den Salat ohne Öl und Milchprodukte im Dressing (das die meisten Kalorien enthält). Alternative Ideen zu kalorienarmen Dressings finden Sie in meinem Buch *Die fünf Tibeter Feinschmecker Küche*.

- Scharfe Gewürze benötigen Sie nur am Anfang oder zeitweilig, weil es Ihnen leichter als anderen Typen gelingen sollte, Ihren Stoffwechsel »anzufeuern«. Häufig genügen die unten genannten milderen Gewürze.

- Vermeiden Sie denaturierte Nahrung, Gegrilltes und Gebratenes, hoch erhitztes Fett und jegliche Art von Junkfood und Industrienahrung. Diese Produkte sind zwar »in« und außerdem für Machos häufig besonders attraktiv, sind aber Gift für den Körper. Sie können nicht so viel vertragen, wie Sie denken; Sie spüren es nur nicht sofort. Deshalb wäre es gut, wenn Sie Ihre Feinsinnigkeit und Ihr Spürvermögen trainieren würden. Entschlackung macht in jedem Fall feinfühliger, und das können Sie besonders brauchen.

Gewürze und Kräuter für den Feuertyp

- für die Verdauung:
  wenig Kreuzkümmel, Koriander, Fenchel, Kurkuma; *reichlich* frischer Koriander, Dill, Estragon, Petersilie, Pfefferminz, Zitronenmelisse u. ä.
- zur Beruhigung, Leberentgiftung und Senkung des inneren Feuers:
  Berberitzen Wurzelrinde, Enzian, kanadische Gelbwurz, Kurkuma, Mariendistel, Aloe vera
- zur Blutreinigung:
  Krauser Ampfer, Klette, Sarsaparilla, Schwertlilie, Löwenzahn, Veilchen
- für die Schleimhäute, gegen Trockenheit:
  Süßholz, Rotulme, Beinwellwurzel, Marshmallow (Eibisch)
- zur Beruhigung:
  Kamille, Chrysantheme, Sandelholz, Helmkraut, echte Betonie, Eisenkraut

Der Wassertyp

Hier haben wir den Gemütsmenschen (mit dem Mond in einem Wasserzeichen*), dessen Haupterfahrungsfeld der Ausdruck von Gefühlen ist. Da Gefühle auch Schmerz beinhalten, wagen es viele Menschen nicht, sich so weit zu öffnen, dass sie verletzlich werden, oder wenn sie verletzt werden, tun sie so, als ob ihnen das nichts ausmache. Andere vermeiden den tief gehenden, den Menschen zuzeiten regelrecht beherrschenden Gefühlsbereich mehr oder weniger ganz und fliehen in die Sachlichkeit des Erdelements oder in die Logik der Luft. Dies alles lässt die Seele (unser unsterbliches höheres Selbst) natürlich nicht zu. Zunächst klopft sie leise an und flüstert: »Haben wir uns das nicht anders vorgenommen?«

---

* Krebs, Skorpion oder Fische

Wenn das nicht hilft, schickt sie zum Beispiel Übergewicht, das dann die ungeweinten Tränen in Form von Wassereinlagerungen im Gewebe sichtbar macht. Dabei spielt ein gestautes Lymphsystem ebenso eine Rolle wie die typische Verschleimungstendenz.

Diese Menschen neigen besonders zu Übergewicht, weil der aufbauende Stoffwechsel bei ihnen überwiegt. Sie lieben es einfach, innerlich wie äußerlich Vorräte anzulegen. Ihr Motto heißt »nähren und genährt werden«. Als Frauen sind sie die mütterlichen Typen ebenso wie Vamps und Sexbomben. Sie können zäh an allem festhalten, besonders an Partnern und Bequemlichkeit. Und sie hassen Bewegung, was sich dann natürlich in ihrem Gewicht äußert. Freilich gibt es auch gefühlsbetonte Menschen mit starkem Feueranteil, übergewichtigen Zeitgenossen mangelt es jedoch eher daran. Sie bekleiden deshalb auch häufig einen sitzenden Beruf, was das Feuer weiter absinken lässt. Stattdessen sollten diese Menschen einen sozialen Beruf bekleiden, in dem sie ihre mitfühlenden und nährenden Qualitäten ausspielen könnten.

Wenn Sie zu diesen Menschen zählen, (wobei nicht alle aufgeführten Eigenschaften zuzutreffen brauchen), dann empfehle ich Ihnen, beim Abnehmen auf Folgendes zu achten:

• Widmen Sie sich intensiv Ihren menschlichen Beziehungen – ein Haustier genügt nicht. Entdecken Sie Ihre Gefühle, zeigen Sie sie, drücken Sie sie aus; tun Sie nichts, was sich nicht gut anfühlt. Trennen Sie sich von Partnern, neben denen Sie nur noch herleben. Eine Beziehung gewinnt nicht aus sich selbst ihre Berechtigung. Vermutlich neigen Sie dazu zu sagen: »Eine Ehe wird geschlossen, bis dass der Tod die Partner scheidet«. Sie werden Ihr Übergewicht aber nicht verlieren, wenn Sie eine tote Partnerschaft weiterschleppen. Partnerschaften haben nur einen Sinn, wenn die Zuneigung blüht und man gemeinsam wächst.

• Lassen Sie sich auch nicht unterdrücken, ausnutzen und manipulieren. Entwickeln Sie mehr Selbstwertgefühl, Willenskraft
und Durchsetzungsvermögen. Ihre Eigenschaften sind genauso
wertvoll wie diejenigen anderer Menschen. Dass in unserer
profitorientierten Gesellschaft Menschliches nicht viel zählt,
sollte Sie geradezu herausfordern, alles in Ihrer Kraft Stehende
zu tun, um dieses Defizit wenigstens in Ihrer Umgebung wett
zu machen. Auf diese Weise gewinnen Sie Elan, Begeisterung,
Feuer! Das bringt Sie in Schwung und die Pfunde purzeln.

• So schwer es Ihnen auch fallen mag – Sie werden ohne ein Bewegungsprogramm nicht abnehmen. Alle anderen Typen können es erfolgreich versuchen – Sie nicht!

• Sie benötigen im Zusammenhang mit Bewegung (Lymphtrainer) oder über Katzenpfötchen-Massage (manuelle Lymph-
drainage) zumindest aber über Kräuter (z. B. »Itires« von Pekana) eine Anregung Ihres Lymphsystems, denn dieses ist
meist gestaut (wie Ihre Gefühle), weshalb sich die Wassereinlagerungen halten.

• Zur Anregung Ihres Verdauungsfeuers benötigen Sie außer Bewegung scharfe Gewürze (siehe Kasten).

Gewürze und Kräuter für den Wassertyp (bei zu wenig Feuer)

• für die Verdauung und Entschlackung:
Chili, schwarzer Pfeffer, Ingwerpulver, Senf, Nelken, Knoblauch, Meerrettich, Zimt; außerdem Ingwer, Zimt, Nelken
und Pfeffer, auch als Tee (z. B. Yogitee, auch gegen Schleim)

• zur Anregung des Kreislaufs:
Zimt, Färberdistel, Weißdorn, Rosmarin, Sassafras, schwarzer Pfeffer, Knoblauch, Ingwer, Safran

• zur Anregung des Gedankenfeuers:
Kalmus, Basilikum, Pfefferminz, Zimt, Ingwer, Wachsmyrte,
Kampher, Eukalyptus

- zur Entwässerung des Gewebes:
  Ingwer, Zimt, Wachsbeere, Basilikum, Thymian, Salbei, Schafgarbe, Angelika
- zur Verstärkung der Harnausscheidung:
  Wacholderbeeren, Petersilie, Bärentraubenblätter, Zitronengras (Zinnkraut wirkt meist zu stark; Achtung bei Schwangeren: keine Entwässerung ab sechs Monaten vor der Geburt!)
- gegen das Süßverlangen:
  Kurkuma, kanadische Gelbwurz, Aloe Vera, Berberitze, Enzian, Löwenzahn (diese verstärken das Luftelement und stoppen unter Umständen Menstruation und Östrogenproduktion und leisten der Osteoporose Vorschub – also nicht übertreiben!)

- Da Sie leicht frieren, sollten Sie besonders darauf achten, dass Ihnen durch Kleidung, Heizung, Gewürze, Bewegung, Farben, Düfte, Klänge und liebevolle Partnerschaften Wärme zuströmt. Sie haben es verdient, geliebt und geachtet zu werden. Auf dieser Welt ist auch für einfühlsame, verstehende, zarte, weiche, tiefgründige Menschen Platz – ja, diese Qualitäten sind in unserer kalten Welt zunehmend vonnöten.
- Denken Sie daran, dass in Ihrem Fall eine »konzertierte Aktion« nötig ist, die alle Seiten Ihres Seins umfasst, wenn Sie wirklich abnehmen wollen. Loslassen und neuer Schwung sind auf allen Ebenen gleichzeitig gefragt, sonst werden Sie wieder einmal eine erfolglose Diät durchleiden. Wählen Sie den richtigen Zeitpunkt (den Sie selbst erspüren), und setzen Sie dann alles auf eine Karte. Und richten Sie sich darauf ein, dass es ohne »Heulen und Zähneknirschen« nicht abgehen wird, ja freuen Sie sich darauf, dass Ihre Emotionen einmal richtig fließen. Übrigens: Ein Astrologe kann Ihnen sehr gut helfen, den

richtigen Zeitpunkt zu finden. In der Regel wird er Sie in Ihrer Wahl bestätigen können. Eine solche Beratung ist häufig sinnvoll, wenn es um so wichtige Themen wie die Auflösung einer Beziehung oder einen Berufswechsel geht.

Der Erdtyp

Hier treffen wir die stabilen, schweren, manchmal auch vierschrötigen, bäuerlichen Typen (mit dem Mond in einem Erdzeichen*), die mit beiden Beinen fest auf dieser Erde stehen und nichts dem Zufall überlassen. Sie neigen einerseits zur Verschlackung und allmählichen Gewichtszunahmen, sind aber mehr als alle anderen Typen bereit, mit Willenseinsatz, Vernunft, Planung und guter Beratung wirklich »etwas für ihre Gesundheit zu tun«. Sie tun dies zwar häufig mit zu viel Ernst und Verbissenheit, dafür geben sie nicht leicht auf, wenn man ihnen alles ausführlich erklärt, begründet und am besten auch noch schriftlich fixiert. Diese Menschen wollen sich auch gesundheitlich absichern und beim Abnehmen und Entschlacken »kein Risiko eingehen«. Alternativen Methoden stehen sie häufig skeptisch gegenüber, weil sie »dieses moderne esoterische Geschwafel« nicht mögen. Sie gehen lieber zum Arzt, was ja auch viel ökonomischer zu sein scheint, weil die Krankenkasse die Behandlung zahlt, wenn sich der Doktor nur geschickt genug anstellt.

Beim Erdtyp handelt es sich um untersetzte, kräftig gebaute Körper ohne betonte Kurven an Hüften oder Taille. Von hinten blickt man auf einen geraden Rücken und ein relativ flaches Gesäß. Der Kopf ist quadratisch bis rechteckig. Hände und Füße sind quadratisch mit kleinen Fingern und Zehen. Die Haut ist eher trocken und etwas rau. Das Übergewicht sitzt vor allem am Bauch und im Schulterbereich, aber auch an den Händen. Cellulitis findet sich am Oberarm, an Schultern und vor allem an Bauch und Rücken.

---

* Steinbock, Stier oder Jungfrau.

Erdytpen neigen besonders dazu, ihre Nebennieren zu stimulieren, denn diese verleihen Ausdauer und Kraft. Wir finden hier den Ausdauersportler, den Marathonläufer. Diese Menschen haben eine Vorliebe für Fleisch, Butter und Salziges, was die Nebennieren besonders stimuliert. Diese Menschen mögen keine Desserts und lieben Koffein nur mittelmäßig. Sie frühstücken gerne deftig, etwa mit Ei und Schinken und nehmen ihre Hauptmahlzeit gern am Abend ein. Sie brauchen nur wenig Schlaf. Gewichtsreduzierung ist für den Erdtyp vor allen Dingen dann möglich, wenn er Salz, rotes Fleisch, Schalentiere, Butter und fetten Käse einschränkt bzw. während einer Abmagerungskur ganz weglässt, damit sich die Nebennieren von ihrer Überstimulierung erholen können. Stattdessen sollten diese Menschen den Genuss von Gemüse, Salat, Obst und Vollkornprodukten (in Maßen) verstärken. Ein bisschen Geflügel, Fisch und Eier sind o. k., etwas Koffein und Süßes ist förderlich, weil damit die Schilddrüse stimuliert wird. Als Tee wird Petersilientee empfohlen, der erfrischt, entwässert und die Nieren unterstützt.

Wenn Sie zu diesen Menschen zählen, (wobei nicht alle aufgeführten Eigenschaften zuzutreffen brauchen), dann empfehle ich Ihnen, beim Abnehmen auf Folgendes zu achten:

- Ihr Übergewicht stammt von der Tendenz festzuhalten, sich abzusichern, übermäßig Vorräte zu schaffen, zu detailliert vorauszuplanen, Kontrolle auszuüben, das Leben zu ernst zu nehmen, zu genau und zu pingelig, zu kritisch und zu skeptisch zu sein. Diese Eigenschaften dürfen Sie sich als Erdtyp zugestehen und in dem Augenblick, in dem Sie sie lieben, werden sie sich ebenso auflösen wie Ihr Übergewicht. Abnehmen ist kein Kampf. Sie sind ein guter Kämpfer – aber das bringt Sie nur bis an eine gewisse Grenze, die Sie nur mit Leichtigkeit und Humor überwinden können. Uneingestandener Zynismus und herzlose Rechthaberei (»Sie werden schon sehen, wohin Sie damit kommen«) haben ausgedient. Jetzt kommt der leichte Teil des Lebens!

- Aus dem bunten Katalog der in diesem Buch angebotenen Methoden und Produkte wählen Sie alles aus, was Sie erleichtert – auch wenn Ihnen das Angst macht. Diese Welt ist weder sicher noch vorhersehbar. Ihre Angst ist also berechtigt, geben Sie sie zu! Was macht Sie leicht? Fasten, Entschlacken, spielerisches Bewegen, Wassertrinken, bittere Kräuter, Beschäftigung mit nichtmateriellen Themen, Genuss von Kunst, Musik und Theater, alle Dinge, die unvernünftig, spielerisch und humorvoll sind.

- Neben Zahnsanierung und Schwermetallausleitung sollte für Sie eine Darmreinigung besonders im Vordergrund stehen, denn Ihre Verdauung ist eher träge, und die Tendenz zur Speicherung von Kotresten im Dickdarm unübersehbar. In Bayern spricht man dann entschuldigend von einer Wampe oder einem Bierbauch – im Land des Darmreinigungsspezialisten F. X. Mayr sollte man es eigentlich besser wissen! Sie könnten die ganze Abnehm- und Entschlackungskur mit einer Darmreinigungskur beginnen, z. B. mit der Ejuvakur.

- Damit Sie sich sicher fühlen, sollten Sie sich vor der Kur gründlich informieren und einen groben Zeitplan aufstellen, den Sie mit Ihren beruflichen Tätigkeiten abstimmen. Wenn Sie sich auch nach Studium mehrerer Bücher und Prospekte über Produkte und Methoden noch immer unsicher fühlen, dann ziehen Sie einen heilkundigen Fachmann zu Rate, dem Sie vertrauen können. Wenn Sie sich dann einmal festgelegt haben, sollten Sie sich an die Vorschriften Ihres Behandlers halten, weil sich sonst wieder Unsicherheit, Zweifel und Ängste einschleichen könnten. Sie möchten eben nichts halb und falsch machen – und das ist gut so! Denken Sie auch an Kostenvoranschläge möglicher Heilpraktiker und Ärzte, damit Sie sich hinterher nicht ärgern, und an eine Kostenplanung für die Sanierung Ihres gesamten Körpers. Und bedenken Sie eins: Es ist immer gut, rechtzeitig schon dann etwas für die Gesundheit zu tun, wenn noch keine ernsten Beschwerden Sie quälen. Das ist nur vernünftig und gebietet die Selbstverantwortung.

• Da Sie zur Trockenheit und Kühle neigen, sollten Sie viel heiße stimulierende Getränke zu sich nehmen. Neben heißem Wasser sind dies vor allem Ingwertee und Yogitee. Vergessen Sie auch Bewegung nicht, vor allem wenn sie spielerisch, mit Leichtigkeit und mit Geschicklichkeit verbunden ist.

• Zur Anregung Ihres Verdauungsfeuers benötigen Sie außer Bewegung scharfe Gewürze (siehe Kasten).

Gewürze und Kräuter für den Erdtyp

• zur Gewichtsreduktion:
Enzian, Berberitze, Myrrhe, Kurkuma, Oregontraube (eine bis mehrere Kapseln davon mit Wasser vor den Mahlzeiten)

• zur Anregung der Verdauung:
Ingwer, schwarzer Pfeffer, Chili, Meerrettich und andere scharfe Gewürze, am besten in Verbindung mit Bitterstoffen vor den Mahlzeiten, weil diese den Abbau von Fettdepots anregen (z. B. Gallexier oder Bitterstern bzw. wie oben angegeben)

• zur Darmreinigung:
Triphala, Kassia, Rhabarber, Aloe vera, Rizinus und andere Kräuter; außerdem Einläufe!

• für den Verstand:
Pfefferminz, Eukalyptus, Kampher (in sehr kleinen Dosen); außerdem Basilikum, Kalmus, grüner Tee, Gingko biloba

• generell zu Entsäuerung und Entschlackung:
»Padma 28«, eine tibetische Kräuterformel aus der Apotheke, die hervorragend wirkt.

14

Die Reinigungswirkung
von vegetarischer Ernährung
und Rohkost

Es gibt Ernährungsformen, die entschlackend wirken und sicherstellen, dass sich keine neuen Schlacken bilden. Es handelt sich dabei zum Beispiel um die »schleimfreie Heilkost« nach Prof. Ehret, die aber im Grunde nichts anderes ist als eine rein vegetarische Ernährung mit besonderer Betonung der Rohkost. Über die Wirkung einer vegetarischen Ernährung und über die Wirkung von Rohkost gibt es mittlerweile mehrere universitäre Studien. Ein Teil von ihnen wurde zu dem Zwecke durchgeführt, nachzuweisen, dass Vegetarismus zu Mangelerscheinungen führt. Aus diesem Grunde sind diese Studien besonders bemerkenswert, weil das Gegenteil dabei herauskam.

Die Ergebnisse von Vegetarier-Studien
* Vegetarier sind schlanker, aber nicht untergewichtig. Das heißt also, wenn Sie extrem schlanke Vegetarier sehen, dann hängt das nicht unbedingt mit der vegetarischen Ernährung zusammen, sondern eher damit, dass diese Menschen häufig einen Zug zur Askese, ja zum Fanatismus aufweisen.
* Vegetarier haben in der Regel einen deutlich niedrigeren Blutdruck als Fleischesser, und sie nehmen auch deutlich weniger Cholesterin auf als Mischköstler. Das Risiko für Herz-Kreislauf-Erkrankungen ist deshalb geringer als bei der Durchschnittsbevölkerung. Dieses gilt vor allen Dingen auch des-

halb, weil Vegetarier sehr häufig viel Obst essen und damit auch eine hervorragende Vitamin-C-Versorgung aufweisen. Vitamin C ist nach Dr. Rath nachgewiesenermaßen ein besonders wichtiger Faktor zur Verhinderung von Arteriosklerose, weil es die Wände der Blutgefäße so elastisch hält, dass keine Risse auftreten, die durch ein Kalzium-Cholesterin-Gemisch oder Ähnliches »zugekleistert« werden müssten.

- Vegetarier leiden auch nicht unter Proteinmangel. Wie weiter oben schon dargestellt wurde, ist der individuelle Bedarf an Protein zwar unterschiedlich hoch, jedoch viel niedriger, als in den Ernährungsbüchern angegeben wird. Auch wenn man rein vegetarisch isst, kann man sich ausreichend Protein zuführen (Nüsse, Hülsenfrüchte, Samen etc.).

- Kalzium wird in niedriger, aber ausreichender Menge zugeführt, weil durch die niedrige Proteinzufuhr weniger Kalzium als Salz der Harnsäure ausgeschieden wird. Das meiste Kalzium, das die Menschen heutzutage aufnehmen, verbrauchen sie ja dadurch, dass sie es bei der Ausscheidung der überreichlich zu sich genommenen Säuren durch die tierischen Produkte zu Hilfe nehmen. Wenn sie nun diese tierischen Produkte weglassen, dann haben sie nur noch wenig Säurebildner in der Nahrung, weshalb sie nicht mehr so viel Säure ausscheiden müssen. Also geht nicht so viel Kalzium verloren und sie kommen mit einer viel niedrigeren Kalziumzufuhr bestens aus.

- Eisen wird zwar nur in geringen Mengen zugeführt, trotzdem werden günstige Konzentrationen im Blut erreicht.

- Die Zufuhr von Vitamin B12 liegt unter den Empfehlungen der Deutschen Gesellschaft für Ernährung. Trotzdem sind in der Regel keine Mangelsymptome festzustellen, lediglich bei Babys, die von Müttern geboren werden, die schon über 10 bis 15 Jahre reine Veganer, also extreme Vegetarier waren, aber auch dies lässt sich sehr leicht ganz schnell durch Supplementierung ausgleichen.

- Vegetarier haben eindeutig weniger Herzerkrankungen, Krankheiten des Verdauungstraktes; Gicht und Nierenfunktionsstörungen treten sehr selten auf.

- Wenn man sich nicht überisst, fühlt man sich mit vegetarischer Ernährung leichter als mit Fleischernährung. Dies bedeutet, dass das Verdauungssystem weniger belastet wird und deshalb für Körper und Verstand mehr Energie zur Verfügung steht. Außerdem sind immer Ausscheidungsreserven vorhanden, um alles aus dem Körper zu entfernen, was durch die Nahrung aufgenommen wurde, aber nicht verbraucht wird. Das gilt auch für die Ausscheidung von Stoffen, die man in früheren Jahren durch eine unzweckmäßige Ernährung eingelagert hat.

- Es tut fast immer gut, wenn man sich leicht fühlt. Auf diese Weise liebt man sich in der Regel mehr und wird auch feinfühliger und spüriger und kann deshalb auf die eigenen Stimmungsschwankungen besser reagieren. Man kann sich selbst besser beobachten, um dann richtig agieren zu können, und man kann natürlich auch die Befindlichkeiten der Mitmenschen viel besser wahrnehmen und verstehen.

- Mit vegetarischer Ernährung kann man nicht nur gut entschlacken, sondern auch besser meditieren. Spirituelles Wachstum, das immer mit mehr Feinsinnigkeit, Feinfühligkeit und Bewusstheit einhergeht, ist mit Fleischkost nur bis zu einem gewissen Grade möglich. Viele spirituelle Meister weisen ganz klar darauf hin, dass in der Entwicklung eines Menschen, der sich spirituell weiterbildet und entwickelt, die Ernährung eine bedeutsame Rolle spielt und dass bei jedem dieser Menschen ein oder mehrere Leben notwendig sind, in denen er strikt vegetarisch lebt. Das bedeutet aber nicht, dass alle Menschen, die sich spirituell betätigen, Vegetarier sein müssten, denn wenn man diese Phase beispielsweise schon hinter sich hat, dann ist es durchaus möglich, wieder tierische Produkte zu essen. Aber das sind dann Menschen mit besonders hohem Bewusstsein.

Ich würde Ihnen empfehlen, sich nicht von vornherein zu diesen Menschen zu zählen, weil Sie damit leicht einem Irrtum anheim fallen können.

Vegetarische Rohkost ist besonders entschlackend und besonders heilsam.

- Diese Kost enthält durch die lebenden Zellen Sonneninformation in Hülle und Fülle. Das ist die Information, die der Mensch zur Erhaltung seiner Vitalität braucht. Damit stehen auch all die Vitalstoffe, die wir kennen, nämlich Enzyme, Vitamine, Aromastoffe in Verbindung. Diese vitalisieren und verstärken das Immunsystem und unterstützen alle Vorgänge im menschlichen Körper.

- Weiterhin enthält vegetarische Rohkost einen hohen Gehalt an Mineralien und Spurenelementen in einer Form, wie sie der Körper optimal verwerten kann.

- Auch der hohe Ballaststoffanteil muss genannt werden, der die Darmpassage beschleunigt und heilend wirkt.

- Schließlich hat vegetarische Rohkost einen hohen Gehalt an kolloidal strukturiertem Zellwasser, das sehr reinigend wirkt, weil es reichlich gute Informationen enthält.

- Außerdem weist vegetarische Rohkost vergleichsweise einen niedrigen Gehalt an Umweltgiften und Fremdstoffen auf, wenn sie aus biologischem Anbau stammt. In jedem Fall sind diese Produkte aber besser als tierische Produkte und selbstverständlich immer viel besser als industriell verarbeitete Produkte, weil bei jedem Verarbeitungsschritt irgendwelche Fremdstoffe hinzuzukommen pflegen.

- Weiterhin ist vegetarische Rohkost frei von Schadstoffen, die beim Erhitzen entstehen oder bei der industriellen Produktion dazukommen. In Form von Säften ist die vegetarische Rohkost für Heilzwecke besonders hilfreich, weil Schwerkranke zumindest immerhin noch Säfte zu sich nehmen und verdauen können.

Generell kann man sagen, dass vegetarische Rohkost eine erhebliche Heilwirkung entfalten kann und dass Sie über Rohkost Ihren Körper phantastisch entschlacken, entschleimen, entsäuern und entgiften können. Wenn Sie dagegen Gewicht zunehmen wollen, ist dies allein mit Rohkost schwer möglich. Hier ist immer ein gewisser Anteil an Kochkost zu raten.

Wer verträgt nun auf Dauer vegetarische Rohkost? Vegetarische Rohkost ist in erster Linie eine Heilnahrung, aber in einigen der einschlägigen Rohkostbücher steht: »Was gut für die Heilung ist, muss auch gut als Dauernahrung sein.« Diesem Satz kann ich nicht zustimmen. Auch die anthroposophische Ernährungslehre unterscheidet ganz klar zwischen Heil- und Dauernahrung. Im Ayurveda wird ebenfalls unterschieden, was der Mensch im Augenblick braucht – nämlich, wenn er gerade krank ist und zum ayurvedischen Arzt oder Ernährungsberater kommt – und was er auf Dauer braucht. Dies gilt es immer zu beachten. Auf Grund von Erfahrungen vieler Menschen mit Rohkost – wie ich es in Deutschland seit zehn Jahren beobachte – kann ich ganz klar sagen, dass auf Dauer nur wenige Menschen von reiner vegetarischer Rohkost leben können!

Sie ist in erster Linie für Feuertypen geeignet, weil diese die stärkste Verdauung haben. Es trifft leider nicht zu, dass vegetarische Rohkost die am leichtesten verdauliche Ernährungsform ist. Es wird zwar immer noch behauptet, dass Rohkost besonders leicht verdaulich ist, weil sie noch alle Enzyme enthält. In der Praxis hat sich herausgestellt, dass Feuertypen am ehesten mit dieser Nahrung umgehen können. Aber auch sie schaffen es nur, wenn sie sich täglich viele Stunden rigoros körperlich bewegen und ausarbeiten. Denken Sie zum Beispiel an Holzfäller im kanadischen Norden oder an Steinbrucharbeiter in Südindien. Die könnten vielleicht versuchen, wenn sie Feuertypen sind, auf Dauer mit vegetarischer Rohkost zu leben. Für alle anderen bleibt diese Idee ein Ideal. In meinem Buch *Harmonische Ernäh-*

rung habe ich dargestellt, dass es darauf ankommt, dass jeder seine typgerechte Ernährung finden muss. Der verträgliche Anteil von Rohkost ist eben von Person zu Person unterschiedlich, auch wenn die Heilkraft der vegetarischen Rohkost unbestritten ist. Alle Menschen können jedoch für einige Wochen, besonders in der warmen Jahreszeit, mit einer solchen Kostform experimentieren und sie zu Entschlackungszwecken verwenden. Wie Sie dabei vorgehen, werden wir weiter unten noch ausführlich besprechen.

15

Goldene Regeln für eine
Entschlackungskur zu Hause

In diesem Kapitel stelle ich Ihnen »Goldene Regeln« für eine dreiwöchige Entschlackungskur vor, die Sie allein in Eigenregie zu
Hause durchführen können. Oberstes Gebot dabei ist, dass Sie
sich nicht überfordern und die Geschwindigkeit der Entschlackung so steuern, dass sie möglichst wenig physische Symptome
haben. Es ist nicht notwendig, bei dieser Gelegenheit zu leiden.

1. Trinken Sie während der gesamten Zeit täglich mindestens
   zwei bis drei Liter warmes, kohlensäurefreies Wasser, wie es
   in Kapitel 9 beschrieben wurde. Verteilen Sie dieses Getränk
   über den gesamten Tag und beginnen Sie den Tag mit 1 bis
   2 Gläsern Wasser; eventuell eines oder zwei davon mit gerie-
   benem frischem Ingwer versetzt.
2. Während der ganzen Periode machen Sie regelmäßig *Gymnastik,* wenigstens einmal am Tag, besser mehrmals über
   den Tag verteilt, und es wäre auch gut, wenn Sie sich in dieser Zeit zusätzlich im Freien aufhalten, leichte Gartenarbeit
   tun, spazieren gehen, Fahrrad fahren oder aber auch leichte,
   eher vergnügliche Sportarten treiben, wie zum Beispiel ein
   bisschen Federball spielen oder Boccia oder Golf oder Ähnliches. Für die Gymnastik eignet sich besonders Kundalini
   Yoga, da es sich nicht in statischen Posen erschöpft, sondern
   zum Teil sehr dynamische Bewegungen und Atmung kombi-

niert. Auch die Übungsreihe der so genannten »Fünf Tibeter« ist empfehlenswert, wobei Sie jedoch darauf achten sollten, dass es sich nicht um einen Leistungssport handelt, sondern dass es Übungen sind, die Sie vitalisieren und Ihnen so
beim Entschlacken helfen. Achten Sie dabei besonders darauf, dass Sie Ihre Wirbelsäule nicht überanstrengen. Für
Menschen, die allen Bewegungen abhold sind, also besonders für Übergewichtige des Wasserelements empfehle
ich ein Zimmertrampolin, auch »Rebounder« genannt, das
Sie im Spezialhandel erhalten können und wofür Sie um
die DM 300,– bis 400,– DM ausgeben sollten. Ansonsten
bekommen Sie nicht die geeignete Qualität. Die um die
100,– DM kostenden kleinen Trampolins sind viel zu hart
gespannt, als dass sie Ihren Körper in die Schwingung bringen könnten, die hier vonnöten ist. Weitere Angaben zu
einem Bewegungsprogramm finden Sie in Kapitel 22.

3. Zusätzlich zum Wasser oder zum Teil auch statt Wasser trinken Sie *frisch gepresste Obst- und Gemüsesäfte,* vor allem
aber Gemüsesäfte, und verdünnen Sie diese mit Wasser, wie
bereits beschrieben.

4. Wenn Sie darüber hinaus Appetit bekommen, aber nur
dann, dann essen Sie vormittags *rohes Obst* auf leeren Magen und zu Mittag *Salat und Gemüserohkost.* Am besten ist
es, wenn Sie diese Salate nicht anmachen, sondern einfach
am Stück knabbern, so wie man Möhren in der Hand hält
und isst. Also nicht vorher klein schneiden und vermischen,
sondern immer nur eine Sorte essen, solange, bis sie einem
nicht mehr schmeckt und dann zur nächsten Sorte überge-
hen. Am Abend sollten Sie, vor allen Dingen, wenn Sie wissen, dass Ihre Verdauungskraft nicht besonders stark ist, Ihr
Gemüse in gegarter Form essen oder eventuell auch Obst-
kompott.

5. Generell *essen Sie nur, wenn Sie hungrig sind,* aber Sie soll-

ten auch nicht hungern, denn dies ist nun wirklich keine Fastenkur, sondern eine Entschlackungskur, in der die Zufuhr von Nahrung in Form von Obst und Gemüse eine bedeutende Rolle spielt, weil Sie auf diese Weise strukturiertes Wasser erhalten, das sehr reinigend ist. Sie erhalten die richtige Information in den Körper, weil Sie Vitamine, Enzyme, Spurenelemente und Mineralien aufnehmen und nicht zuletzt weil Ballaststoffe Sie bei der Darmreinigung unterstützen. Hilfreich ist auch, wenn Sie gelegentlich Shakes aus Flohsamenschalenpulver und Wasser zu sich nehmen oder aber auch Leinsamenschleim trinken, den Sie herstellen, indem Sie Leinsamen einweichen, dann erhitzen, 20 Minuten ziehen lassen und abseihen. Der Leinsamen kann dabei völlig unbehandelt, angeknackt oder auch gemahlen sein.

6. Ein wichtiges Gebot für diese Entschlackungskur ist, dass Sie während der betreffenden Zeit *konzentrierte Nahrung vollständig meiden.* Konzentrierte Nahrung ist solche, die kein oder ganz wenig Wasser enthält. Sie essen während dieser Zeit also weder Samen noch Getreide. Sie essen auch keine tierischen Produkte, keine Nüsse und keine Hülsenfrüchte.

7. Außerdem sollten Sie *Genussgifte völlig meiden,* oder doch auf ein Minimum reduzieren. Bitte machen Sie sich klar, dass Sie die Entgiftung sehr gefährden, wenn Sie in dieser Zeit beispielsweise rauchen.

8. Es ist sehr bedeutsam, dass Sie während dieser Zeit *auf guten Stuhlgang achten.* Am idealsten wäre es, wenn Sie täglich einen Einlauf machen, oder jedenfalls dafür sorgen, dass Sie täglich mindestens einmal, besser zwei- bis dreimal Stuhlgang haben. Das kann auch mit Hilfe scharfer Gewürze geschehen, sich aber auch durch das Flohsamenschalenpulver und den Leinsamenschleim ergeben. Wenn der Darm durch einen Einlauf im unteren Bereich zumindest einiger-

maßen gereinigt ist, dann könnten Sie auch einen Kaffee-Einlauf machen, den ich weiter unten beschreiben werde. Dieser entgiftet die Leber und kann Ihnen während dieser Entschlackungskur sehr gute Dienste leisten. Schließlich ist es sehr wichtig, während dieser Zeit genügend Ruhe zu bekommen, ausreichend Entspannung und Schlaf. Es wäre zweckmäßig, wenn Sie diese Kur nicht gerade während einer Zeit machen, in der Sie besonders viel arbeiten müssen. Am idealsten wäre es, diese Kur während des Frühlings im Urlaub zu machen.

9. Es hat sich äußerst gut bewährt, während dieser Zeit *Massagen* und *Ausleitungsbäder* zu genießen. Es können die verschiedensten Arten von Massagen sein; besonders hilfreich sind Ayurveda-Ölmassagen, wie sie weiter unten noch beschrieben werden. Ausleitungsbäder sind ebenfalls allein zu Hause durchführbar, indem Sie sich in die heiße Badewanne legen. Dem Badewasser fügen Sie Backsoda zu. Auf eine Wanne genügen einige Esslöffel davon. Sie können aber auch zum Beispiel frisch geriebenen Ingwer in die Wanne tun oder sich ein Moorbad bereiten.

10. Schließlich ist es sehr hilfreich und sinnvoll, häufig auch in Kombination mit Massage, die *Sauna* oder noch besser, ein *Dampfbad* aufzusuchen. In vielen Saunas gibt es eine so genannte Biosauna-Kabine, die nur auf 65°C erhitzt ist. Es ist für die meisten Menschen verträglicher, wenn sie längere Zeit in der Sauna sitzen oder liegen, aber dafür die Temperatur niedriger ist.

11. Als Letztes sei noch *Meditation* genannt, die auf der emotionalen Ebene Schlacken löst, wie in Kapitel 23 (Kundalini Yoga) und 24 dargestellt wird.

Beachten Sie aber bitte dies: Die Entschlackung sollten Sie nur dann durchführen, wenn Sie auch ein inneres Bedürfnis danach haben und wenn Sie bereit sind, in jeder Hinsicht loszulassen. Nur dann werden Sie es richtig und ohne Zwang durchhalten. Das Resultat ist äußerst angenehm und natürlich besonders wirkungsvoll bei solchen Leuten, die aus den Lagern der Fleischesser und Industrieköstler kommen, weil diese Menschen besonders viel Schlacken abgelagert haben. Während der Reinigung sollten Sie dem Körper Ruhe gönnen, damit er die Schlacken auch wirklich loswird, die mobilisiert wurden. Wenn man alten Müll wegräumt, kommen häufig die erstaunlichsten, oft sehr unangenehmen Dinge zum Vorschein. Deshalb hat man sie ja jahrelang unter Verschluss gehalten. Gehen Sie bitte sachte und liebevoll mit sich um!

Wie lange dauert es, bis der Körper entschlackt ist?
Die Vertreter der natürlichen Gesundheitslehre geben an, dass durch eine mehrwöchige Fastenkur, bei der Sie nur destilliertes Wasser trinken, die Entgiftung so kräftig ist, dass Sie nachher zügig weiter entschlacken, wenn Sie überwiegend von stark wasserhaltigen, möglichst roh verzehrten Lebensmitteln leben und möglichst mineralarmes Wasser trinken. Eine solche Kur sollten kranke und ältere oder stark verschlackte Menschen nur unter ärztlicher Aufsicht durchführen. Fastenkuren, die sich über mehr als drei bis vier Tage hinziehen, sollten Sie generell nur unter Aufsicht eines Fachmannes durchführen, es sei denn, Sie haben bereits erhebliche Fastenerfahrung. Selbstverständlich können Sie dabei nicht arbeiten.

Aber auch ohne Fasten, nur durch die oben beschriebene Entschlackungskur, können Sie Schritt für Schritt frei werden von alten Giften, ebenso wie von alten Gewohnheiten. Sie sollten sich anschließend in der Ernährung so halten, dass Sie die konzentrierten Nahrungsmittel nicht wieder in den Vordergrund schieben, denn diese sind es, die am ehesten in Ihrem Körper Rückstände zurücklassen. Es gibt Menschen des Wassertyps, die beim

Fasten oder aber auch bei der genannten Entschlackungskur nach den goldenen Regeln nicht abnehmen, weil der Körper bei dieser Gelegenheit eher in Panik gerät und alles festhält. Wenn Sie hier trotzdem zum Erfolg kommen wollen, ist es unbedingt notwendig, dass Sie sich während dieser Zeit erheblich bewegen. Das ist überhaupt das A und O beim Abnehmen, wenn man Wasser aus dem Körper loswerden möchte. Das Wasser ist bei diesen Menschen häufig über ein gestautes Lymphsystem gebunden. Deshalb wirkt das Zimmertrampolin so gut, weil es alle Zellen abwechselnd dehnt und staucht und damit Blockaden im Lymphsystem aufhebt.

Menschen, die nur aus Haut und Knochen bestehen, könnten unter Umständen mit der unter den goldenen Regeln beschriebenen Ernährungsweise langfristig zunehmen. Meist geschieht dies aber nur dann, wenn sie Muskeltraining durchführen und Nüsse, Samen und Sprossen in den Speiseplan aufnehmen. Wer sich schwach fühlt, beängstigend schnell abnimmt und glaubt, mehr Energie zu benötigen, greift zusätzlich zu Avocados, Bananen, süßen Früchten und Trockenfrüchten und legt Zwischenmahlzeiten ein, wenn er sich danach fühlt. Für diese Menschen sind auch Mahlzeiten unerlässlich, die aus schonend gegartem Gemüse und mäßigen Portionen an ausgequollenem Getreide, bevorzugt Hirse, Vollreis, Buchweizen oder Quinoa oder Pellkartoffeln, besteht. Dies wäre eine Art der sanft entschlackenden Ernährung für Menschen, die äußerst schwach sind oder die auf keinen Fall weiter abnehmen dürfen und wollen. Um die Verdauung effektiver zu machen und die Aufnahme der Nährstoffe zu gewährleisten, reicht man eine Sauce mit Kräutern und mildaromatischen Gewürzen dazu. Viele Menschen profitieren auch von pflanzlichen Verdauungsenzymen, die man beispielsweise in Form von Papayatabletten kaufen kann. Ich empfehle diese Enzyme als vorübergehende oder gelegentliche Maßnahme. Auf Dauer ist es nötig, das Verdauungsfeuer durch ein willentliches, enthusiastisches und kreatives Leben in Schwung zu bringen. Gewürze können dazu anstacheln.

Wie intensiv soll man nun entschlacken?

Diese Frage ist viel diskutiert worden. Ich möchte Sie davor warnen, sich zu radikal zu verhalten. Extreme Gewichtsabnahme und Schwächung, begleitet von starken Entgiftungssymptomen, können die Folge sein, sodass Sie auf lange Zeit keine rechte Freude am Leben haben. Manche Menschen haben sich jahrzehntelang unzweckmäßig verhalten und glauben nun, innerhalb von wenigen Wochen alles wieder gutmachen zu können. Das ist ebenso wenig möglich, wie Sie mangelnde Körperbewegung durch intensives Fitnesstraining in kürzester Zeit nachholen können. Ein Gewicht unter den Normalwerten der Tabellen kann zwar gut sein, es kommt aber in erster Linie darauf an, wie Sie sich fühlen. Wenn Sie nur noch ein klapperdürres Gestell aus Haut und Knochen darstellen, dann stimmt etwas nicht. Der Körper ist dann mit der angebotenen neuen ungewohnten Kost nicht fertig geworden und wird zunehmend geschwächt. Das ist nicht der Sinn der Sache. Wenn Sie schon zu Beginn der Umstellung sehr schlank sind, oder wenn Sie schon älter, krank und stark verschlackt sind, sollten Sie sehr langsam vorgehen. Hören Sie auf Ihren Körper, beobachten Sie sich selbst. Ernährungsumstellung und Entschlackung sind kein Leistungssport. Holen Sie kompetenten Rat zu Ihrem Fall ein, bevor Sie sich zu sehr traktieren! Nicht alles, was ich hier beschreibe, ist für Sie geeignet.

Probleme treten auch bei einer Reihe von Menschen auf, weil sie eine schwache Leber haben, was sie mitunter gar nicht ahnen. Diese ist häufig einer raschen, energischen Entgiftung nicht gewachsen. Entschlackung stellt an eine schwache Leber einfach zu hohe Anforderungen. Wenn Sie den Verdacht haben, dass Sie Leberprobleme haben könnten, dann ist es zweckmäßig, einen Fachmann aufzusuchen, der Ihnen durch verschiedene Tests

Klarheit verschafft. Wenn Sie schon einmal Gelbsucht oder Malaria hatten oder Drogen aller Art im Übermaß konsumiert haben, oder wenn Sie ernstlich krank sind, dann trifft dies auf Sie zu.

Viele Menschen klagen während der Entschlackung auch über kalte Hände und Füße oder auch über einen niedrigen Blutdruck. Dies ist leicht verständlich, denn Obst und Obstsäfte kühlen. Obst reift ja in der Wärme, und von Natur aus sollten die Menschen Obst essen, wenn das Wetter heiß ist. Dann nämlich ist eine Kühlung von innen heraus erwünscht. Auch sinkt durch eine vegetarische Ernährung, besonders durch ungewürzte Rohkost, wie wir sie hier in den goldenen Regeln der Entschlackung empfehlen, der Blutdruck. Die Durchblutung, vor allem der Extremitäten, lässt nach, auch als Folge von Verkalkungen der Blutbahnen besonders aus der Zeit vor der Kur. Während eine intensive Versorgung mit Blut in Folge des höheren Blutdrucks früher gegeben war, ist dies jetzt nicht mehr möglich – man friert. In diesen Fällen können Sie sich behelfen, indem Sie durch scharfe Gewürze, allen voran durch heißen Ingwertee die innere Wärme anheizen. Sie können den Blutdruck aber auch durch Bewegung sowie durch Kräuter anheben, was wahrscheinlich zusätzlich positiv auf Ihren Unternehmungsgeist wirkt.

Schließlich möchte ich noch in diesem Zusammenhang auf solche Menschen eingehen, die partout nicht zunehmen oder abnehmen, obwohl sie sich völlig nach allen Regeln der Kunst aus besten Quellen ernähren. Hier handelt es sich um lebendige Beweise, dass Ernährung nur ein Aspekt der menschlichen Gesundheit ist. Die psychische, emotionale Seite spielt immer eine große Rolle. Ich habe im Kreis meiner Freunde, Bekannten, Kunden und Klienten eine Reihe solcher Menschen beider Typen beobachten können. Die Ergebnisse waren immer die selben. Die Menschen, die zum Skelett abgemagert, nicht zunehmen konnten, obwohl sie zum Teil Unmengen vertilgten, waren deutlich sicht- und spürbar solche, die generell nicht in der Lage waren, Dinge anzunehmen, die ihnen zur Verfügung standen. Im Verborgenen liegt hier wohl ein Minderwertigkeitskomplex vor, der dem Menschen suggeriert, dass er es nicht wert sei, dass die Umwelt gut zu ihm ist. Solche Menschen sind in der Regel auch nicht fähig, Liebe entgegenzunehmen und haben deshalb gestörte Beziehungen und werden schließlich zu Einzelgängern. Wenn man mit ihnen spricht, hören sie häufig nicht richtig zu, niemand kann ihnen Vorschläge machen oder einfach nur Zuwendung schenken, ohne abgewiesen zu werden. Wenn diese Menschen nicht lernen, sich selbst zu akzeptieren und zu lieben, werden sie auch nicht zunehmen.

Andere wiederum nehmen entweder gar nicht oder nur extrem langsam ab. Dies sind häufig Menschen, die Angst haben, sie könnten zu leicht werden und damit den Bezug zur Erde verlieren. Es kann passieren, dass ihre Energie dann so leicht und fahrig wird, dass sie den täglichen Anforderungen des Arbeitslebens nicht mehr gewachsen sind oder dass sie zu schnell so übersensibilisiert werden, dass sie Umweltverschmutzung und Lärm, unangenehme Energien anderer Menschen oder ihrer bisherige Tätigkeit nicht mehr ertragen können. Andere fürchten, sie könnten sich auflösen, sie könnten ihre Substanz einbüßen, ihren Schutzpanzer verlieren. Die bei vielen Menschen im Körper vorhandenen Fettspeicherzellen leisten bei Menschen, die nicht abnehmen können, ihre »zweifelhaften Dienste«. Sie schrumpfen nur extrem schwer und verschwinden kaum jemals ganz. Abhilfe kann auch hier nur über ein Wachstum der Bewusstheit geschaffen werden. Sie müssen sich darüber klar werden, inwieweit Ihre Angst vor allem im Kopf existiert und nur wenig der Realität entspricht, oder ob Sie vielleicht in Ihrer Umgebung etwas verändern müssen, damit Sie angstfreier werden können. Dies gelingt am besten, wenn Sie sich Ihres Körpers und Ihrer Gefühle bewusster werden und im Lauf der Zeit herausfinden, auf welche traumatischen Erlebnisse Ihre Angst zurückgeht. Manche Menschen benötigen dabei die einfühlsame Hilfe eines Psychologen oder Lebensberaters.

16

Entschlackung bei schweren Krankheiten

Wenn Sie – was ich nicht hoffe – an einer schweren Krankheit, beispielsweise Krebs, leiden, ist es nicht zweckmäßig, Entschlackungskuren allein zu Hause zu machen, es sei denn, Sie wären einschlägig bestens vorgebildet. Stellvertretend für viele therapeutischen Ansätze möchte ich hier die Ärztin Barbara Krischker zu Wort kommen lassen, die in Bad Wörishofen arbeitet und sich seit vielen Jahren als Pionierin der naturheilkundlichen Therapien von chronisch Kranken hervortut. Sie beschreibt ihre Arbeit wie folgt:

Eine mögliche Therapieform zur Behandlung chronischer Krankheiten bis hin zum Krebs habe ich im Laufe der Jahre nach Erlernen verschiedener Basisbehandlungen (die ich unten aufzeige) und intensiver Beobachtungen der Patienten zusammengestellt. Doch zuvor möchte ich veranschaulichen, wie sich eine Krankheit schon Jahre vorher bemerkbar macht und somit versucht einen Mangel oder eine Fehlfunktion auszugleichen. Es handelt sich um folgende Symptome:

Symptome durch Verschlackung und Übersäuerung etc.
- Müdigkeit, Nervosität, Abgeschlagenheit mit depressiven Phasen, Konzentrationsschwäche

- Nachtschweiß, chronische Nebenhöhlenentzündungen, diskrete Blutbildveränderungen
- Kreislaufstörungen mit funktionellen Herzstörungen, kalte Hände und Füße
- Zunahme von Infektionskrankheiten, Pilzbefall (im Darm, an den Nägeln und im Genitalbereich)
- Schlaflosigkeit, häufige Kopfschmerzen
- vermehrte Alterungserscheinungen (Faltenbildung der Haut, Warzen, Leberflecken, Café-au-lait-Flecken)
- Knochenbrüchigkeit, Darmstörungen (Verstopfung, Blähungen, Durchfall), Polypenbildungen
- Karies mit Zahnfleischrückgang und Zahnausfall
- Verlust der Sexualtätigkeit und Empfindungsfähigkeit; Muskel-, Gelenk- und Knochenschmerzen
- Sehstörungen, Schilddrüsenfunktionsstörungen, geruchsintensiver Schweiß und Urin
- Mundgeruch, Haarausfall, stumpfes Haar, Nägelbrechen, Venenerkrankungen
- Wassereinlagerungen mit Gewichtszunahme und v. a. m.

Ursachen dieser Vorerkrankungen

- Alterung der Zellen durch Sauerstoff-, Wasser- und Nährstoffmangel
- Verschlackung der Gewebe mit Giftstoffen und Stoffwechselendprodukten
- Übersäuerung der Organe durch gestörten Säure-Basen-Haushalt
- Massive Ausschüttung von Stresshormonen durch Hektik, Elektrosmog und vegetative Reizüberflutung
- Permanente psychische Probleme
- Regelmäßige Verabreichung von Genussgiften oder chemischen Mitteln

• Schockzustände und Unfälle mit Gewebeverletzungen, Ohnmacht oder Knochenbrüchen.

Jede der oben genannten Ursachen stellt den Einstieg in einen schwer zu durchbrechenden Teufelskreis dar. Nur intensive Untersuchung und Befragung und konsequente Mitarbeit der Patienten lassen den Therapeuten die Lücke zum Einstieg in die Behandlung finden. Unsere heutigen Umwelteinflüsse und Lebensweisen erlauben dem Körper nicht, ausreichend zu regenerieren. Wir sind nicht mehr in der Lage, die täglichen Defizite durch qualitativ gute Nährstoffe, Bewegung an frischer Luft und reines Quellwasser auszugleichen. So sammeln sich Stoffwechselmüll und Gifte in den Geweben der Organe und führen dort nach einiger Zeit zu Störungen der Nährstoffzufuhr (Sauerstoff, Energie, Mineralien, Vitamine, Enzyme). Das Ergebnis sind Funktionsstörungen der Informationsübertragung über Nerven, Hormone, Lymphe, Blut, Energiebahnen und Gewebsflüssigkeiten mit den oben genannten Symptomen. In Folge ist die Beseitigung des Mülls und der Gifte nicht mehr möglich. Die Bindegewebe sind dermaßen verstopft, dass kein Stoff mehr die Ablagerungsplätze verlassen kann.

Daraus resultiert eine immer stärkere Übersäuerung mit zunehmender Reaktionsstarre in den Organen und Geweben, die ab einer bestimmten Zeit ihre ursprünglichen Aufgaben nicht mehr erledigen können, bis schließlich einzelne Zellen in eine alte Lebensform aus primitiver Urzeit zurückfallen. Diese uralte Information ist noch in den Genen vorhanden. Sie gewinnen ihre Energie nicht mehr aus der Sauerstoffatmung, sondern aus der Gärung. Dadurch verwandeln sie sich aus einer höher entwickelten kontrollierten Zelle in eine sich nur noch teilende Einzelzelle – die Krebszelle.

Eine Therapieform zur Entgiftung der Gewebe und Organe und die Beseitigung alter Blockaden zur Wiederherstellung der gesamten Funktionsbereitschaft des Organismus kann sich nur aus einer stufenweise aufbauenden Behandlungsfolge zusammensetzen. Dabei kommt es darauf an, dem Körper alle zur Verfügung stehenden Mittel zur Selbstheilung zu beschaffen. Je fortgeschrittener die Erkrankung, desto weniger darf der Stoffwechsel durch provozierende Behandlungen überfordert werden. Er kann nur aus einem stabilisierten Zustand wieder seine volle Funktionsfähigkeit erreichen. Daher besteht die Basisbehandlung aus der Zufuhr biologisch aktiver Nährstoffe, die der Stoffwechsel auch in seinem eingeschränkten Zustand bewältigen kann. Gleichzeitig müssen gezielte Entgiftungsmaßnahmen einsetzen.

Die Gerson-Therapie

Die Gerson-Therapie erfüllt nach meinen Erfahrungen zum großen Teil diese Kriterien. Dr. Max Gerson sah die Hauptursache der Krebserkrankung darin, dass sich nach Anhäufung zahlreicher negativer Faktoren, die den gesamten Stoffwechsel schädigen, die Leberfunktion nach und nach verschlechtert. Die Leber ist unser Hauptentgiftungsorgan und stellt Millionen von Enzymen zur Aufrechterhaltung der Funktionsfähigkeit des gesamten Organismus zur Verfügung. An der Leber hängt der gesamte Verdauungstrakt, zusammen mit anderen Basenspendern wird hier u. a. der Säure-Basen-Haushalt reguliert und die Nahrung verfügbar gemacht. Gerson glaubte, dass sich dort Krebs entwickelt, wo die Funktion der Leber gestört ist (Dr. Heinrich Kremer geht in der Zeitschrift *raum & zeit* Nr. 99, Mai/Juni 1999, in seinem Artikel »Endlich dem Krebs auf der Spur« genau auf die biochemischen Grundlagen ein, die hier zu weit führen würden.)

Dr. Gersons therapeutische Ansätze umfassen:

1. Die tief greifende und anhaltende Entgiftung zur Ausscheidung von Zelltrümmern und Stoffwechselabfällen über Einsatz von Kaffee-Einläufen und Rizinusöl.

2. Die Wiederherstellung des ganzen Eingeweidestoffwechsels einschließlich der Leber durch Gabe bestimmter Medikamente wie Schilddrüsen-Hormone, bestimmte Jodverbindungen, Niacin, Acidol-Pepsin, Pankreatin, Gelee Royal und Leberextrakt mit B12.

3. Die Wiederherstellung des gesamten Stoffwechsels, der für Entzündungsreaktionen und Heilkraft benötigt wird, durch frisch

gepressten Apfel-Karotten-Saft und Saft aus grünen Blättern, Mineralien in einer zehnprozentigen Lösung einer bestimmten Kalzium-Mischung, ein besonderes Rezept eines Frischleber-saftes und eine spezielle Krebskost, bestehend aus Rohkost und gedünstetem Obst und Gemüse aus biologischem Anbau – je nach Verdauungskraft des Patienten –, ausgesuchten Ölen (Lein-öl) und Meiden von tierischen Eiweißen in den ersten Mona-ten.

Die Therapie nach Dr. Carey Reams

Eine zweite biologische Krebstherapie mit Schwerpunkt im physika-lischen Bereich stellt für mich die Therapie nach Dr. Carey Reams dar, ein amerikanischer Biophysiker und Schüler von Prof. Albert Einstein. Er sah die Aufgabe des Stoffwechsels darin, die aus Luft und Nahrung aufgenommenen Ionen zur Energiegewinnung für mil-lionenfache biochemische Reaktion dem Körper zur Verfügung zu stellen. Träger der elektrischen Energie sind hauptsächlich die Mine-ralien Natrium, Kalium, Magnesium und Kalzium. In der Leber wer-den diese Frequenzen der Mineralien in Zellfrequenzen moduliert. Jetzt kann die Zelle die Energie aus der Nahrung verarbeiten. Tau-sende von Krebszellen müssen täglich vom Körper ausgeschieden werden. Nur bei Energieschwäche verbleiben diese Zellen im Kör-per und lassen unabhängig vom Gesamtorganismus einen eigenen Zellstoffwechsel (Gärungsstoffwechsel) entstehen. Dies ist die Grundlage der Krebsentstehung. Richtige Energiezufuhr und damit eine verbesserte Funktion der Leber, Bauchspeicheldrüse und Galle können zur Beseitigung der schlimmsten chronischen Krankheiten führen. Diese Maßnahmen ähneln in vielen Punkten der Gerson-Therapie.

Stoffwechsel-Entschlackungs-Therapie nach Dr. Carey Reams

1. Exakte, individuell ausgetestete Diät, basierend auf weitge-hend salzfreier vegetarischer Kost

2. Säftekur mit grünen Getränken und speziellen Gemüsesäften
3. Rhythmisierte Trinkkur (eng an die ermittelte Stoffwechsel-
   formel gebunden)
4. Hoch dosierte orthomolekulare Therapie mit Mineral- und
   Vitaminpräparaten

Den Behandlungsablauf ermittle ich nach Dr. Reams über einen von
ihm entwickelten Stoffwechseltest, der sich durch die Bestimmung
einfacher Parameter aus Speichel und Urin und über deren relative
Werte zueinander erstellen lässt. Die gesamte Therapie wird unter
dem Gesichtspunkt der Balance des Säure-Basen-Haushaltes geführt, dabei spielen pH-Werte der Nahrung, der Ergänzungsstoffe,
der Säfte sowie der Organe und Gewebe eine wesentliche Rolle. Dabei kommen zum Einsatz (vgl. Kap. 17):
• Original Korallen-Kalzium der Sangokoralle aus Okinava
• »Padma 28« aus der tibetischen, ayurvedischen Medizin
• »Kanne-Brottrunk«
• »Matricell-Königinnentrank«
• Wasser aus dem Umkehr-Osmosegerät.

Zum Entschlackungsprogramm von Frau Dr. Krischker gehören
noch drei weitere, bedeutsame Methoden, die sie hier schildert:

Ich möchte hier auf einen Symptombereich eingehen, der in dieser
Kombination den meisten Ärzten nicht vertraut ist:
• Kopfschmerzen, Schwindel, Blutdruckanstieg, verminderte Merk-
  fähigkeit
• depressive Verstimmungen, Angstgefühle, schmerzhafte Verspan-
  nungen
• Neuralgien des Hinterkopfes, Schluckbeschwerden und Übelkeit
• Hörstörungen und Ohrensausen, Sehstörungen, optische Verzer-
  rungen und Augenflimmern
• Gleichgewichtsstörungen und Kieferprobleme.

Diese Symptome können die Ursache von Fehlstellungen der Halswirbelsäule sein. In den oberen Halswirbeln verläuft beidseits die Arteria vertebralis durch die Löcher der Querfortsätze. Kommt es nun zu einer Fehlstellung der Wirbel, werden eine oder manchmal auch beide Arterien mehr oder weniger eingeklemmt und verursachen die oben genannten Symptome. Dieses Krankheitsbild nennt man das Vertebrobasiläre Syndrom. Dr. Armin Färber (Innere Medizin, Radiologie und Naturheilverfahren) aus Bad Wörishofen behandelt unsere Patienten über eine spezielle chirotherapeutische Kombination, nachdem er über körperliche Untersuchung, Doppler-Sonographie und Röntgen die Diagnose erstellt hat. Dadurch beseitigt er einen Großteil quälender Beschwerden, welche die Mitarbeit der Patienten oft erschweren.

Fehlstellungen der gesamten Wirbelsäule und Gelenke, die durch Unfälle, Haltungsschäden und Schockzustände zu Stande kommen, sowie Verletzungen von Muskeln, Sehnen, Bändern, Haut oder Organen bleiben ein Leben lang als Information in den betroffenen Gebieten erhalten. Werden diese Blockaden nicht gelöst, so versucht der Körper durch Verlagerung in andere Gebiete diese Belastung zu verteilen. Die Stelle, an der sich die Störung durch Schmerz äußert, ist nicht unbedingt die Stelle, an welcher der eigentliche Schock stattgefunden hat. Die *Mikrokinesi-Therapie* ist eine Behandlungsform, die mir ermöglicht, über manuelle Verfahren die ursächliche Stelle der Verletzung aufzuspüren, also die Diagnose zu stellen, die Schädigung richtig einzuordnen (emotional, toxisch, energetisch oder körperlich), und schließlich die Lösung der Blockade auf dem jeweiligen Gebiet herbeizuführen. Dabei spielt es keine Rolle, wie lange die eigentliche Verletzung zurückliegt. Die Technik der Behandlung funktioniert über die behutsame Reproduktion des Traumas durch den Therapeuten, um den natürlichen Heilmechanismen die Möglichkeit zu geben, ihre Funktion selbst aufzunehmen. Das Gewebe wird in den Zustand versetzt, in dem es sich zu dem Zeitpunkt befand, als sich das Trauma ereignete, und es wird ihm die Zeit gegeben zu reagieren, sich anzupassen und die Selbstheilung zu aktivieren. Dabei setzen teilweise spürbare Verbesserungen noch während der Behandlung ein.

Chronische Stoffwechselbelastungen verursachen nach gewisser Zeit besonders in vorbelasteten Organen Funktionsstörungen. Deshalb ist die Anwendung der *Akupunktur* ein unentbehrliches Verfahren, um selbstregulierend in die komplizierten Regelkreise der Stoffwechselfunktionen eingreifen zu können. Dadurch werden gleichzeitig Entschlackungsvorgänge mit gezielter Entgiftung des Organismus gefördert. Über traditionelle Wege und mit einem Werkzeug wie den Akupunktur-Nadeln werden die bestehenden Energieblockaden an bestimmten Stellen im System aufgehoben oder derart verschoben, dass sie über weiterführende Regelkreise aus dem Körper geleitet werden.

Der französische Arzt Maurice Mussat hat im Laufe der letzten Jahrzehnte eine in sich logische Akupunktur-Lehre aus der traditionellen chinesischen Medizin entwickelt. Dabei legte er westliche wissenschaftliche Kriterien aus der Physik, Chemie, Mathematik und Biologie zu Grunde und nannte es »Das Gesamtsystem der Energetik lebender Systeme«. Darin ist die Akupunktur ein Teil des Ganzen und eine Wissenschaft auf sehr hohem Niveau. Sie betrifft unter anderem die gesamte Medizin. Durch diese Verknüpfung der Grundlagen der traditionellen chinesischen Akupunktur, als wichtigem Element des Taoismus, mit den westlichen Wissenschaften gelingt es ihm, ein uns Europäern verständliches Lehrsystem zu vermitteln.

Gerade in der Stoffwechseltherapie kommt es darauf an, die gestörten Organfunktionen wieder in Gang zu bringen. Mit einer gezielten Akupunktur und dem Wissen logischer funktioneller Zusammenhänge des Organismus wird die Basistherapie um einen wesentlichen Faktor bereichert, was sich in den Behandlungserfolgen deutlich niederschlägt.

17

Nahrungsergänzungsmittel und Kräuter

Der Markt für Nahrungsergänzungsmittel ist so groß, dass man mit den Produkten mehrere dicke Folianten füllen könnte. Hier eine Auswahl mir bekannter Produkte, die Sie nachfolgend bei der inneren Reinigung einsetzen können.

Produkte zur Unterstützung der inneren Reinigung

- Garten- und Wildkräuter
- »Bitterstern« oder »Bittersegen«
- Sennesfrucht (Cassia, Manna), Johannisbrot, Tamarinde
- Aloe-vera-Saft und -Frischzellenextrakt
- Yucca plus Gerstengrassaft
- Flohsamenschalenpulver
- Guduchi-Tee, Lapacho-Tee
- Spirulina und Chlorella
- Kamutgrassaft
- Sangokorallen-Mineralien
- »Padma 28«
- »Kanne-Brottrunk«
- »Matricell-Königinnen-Trank«
- »Viabol«, »Vigozym«, »Vigolip« und »Vigofit«
- »Alen« und »Seva BioCell«
- Chufas-Nüssli (Erdmandelflocken)

Als Erstes möchte ich auf besonders wertvolle *Garten- und Wild-kräuter* eingehen, die Ihnen die basischen Mineralien schenken, die Sie zur Entsäuerung dringend benötigen und die Ihnen zugleich – weil es sich um frische, lebende Produkte handelt – die Information des Sonnenlichts und die Vitalstoffe bieten, unter deren Einfluss Sie aufblühen. Von den Küchenkräutern seien besonders erwähnt: Basilikum, Brunnenkresse, Dill, Estragon, Frühlingszwiebeln, Kapuzinerkresse, Kerbel, frischer Koriander, Liebstöckl, Minze, Petersilie, Portulak, Salbei, Schnittlauch und Zitronenmelisse. Diese und andere Kräuter können Sie in Ihrem Garten oder auf dem Balkon selbst anbauen, und in Dressings, Soßen und als Beilage zu Salat verschwenderisch verwenden. Sie enthalten sehr wertvolle Mineralien, Spurenelemente, Vitamine und Enzyme.

Grundstock für einen noch viel wertvolleren Wildkräutersalat könnten zwei Wildkräuter bilden, die Sie bestimmt schon kennen und die Sie als so genanntes Unkraut wahrscheinlich in Ihrem Garten auch ganz leicht finden: Löwenzahn und Brennnessel. Diese beiden sollten Sie ergänzen mit einigen der folgenden Kräuter: Sauerampfer, Bärenklau, Bibernelle, Ehrenpreis, Fetthenne, Fingerkraut, Frauenmantel, Gänseblümchen, Giersch, Gundermann, Hirtentäschel, Huflattich (Blüten und Blätter), Knöterich, junge Lindenblätter, Melde, wilde Möhre (Wurzel und Kraut), Nelkenwurz, Schafgarbe, Ackersenf, Stiefmütterchen, weiße und rote Taubnessel, Veilchen, Vogelmiere, Wegerich und Wegwarte. Mehr darüber finden Sie in dem Buch *Wildgemüse und Wild-früchte* von Heiß. Am besten ist es, wenn Sie im Sommer einmal eine Wildkräuterwanderung mitmachen, auf der Sie die wichtigsten Kräuter kennen lernen. Chemische Analysen haben gezeigt, dass Wildkräuter ein Vielfaches der in Kulturpflanzen enthaltenen Inhaltsstoffe besitzen. Ich möchte Ihnen Wildkräuter ganz besonders empfehlen.

Wenn Sie keinen Zugang zu frischen Kräutern haben, aber zur Entgiftung, vor allem zur Entsäuerung dringend basische Mineralien in natürlicher Form benötigen, dann besorgen Sie sich am besten den so genannten *Bitterstern* oder *Bittersegen* (in Österreich). Dies ist eine Rezeptur, welche die Heilpraktikerin Hannelore Fischer-Reska aus München auf der Grundlage einer alten Kloster-Rezeptur zusätzlich mit Kräutern aus der chinesischen, ayurvedischen und indianischen Medizin auf dem Hintergrund der Hildegard-Medizin entwickelt hat.

Bitterstern enthält Wirkstoffe aus 18 Kräutern und Gewürzen, unter anderem aus Zimt, Ingwer, Galgant, Majoran, Koriander, Kardamom, Lavendel und Kümmel. Die bittere Geschmacksrichtung dominiert, die scharfe ergänzt sie. Bitterstern ist ein echtes Lebensmittel. Es belebt und wirkt bei allen Beschwerden, die auf Übersäuerung beruhen oder bei denen ein Mangel an basischen Mineralien eine Rolle spielt. Er ist weit mehr als einer der üblichen verdauungsfördernden Magenbitter. Er hilft gegen Sodbrennen, Mundgeruch, Gastritis, Blähungen, Durchfall und Verstopfung und normalisiert die Magensäureproduktion sowie die Sekretion der Verdauungsdrüsen. Er unterstützt die Leber bei der Schwermetallausleitung. Bitterstern stellt ein hervorragendes Entsäuerungs- und Entschlackungsmittel dar und ist auch sehr hilfreich bei der Gewichtsabnahme und der Zügelung des Süßverlangens.

Vom energetischen Standpunkt aus betrachtet, ist Bitterstern besonders hochwertig wie Kirlian-Fotografien vor und nach der Einnahme zeigen. Er kann innerlich und äußerlich angewandt werden, denn er wird auch sehr gut durch die Haut aufgenommen. Muskelschmerzen, die durch Säure und Schlackendepots im Unterhautfettgewebe bedingt sind, lassen sich durch Einreiben mit Bitterstern günstig beeinflussen, weil die bitteren Substanzen aus den Kräutern und Gewürzen die Säuren neutralisieren und so deren Abtransport unterstützen. Da bittere und andere Kräuterwirkstoffe zum Teil in Wasser gar nicht löslich sind, enthält Bitterstern traditionell Alkohol. Die Wirkstoffe sind jedoch so konzentriert, dass 7 Tropfen vor den Mahlzeiten völlig genügen.

Als Nächstes möchte ich auf eine Frucht eingehen, die sich bei der Entschlackung ganz besonders bewährt hat, nämlich die *Cassie* (lat. Cassia fistula) oder der *Sennesbaum bzw. -strauch,* deren Früchte auch »Manna« genannt werden. Die Cassie gehört zur Gruppe der Leguminosen (Hülsenfrüchte) und zwar zu den Variationen, die an Bäumen wachsen. Ihr nahe stehen der Johannisbrotbaum, der Carob liefert, und der Tamarindenbaum, dessen Früchte besonders in Indien für säuerliche Soßen verwendet werden, die man frisch, aber auch wie »saure Drops« lutschen kann. Alle diese drei Pflanzen bilden lange Schoten, deren Mark leicht abführend wirkt. Carob wird als Kakao-Ersatz und Tamarinde als säuerliches Gewürz verwendet. Von Johannisbrot, nicht von Heuschrecken, hat sich Johannes in der Wüste ernährt. Die fingerdicken, runden, etwa 30 bis 40 Zentimeter langen, dunkelbraunen Schoten der Cassie besitzen im Inneren Scheibchen, die beidseitig von einem süßen Mus bedeckt sind, das man ablutscht. Die dazwischen liegenden Kerne spuckt man aus. Am besten ist es, wenn Sie morgens oder abends einige von diesen Scheibchen ablutschen. Wenn der Körper Cassia benötigt, dann schmeckt sie nach Lakritze oder Schokolade.

Guy Claude Burger, der Autor des Buches *Instinkto-Therapie,* ist der Ansicht, dass die Cassia dazu beiträgt, dass Giftstoffe über den Darm ausgeleitet werden. Bitte beachten Sie, dass die Menge, die benötigt wird, damit eine Wirkung zu verspüren ist, von Person zu Person sehr schwankt. Es kann sein, dass Sie schon nach wenigen Scheibchen Durchfall bekommen, andere Menschen spüren erst nach 10 bis 15 Scheibchen eine Wirkung. Die Früchte des Johannisbrotbaums kann ich Ihnen auch sehr empfehlen, sie eignen sich als kleiner Snack zwischendurch, vor allem dann, wenn Sie ein Verlangen nach Süßem haben. Tamarinde schmeckt tatsächlich wie saure Drops. Sie erhalten Cassia, Tamarinde und Johannisbrot in Reformhäusern oder in speziellen Obstläden.

Ein weiteres erstklassiges Produkt zur Unterstützung der Entgiftung, Entschlackung, Entschleimung und vor allen Dingen zur Entsäuerung, aber auch für Gesunde als Nahrungsergänzungsmittel bestens geeignet, ist der Saft von *Aloe vera*. Seit Jahrtausenden ist die breite Wirkung der Aloe vera den Heilkundigen der Volksmedizin, besonders der Südseeinseln und der Länder des Fernen Ostens, bekannt. Unzählige altägyptische Aufzeichnungen berichten über die Anwendungen mit Aloe vera. Die Indianer nannten die kaktusähnliche Wüstenlilie »Zauberstab des Himmels«, und auch Cleopatra und Nofretete hatten Aloe vera als perfektes Schönheitsmittel für sich entdeckt. Die heilkräftigste unter den rund 250 Aloe-vera-Arten ist die *Aloe barbadensis*. Ihr Gel enthält rund 160 Wirkstoffe. Der wichtigste Wirkstoff der Aloe-vera-Pflanze ist Acemannan, ein langkettiges Zuckermolekül, das bis zur Pubertät im Körper gebildet wird, und danach über die Nahrung zugeführt werden muss. Die höchste Konzentration an Wirkstoffen ist im Gel der mindestens fünf Jahre alten wild wachsenden Aloe-vera-Pflanzen der Karibik zu finden.

Eigenschaften von Acemannan (nach Dr. John C. Pittman)

- antivirale, antibakterielle und antimykotische Wirkung
- wird direkt in die Zellmembranen eingelagert, dies bewirkt eine umfassende Immunkräftigung
- wirkt direkt auf die Zellen des Immunsystems (aktiviert die Abwehr)
- hat eine Brückenfunktion, die der Schlüssel bei der Immunstärkung des Zellkerns ist

- ist hilfreich bei Allergien, weil es das allergieauslösende Fremdprotein in den Dickdarm abführt
- verbessert den Zellstoffwechsel, dadurch entsteht eine enorm energetisierende Wirkung
- es ergibt sich eine gesteigerte Entgiftung und Versorgung der Zellen
- schützt das Knochenmark vor Schädigungen durch Gifte
- sorgt für ausreichende »Gelenkschmiere« (Arthritis und andere Gelenkserkrankungen!)

Die besten Aloe-vera-Produkte stammen aus Wildwuchspflanzen der Karibik. Zur Verarbeitung kommt dabei nur das Gel der heilkräftigsten der über 300 Aloe-vera-Arten, nämlich die *Aloe barbadensis*. Die Ernte erfolgt per Hand; gute Produkte werden kalt verarbeitet und natürlich stabilisiert mit ätherischem Vanillin, gewonnen aus der Vanille-Orchidee (andere Produkte arbeiten mit Benzoesäure!). Beim Aloe-vera-10fach-Gel kommen nur Pflanzen aus extremen Trockengebieten, die mindestens fünf Jahre alt sind, zur Verarbeitung. Das Gel enthält durch enorme Verdunstung von Flüssigkeiten eine natürliche 10fach-Konzentration der Wirkstoffe.

Ein besonders interessantes Produkt ist der Aloe-vera-Meristem-Frischzellen-Extrakt! Hierbei handelt es sich um einen absolut natürlichen, unverändert per Hand gewonnenen Pflanzenextrakt aus dem Meristem-Gewebe mindestens fünf Jahre alter wild wachsender Aloe-vera-Pflanzen. Meristem ist ein pflanzliches Zellgewebe mit embryonalem Zustand. Es bildet sich an der Spitze von wachsenden Pflanzen, also an Wurzeln und Sprossen, und es bildet laufend durch Teilung neue Zellen. Dieses Gewebe hat die Eigenschaft, keinem Alterungsprozess ausgesetzt zu sein. Er birgt die Information von neuem Leben und wirkt enorm zellregenerierend und damit auch verjüngend. Die Inkapriester wussten um das Geheimnis dieses Lebenssaftes. Sie nahmen den Saft der Meristemteile täglich als Getränk zu sich. Dadurch wurden die Priester erstaunlich alt, nämlich 110 bis 115 Jahre, während die Lebenserwartung eines durchschnittlichen Inkaindianers nur 34 Jahre betrug.

Der Aloe-vera-Frischzellen-Extrakt ist ein Elixier mit enormem Wirkstoffreichtum. Bedingt durch die Kraft, die eine embryonale Zelle haben muss, um das Wachsen und Sprießen zu ermöglichen, wohnen dem Meristem bedeutend mehr Wirkstoffe inne. Beispielsweise ist Acemannan, der Hauptwirkstoff der Aloe vera, mindestens 100-mal mehr vorhanden, als in anderen Teilen der Pflanze. Auch die lebensnotwendigen Radikalenfänger Vitamin A, C und E sind rund 150-mal stärker vertreten als in Aloe-vera-Gel und -Saft. Traditionell wird in Cap Haitien in der Karibik Aloe-vera-Frischzellen-Extrakt als Notfallmedizin und bei schweren Immunschwäche-Krankheiten wie Krebs und Aids eingesetzt. Auch bei Allergien kann er lebensrettend sein. Sie benötigen täglich nur 2 bis 3 Tropfen Extrakt, unter der Zunge, direkt auf die Haut oder in Wunden gegeben, die damit dann wesentlich schneller abheilen. Vom Aloe-vera-Saft trinken Sie täglich zwei- bis dreimal ein Schnapsgläschen voll. Besonders zu erwähnen sei noch, dass der Aloe-vera-Blattsaft Ödemen entgegenwirkt. Dies ist besonders für Menschen wichtig, die im Körper Wasser angesammelt haben und dieses im Rahmen einer Abnehmkur wieder loswerden möchten.

Ein weiteres, völlig natürliches Nahrungsergänzungsmittel, das Ihnen bei Ihren Entschlackungs- und Entsäuerungskuren hilft, sind die *Extrakte der Palme Yucca shitigera*. Es handelt sich um eine der schönsten Pflanzen in den Wüsten Nord- und Mittelamerikas. Sie gehört zu der Familie der Liliengewächse, die seit langem auf Grund ihrer zahlreichen positiven Eigenschaften als äußerst nützlich bekannt sind. Da die Yucca unter stärksten

Stressbedingungen in den Hochgebirgswüstenregionen bei extremer Hitze und Kälte, langen Trockenperioden und enormen Stürmen sehr langsam heranwächst, baut sie einzigartige Widerstandsstoffe auf, um zunächst selbst zu überleben und schließlich anderen zum Überleben zu verhelfen. Die dort lebenden Indianer erkannten den unschätzbaren Wert dieser Pflanze und nannten sie »Baum des Lebens«. Die Besonderheit der Yucca als Bestandteil der Nahrungsergänzung für den heutigen Menschen ist ihr hoher Nähr- und Wirkstoffgehalt aus aktiven Enzymen, Saponinen, Antistress-Stoffen, Chlorophyll und wertvollen Eiweißbausteinen. Diese Wirk- und Vitalstoffe sind unter anderem besonders für die Reinigung, Entgiftung und Aktivierung des Stoffwechselgeschehens im Organismus verantwortlich.

Auf Grund der ernährungs- und umweltbedingten Toxämie, das heißt der Blutüberlastung mit Fremdstoffen, ist es heute wichtiger als je zuvor, etwas für die Reinigung und Entgiftung des Körpers zu tun, angefangen beim Dickdarm. Durch die Seifenwirkung kann Yucca hierbei für den immer mehr an Bedeutung gewinnenden Prozess der Entsorgung Erstaunliches leisten. In den letzten zehn Jahren wurden umfangreiche Forschungs- und Versuchsarbeiten von Chemikern, Biologen, Ernährungswissenschaftlern, Ärzten und Tierärzten an Universitäten und in privaten Laboratorien mit Pflanzen, Tieren und Menschen durchgeführt. Es wurden dabei keine negativen Nebenwirkungen der Yucca festgestellt. Unbedenklichkeit und Wirksamkeit wurden ausdrücklich bestätigt.

Für die Entschlackung möchte ich besonders ein Produkt empfehlen, das unter dem Namen »Golden Yucca plus« auf dem Markt ist. Dieses Produkt kombiniert Yucca mit dem eingedickten *Saft von frischen Gerstensprossen.* Dieses Gerstengrün ist überwiegend für Versorgung und Aufbau des Körpers zuständig. Denn durch die Nähr- und Vitalstoffe des Gerstengras-Substrats werden dem Organismus eine Fülle von essenziellen Wirkstoffen zugeführt. Seit 1935 weiß die Wissenschaft, dass in der jungen Gerste die höchste Konzentration von Beta-Karotin, Chlorophyll, Proteinen und Enzymen nur während einiger kritischer Tage im Jahr gegeben ist. Genau zu diesem Zeitpunkt des höchsten Nähr- und Vitalstoffgehalts, bevor die ganze geballte Kraft der Jungpflanze in den Halm nach oben schießt, wird geerntet. Dabei werden nur die etwa 10 Zentimeter langen Blattspitzen des dann etwa 30 Zentimeter hohen Gerstengrases abgeschnitten und schonend verarbeitet. Für die Qualität sind Standort, Erntezeitpunkt und Aufbereitung von größter Bedeutung. Die verwendete Wintergerste enthält zu diesem Erntezeitpunkt über 100 wertvolle Lebensstoffe, darunter 13 Vitamine, 20 leicht aufnehmbare Eiweißbausteine (Aminosäuren) und 14 lebenswichtige Mineralstoffe und Spurenelemente. Neben den Vitaminen A, C, E, K und den Nervenvitaminen der B-Gruppe ist sogar Vitamin B12 enthalten, das im Pflanzenreich selten vorkommt.

Die Kombination des biologisch hoch aktiven Gerstengrases mit den reinigenden und stimulierenden Eigenschaften der Yucca ergibt ein einmaliges Nahrungsergänzungsmittel im Sinne der Ganzheit unserer Lebensvorgänge. Die wertvollen Inhaltsstoffe, wie Mineralien, Spurenelemente, Enzyme, Aminosäuren und Vitamine, liegen in organischen Komplexen eingebunden vor und sind daher optimal wirksam. Die Enzyme wirken als Zündfunken für den Stoffwechsel, tragen unter anderem zur Reduzierung überflüssiger Fett- und Eiweißdepots bei und schaffen ein ausgeglichenes Säure-Basen-Verhältnis. Das große Angebot von wertvollen Aminosäuren, von denen ein Teil für unseren Organismus von essenzieller Bedeutung ist, unterstützt leistungssteigernd die verschiedensten sportlichen Aktivitäten und führt unter anderem zu vermehrter Muskelausbildung. Das Produkt optimiert das Fitness-Training in allen Altersstufen und ist besonders auch für Kinder und Jugendliche hilfreich. Das Selen des Gerstengrases fördert die Schwermetall-Ausscheidung, besonders bei Quecksilber- und Amalgambelastung. Die grüne Energie, der hohe Chlorophyllanteil, wirkt reinigend und neutralisierend auf das Blut im ganzen Organismus.

Als Nächstes wollen wir uns ein Produkt ansehen, das sich seit Jahrtausenden in Indien und in zunehmendem Maße auf der ganzen Erde, besonders bei Darmreinigungskuren, bewährt hat und das Sie – auch ohne eine eigentliche Darmreinigung durchzuführen – Ihrer Nahrung beifügen können, um damit den Stuhlgang zu verbessern. Es handelt sich um *Flohsamenschalen.* Diese Schalen des aus Indien kommenden Flohsamens *(Plantago ovatae)* besitzen die Fähigkeit, Darmschlacken zu binden und herauszutransportieren. Sie stoppen auf natürliche Weise Durchfall und befördern das, was der Körper so schnell wie möglich loswerden will, in gebundener Form in Richtung Ausgang. Da die Flohsamenschalen bis zum Fünfzigfachen ihres Volumens aufquellen (wenn genügend Wasser zur Verfügung steht, wofür Sie Sorge tragen sollten), sind sie ideal als Magenfüller, besonders bei Fastenkuren. Am besten wirkt dabei Flohsamenschalenpulver. Man nimmt davon einen Esslöffel in einem Viertelliter Fruchtsaft, Gemüsesaft (vorzugsweise Apfel- oder Rote-Beete-Saft) oder Wasser ein, rührt um und trinkt das Ganze rasch, denn wenn Sie es zu lange stehen lassen, dann wird die Masse fest und Sie können es bestenfalls noch löffeln. Danach sollten Sie viel trinken!

Zur Unterstützung der Entschlackung möchte ich Ihnen auch zwei besondere Arten von Tee empfehlen. Erstens handelt es sich um den *Himalaya-Kräutertee Guduchi.* Er stammt aus nepalesischen Wäldern. Er ist eine Mischung aus dem Stiel der Pflanze *Tinuspor cordifolia* und Zimtrinde oder Zitronengras. In der historischen Sanskrit-Literatur wird Guduchi als »Nektar des Lebens« beschrieben. Die Stiele enthalten so viel nahrhafte Reserven, dass ein kleines Stück davon die Wurzeln überleben lässt, auch wenn diese völlig vertrocknet erscheinen. Ein plötzlicher Regenguss lässt sie wieder neu treiben, sogar aus Wurzeln, die monatelang außerhalb des Bodens aufbewahrt wurden. Sofern man davon ausgeht, dass sich den Pflanzen innewohnende Prinzipien auf den Menschen übertragen lassen, wird man verstehen, warum die indische Literatur von einer Übertragung der Vitalkraft der Pflanze auf den Menschen spricht. Guduchi ist ein bekömmlicher Kräutertee, der die Vitalkräfte wie auch die Reinigungskräfte des Körpers massiv unterstützt. Sie bereiten den Guduchi-Kräutertee wie folgt zu: Setzen Sie einen Teelöffel Guduchi für ¼ l Tee mit kaltem Wasser auf, lassen 2 Minuten leicht kochen und trinken dann 2 bis 3 Tassen täglich pur oder gesüßt.

Als Nächstes möchte ich Ihnen den *Lapacho-Tee* vorstellen. Dieser Tee ist ein Naturprodukt aus der inneren Rinde des Lapachobaumes. Er ist beheimatet in den Regenwäldern Südamerikas, wächst auf eisen- und kalkreichen Böden, welche weitgehend von schädlichen Umwelteinflüssen verschont geblieben sind. F. von Ladefoged schreibt in seinem Buch *Krankmacher Schwermetalle:* »Die Rinde des Lapacho-Baumes verbessert die Immunität und Abwehrkraft des Körpers und stärkt die Zellstruktur. Sie besitzt einen für Heilpflanzen ungewöhnlich hohen Anteil an Mineralstoffen und Spurenelementen. Die Hauptwirkung des Lapacho-Tees beruht auf seiner stimulierenden Wirkung auf das Abwehrsystem unseres Körpers. Vitamin C und Lapacho-Tee zusammen beschleunigen die Ausscheidung von unerwünschten Stoffen aus dem Körper, stärken die Widerstandskraft und vermindern die Allergiebereitschaft. Die Lapachorinde besitzt einen ungewöhnlich hohen Gehalt an Mineralstoffen und Spurenelementen. Sie ist reich an Kalzium, Eisen, Kalium, Kupfer, Zink, Mangan, Bor und Magnesium, sowie Phosphor, Chrom, Jod, Molybdän, Silber, Gold und anderen.« Lapacho-Tee schmeckt gut und hat einen vitalisierenden Charakter. Sie lassen 3 Teelöffel Rinde 5 Minuten in einem Liter leicht siedendem

Wasser ziehen, lassen dann noch 15 Minuten ziehen und seihen danach ab. Wenn Sie den Tee kalt ansetzen und 12 bis 24 Stunden vor der Zubereitung ziehen lassen, wird der Geschmack leicht süßlich. Trinken Sie 2 bis 3 Tassen über den Tag verteilt.

Zur Unterstützung Ihrer inneren Reinigung und zur Regeneration möchte ich Ihnen nun Mikroalgen vorstellen, *ganz* besonders die Species *Spirulina* und *Chlorella*. »Tecuitlatl« nannten die Azteken die Algen, die sie an der Oberfläche des Texcoco-Sees ernteten und zu Algenkuchen buken. Zahlreiche Berichte aus frühester Zeit beweisen, dass die mikroskopisch kleinen Algen der Menschheit schon lange als energie- und eiweißreiche Nahrungsmittel dienten, unter anderem auch in China. Moderne Nahrungsexperten entdecken nun wieder, was alte Hochkulturen seit jeher als Quelle für Gesundheit und ein langes Leben nutzten, die Mikroalgen Spirulina und Chlorella.

Die Mikroalge *Spirulina platensis* ist ein kleines Kraftwerk der Natur. Sie ist die ideale Nahrungsergänzung, leicht verdaulich, mit hochwertigem pflanzlichen Eiweiß und allen essenziellen Aminosäuren, vielen Vitaminen, Mineralstoffen und anderen Mikronährstoffen. Im Detail sind folgende Inhaltsstoffe vorhanden: Alle 8 essenziellen und 9 weitere Aminosäuren als hochwertigste Eiweißbausteine, genau jene Kombination von Aminosäuren, die sich der Mensch laut Weltgesundheitsorganisation zuführen sollte. Der Proteinanteil ist höher als bei Fleisch oder Ei, die Zellwände bestehen aus leicht verdaulichen Mucoproteinen, Vitamine wie zum Beispiel Provitamin A (Betacarotin), B-Vitamine, Vitamin E, Antioxidantien und vieles mehr finden sich reichlich. Selbst Anteile an Vitamin B12 sind vorhanden sowie zahlreiche basische Minerale wie Magnesium, Kalzium und weitere. Spirulina enthält rund 18-mal mehr Eisen als Spinat sowie zahlreiche Spurenelemente wie Zink, Selen, Lithium und Mangan. Chlorophyll aus der Energie der Sonne, nahezu identisch mit dem Blutfarbstoff Hämoglobin, kommt reichlich vor, wie die grüne Farbe schon vermuten lässt. Erwähnt werden muss noch der Reichtum an Enzymen und mehrfach ungesättigten Fettsäuren.

Spirulina ist als tägliche Nahrungsergänzung für jeden geeignet, auch für Kinder und ältere Menschen – im Sport und bei anstrengender Arbeit, beim Entschlacken und Fasten und in der Rekonvaleszenz. Sie nehmen je nach Bedarf zwei- bis dreimal 5 Tabletten à 400 mg täglich ein oder 2 bis 3 Teelöffel des Pulvers mit viel Flüssigkeit zwischen oder mit den Mahlzeiten. Bei stärkerer Beanspruchung kann die Menge erhöht werden.

Die Mikroalge *Chlorella pyrenoidosa* existiert bereits seit 2,5 Milliarden Jahren. Sie lebt im Süßwasser und besitzt die erstaunliche Fähigkeit, Umweltgifte und Schwermetalle zu binden und so die Ausscheidung zuzulassen. In Chlorella findet sich der höchste Gehalt an Chlorophyll, der je in einer Pflanze gemessen wurde. Ihre Zellwände aus Zellulose sind ein völlig natürlicher Ballaststoff für den Darm, in ihnen werden die Schwermetalle aus dem Körper gebunden und abtransportiert. Chlorella regt auch die Lockerung und Ausscheidung von Schwermetallen aus den vorhandenen Depots an. Weiterhin findet sich in Chlorella natürlich gebundenes Vitamin C. Ansonsten ist es ähnlich nährstoffreich wie Spirulina. Wie viel Chlorella-Algen Sie täglich zu sich nehmen, hängt von Ihrem Schwermetall-Entgiftungsprogramm ab, das Sie am besten mit Ihrem Heilpraktiker absprechen. Normalerweise wird eine Menge von 6 bis 12 Tabletten täglich vor den Mahlzeiten mit Flüssigkeit geschluckt empfohlen. Danach sollten Sie reichlich Wasser trinken.

Ein weiteres hervorragendes Produkt zur Vitalisierung und Unterstützung bei der inneren Reinigung nennt sich »Green Kamut«. Es besteht zu 100 Prozent aus getrocknetem Saft von jungen Blättern von Kamut und Alfalfa und hat 100 Prozent Rohkostqualität: Die lebendige Qualität der Enzyme, Vitamine und Mineralien ist voll vorhanden. Green Kamut stammt aus biologischem Anbau und ist eine ausgezeichnete Quelle aller Inhaltsstoffe aus dem grünen Saft. Kamut ist ein altes, sich von Emmer ableitendes, nicht hybrides Getreide, welches man in den ägyptischen Pyramiden gefunden hat und das inzwischen wieder bei uns wächst. Es enthält mehr Protein, Fett und Mineralstoffe als der Weizen und andere Zuchtformen von Getreide. Vor allem aber ist das Aminosäurenspektrum wesentlich günstiger als im Weizen.

»Green Kamut« ist eine einzigartige Kombination von Saft aus jungem Kamutgras und Alfalfa, welches lange bekannt ist als eines der gehaltvollsten Lebensmittel überhaupt. Die Pflanzen von Kamut und Alfalfa wachsen zusammen auf organischem Farmland in großer Höhe, welches jedes Jahr durch das reiche Schmelzwasser der umliegenden vulkanischen Berge überreichlich mit frischen Mineralstoffen und Spurenelementen versorgt wird. Die Blätter werden sorgfältig geerntet, gewaschen und entsaftet. Der Saft wird innerhalb weniger Minuten bei nicht mehr als 31°C getrocknet, wodurch jegliche Verminderung der wertvollen Inhaltsstoffe durch eine erhöhte Temperatur vermieden und ein Produkt von 100 Prozent Rohkostqualität erhalten wird. Gesundheitsbewusste Menschen wissen den Wert frischer, dunkelgrüner Pflanzennahrung zu schätzen und auch die Schulmedizin beginnt bereits den Wert der bekannten Schutznährstoffe in Pflanzen bezüglich antioxidativer und antimikrobieller Wirkung zu erkennen. Die hohe Basenwirkung prädestiniert derartige Nahrung für den Einsatz bei Entgiftungs-, Entschlackungs- und Entsäuerungskuren.

Das Original-Korallen-Kalzium der *Sangokoralle* aus Japan ist nach Dr. med. Barbara Krischker bester Lieferant für biologische Mineralien und Spurenelemente in ionisierter, das heißt löslicher Form. Es ist ein natürlich belassenes Produkt aus dem Sediment (nicht dem Korallenstamm) der Sangokoralle aus Okinawa mit einer unserem Stoffwechsel seit Millionen von Jahren vertrauten Zusammensetzung lebenswichtiger basischer Mineralien und rund 69 Spurenelementen. Das Sediment gibt seine Mineralien am besten in gutes Quellwasser oder auch destilliertes oder Umkehr-Osmosewasser ab und reichert es damit an. Im Körper entfalten diese Elemente ihre alkalisierende Wirkung und gelangen direkt in die Zellen. Alle Stoffwechselprozesse funktionieren optimal in einem pH-Wert-Bereich um 6,4 bis 7,4. Mit der Einnahme der Korallenmineralien geht die Übersäuerung des gesamten Organismus zurück. Die sauren Umwelt- und Genussgifte, Medikamentenabbauprodukte und Stoffwechsel-Schlacken aus dem Bindegewebe können ausgeschieden werden. Das gibt dem erkrankten Körper die notwendigen Voraussetzungen zur Regeneration. Eine weitere Eigenschaft der Sangokoralle ist ihre hohe Bindungsfähigkeit, nachgewiesen durch Aufnahmen im Rasterelektronen-Mikroskop. Sie resultiert aus ihrer Molekularsiebstruktur und ist damit noch wirksamer als die Resorptionskraft der Kaffee-Kohle. Diese wird zur letzten Magenspülung bei Patienten mit Tablettenvergiftung benutzt, damit sich die noch im Darm vorhandenen Gifte an die Kohle binden können und dadurch nicht ins Blut gelangen. Im Trinkwasser befindliche Gifte, Verschmutzungen und Verunreinigungen werden ebenfalls in diesem Sediment gebunden.

Von Dr. Kremer, einem anerkannten Biochemiker und unermüdlichen Forscher in der AIDS- und Krebs-Therapie, wird das altbewährte tibetische Kräutergemisch *Padma 28* zur Krebs-Behandlung empfohlen. Die darin enthaltenen Polyphenole sind Puffersysteme für die Feinabstimmung der Redox-Potenziale und dienen damit zur Gegenbalance bei gesteigerter Radikalenbildung (wie bei Krebs). Menschen und Tiere sind nicht in der Lage, diese Polyphenole selbst im Körper herzustellen, sondern müssen sie über die Nahrung aufnehmen (das bekannteste Polyphenol ist das Vitamin E). Dänische Wissenschaftler haben herausgefunden, dass »Padma 28« sehr erfolgreich gegen starke Arteriosklerose eingesetzt werden kann. Auch als Radikalenfänger schneidet »Padma 28« ausgezeichnet ab; es ist weit wirkungsvoller als die klassischen Radikalenfänger wie Vitamin E, C und Betakarotin. »Padma 28« erhalten Sie in der Apotheke.

Barbara Krischker empfiehlt bei Ihrer Stoffwechsel-Entschlackungstherapie außer Korallen-Kalzium und »Padma 28« auch *Kanne-Brottrunk,* der bestimmte Anaerobier-Bakterien im Dickdarm stärkt, die vermehrt Stickstoffradikale abfangen können. Dadurch stärken sie die Redoxbalance im gesamten Stoffwechsel. In diesem Zusammenhang empfiehlt sie außerdem die Gabe von essenziellen Fettsäuren (in Leinöl, Hanföl, Nachtkerzenöl oder Schwarzkümmelöl) zur besseren Sauerstoffaufnahme in die Zellen. Hinzu kommen noch Extrakte aus enzymatisch aufgeschlossenen Blütenpollen, die sich als besonders starke Radikalenfänger bewährt haben und die auf Grund ihrer einmaligen Nährstoffzusammensetzung als »Nektar der Götter« für die Zellen bezeichnet werden.

Der *Matricell-Königinnen-Trank* enthält wichtige Wirkstoffe für die tägliche Ernährung, welche die Fitness und Vitalität unterstützen. Diese Vitalstoffe können eine gesunde und ausgewogene Ernährung ergänzen, die den Körper befähigt, mit dem negativen Stress besser fertig zu werden. Frau Dr. Krischker verwendet ihn zur Stärkung bei der Entschlackung von sehr schwachen und kranken Menschen. Er enthält wichtige Aufbaustoffe; zusammen mit einer ausgewogenen Ernährung unterstützt er die Leistungsfähigkeit des ganzen Organismus und gleicht auch das durch sportliche Höchstleistung reduzierte Energiepotenzial wieder aus. Jede Trinkampulle »Matricell-Königinnen-Trank« enthält: 150 mg Gelée Royal, 100 mg Propolis-Extrakt und 1850 mg Blütenpollen-Extrakt. Ein ähnliches, ebenfalls empfehlenswertes Produkt firmiert unter dem Namen »Viabol«. Die 15-ml-Trinkampullen enthalten: Extrakt aus aufgeschlossenen Blütenpollen, Gelée Royal, Propolis, Weizenkeim-Vollextrakt, Holunderkonzentrat, Hefe-Autolysat und einen Breitband-Vitamin-Komplex. Neu auf dem Markt sind reine, fermentativ aufgeschlossene Blütenpollen-Extrakte, welche die Firma Allergon in Schweden entwickelt hat. Hierbei werden die Pollen von biologisch angebauten Pflanzen mit Staubsaugern geerntet und dann fermentativ aufgeschlossen. Dabei entstehen besonders reine, gezielt wirksame Produkte, die in der Schweiz als eine Art Granulat unter den Namen »Vigozym«, »Vigolip« und »Vigofit« als Lebensmittel erhältlich sind. Dieselbe Firma vertreibt mit »Vigolac« auch probiotische Bakterien.

Die segensreiche Wirkung von angekeimtem Getreide können Sie mit *Seva Biozell* genießen. Es handelt sich um ein nährstoffhaltiges Vollwertprodukt aus Dinkel und Algen in Pulverform mit insgesamt über 50 wertvollen Vitalstoffen. Frei von Chemie, trägt es zur Förderung der Leistungsfähigkeit und Gesundheit bei. Es ist ballaststoffreich, cholesterinarm und enthält die wichtigsten Proteine, Vitamine, Mineralstoffe, essenziellen Fettsäuren und Aminosäuren in ausgewogener Form. Alle für den Organismus notwendigen Mikronährstoffe werden bilanziert in den Mengen angeboten, wie sie als tägliche Basisergänzung angesehen werden dürfen. Grundlage ist fermentierter Dinkel nach einem Rezept des südamerikanischen Forschers Dr. Vargas, der ein ähnliches Produkt vor vielen Jahren unter dem Namen »Alen« auf den Markt gebracht hatte. In »Seva Biocell« wurde dieses Produkt mit einigen Zusätzen ergänzt und steht heute als ein hochwirksames Nahrungsergänzungsmittel zur Verfügung, das ich besonders empfehle, wenn es sich um Menschen handelt, die sich einerseits entsäuern wollen, andererseits aber zugleich auch aufbauend stärken möchten.

Zum Abbau der schlimmsten Säureüberschüsse im Körper empfehle ich Ihnen – besonders auch vor Darmreinigungskuren, damit diese nicht zu heftig ablaufen – eine zwei- bis dreiwöchige Entsäuerungskur, in der Sie mit Kaiser Natron, mit Natriumbicarbonat, also Backsoda, oder besser, aber teurer mit einem Basenpulver wie »Alcala« oder »Rebasit« aus der Apotheke arbeiten können. Ganz besonders kann ich Ihnen aber *Seva-pH* empfehlen, weil dieses Entsäuerungsmittel nicht nur einfach anorganische basische Mineralien enthält, sondern Kalium als Citrat, also organisch gebunden und deshalb wirksamer. Außerdem findet sich in diesem Präparat noch Fruchtpulver aus Holundersaft und schwarzen Johannisbeeren, Meeresalgenpulver, Betakarotin, Vitamin E und die Vitamine B1, B2 und B6.

Die *Chufas-Erdmandel* – auch *Chufas-Nüssli* genannt – ist das nächste, segensreiche Produkt, das ich Ihnen vorstellen und wärmstens empfehlen möchte. Ich genieße es seit Jahren täglich. Sie stammt aus Spanien und kommt fein verflockt auf den Markt. Die Erdmandel enthält alle Substanzen, die der Körper zum Leben braucht. Der biologische Arzt und Chemiker Dr. Dr. Walter Schwarz, Bad Wörishofen, bezeichnete deshalb die Erdmandel (Zyperuss esculentes) als Überlebensnahrung.

Der Mineralstoffgehalt pro 100g Chufas beträgt in mg:

Na	K	Ca	Mg	Fe	Cu	Zn	Mn	P
34	424	92	93	4	0,97	3,S	0,25	211

Erdmandeln besitzen darüber hinaus einen hohen Gehalt an ungesättigten Fettsäuren, vor allem 15,2 % Linolsäure, ferner die seltenen Vitamine H (Biotin) und P (Rutin), 25,6 % Fett, 7,3 %

Eiweiß, 31,9 % Stärke, 2,2 % Mineralstoffe, 28 % Ballaststoffe (16,9 % unlösliche und 9,1 % lösliche) und haben einen vorzüglichen Geschmack.

Chufas, die Erdmandel, ist eine seit Jahrtausenden bekannte Erdknolle, die aber als Nahrungsmittel immer nur regionale Bedeutung finden konnte. Sie hat zwar im deutschsprachigen Raum im Laufe der letzten Jahrhunderte immer wieder Erwähnung gefunden, konnte aber bis auf den Raum Nürnberg, wo sie für Lebkuchen und Konfekt verwendet wurde, im großen Maßstab keinen Einsatz finden. Aus den Ernährungsberichten der Bundesregierung wissen wir, dass durch die verfeinerte und raffinierte Ernährungsform immer mehr Stoffwechselerkrankungen auftreten. Deshalb hat es stets Mahner gegeben, eine ballaststoffreiche Ernährung anzuwenden. Nachdem die üblichen Ballast- und Quellstoffe, wie Weizenkleie, Leinsamen, Flohsamen etc. teilweise in Bezug auf Geschmack, Quellfähigkeit und Verträglichkeit Wünsche offen lassen, ist es sehr zu begrüßen, dass mit der Erdmandel jetzt ein Produkt gefunden wurde, das keine Wünsche mehr offen lässt.

In einem Gutachten vom 16. Oktober 1987 schreibt Dr. med. W. Zimmermann, Internist und Chefarzt des Krankenhauses für Naturheilweisen und Lehrbeauftragter für Phytotherapie an der Ludwig-Maximilian-Universität, München:

Folgende Eigenschaften der Chufas-Erdmandel wurden durch klinische Prüfung bestätigt:

1. Ballaststoffwirkung mit geringerer Quellungstendenz und ausgezeichneter Füllstoffwirkung – geeignet bei Obstipation jeglicher Genese –, keine negative Nebenwirkung. Am besten beeinflussbar: Divertikulose und habituelle Obstipation.

2. Resorptionsverzögerung des Speisebreis, Eindickungseffekt bei Enteritis. Geeignet bei Marasmus, Anorexie, chro-

nischer Enteritis. Deutliche Verbesserung der Darmsituation bei Morbus-Chron- und Colitis-Patienten!

3. Retardierungseffekt des Speisebreies beim Diabetiker, dieser wird zugleich im Sinne eines besseren Sättigungseffekts beeinflusst. Nachweisbare Besserung der Blutzuckerprofile (50 bis 100 mg %).

4. Sättigungseffekt bei Übergewichtigen – gute Breinahrung.

5. Vermuteter Steriodeffekt im Sinne einer seit Jahrhunderten bekannten emenagogen Wirkkomponente.

Chufas-Nüssli kann sowohl in der klinischen als auch in der ambulanten Diätetik erfolgreich eingesetzt werden und stellt somit eine Bereicherung der darmwirksamen Phytotherapie dar. Dazu kommt, dass die Erdmandel in einem natürlichen Wachstum ohne wesentliche Düngung kultiviert werden kann und die Knolle frei ist von Kontaminationen mit radioaktiven Stoffen und Umwelttoxinen.

18

Darmreinigungskuren
und ihre Wirkung

Als Erstes möchte ich Ihnen die *Yucca-Entschlackungs- und Darmreinigungskur* vorstellen, die für Menschen geeignet ist, die eine sanfte Methode vorziehen. Sie ist deswegen auch für Menschen geeignet, die besonders stark verschlackt und übersäuert sind, denn die Entschlackung und Darmreinigung sollte ja nicht zu rasch und zu intensiv ablaufen, da sonst erhebliche Probleme an den Ausscheidungsorganen auftreten können. Diese Kur ist auch ein guter Ersatz für eine echte Fastenkur. Sie ist so gestaltet, dass man in dieser Zeit auch einer leichten Tätigkeit nachgehen kann. Bei dieser Kur kommen die Präparate »Golden Yucca plus«, Flohsamenschalenpulver, probiotische Bakterien und Bitterstern (Bittersegen) zum Einsatz, die im vorherigen Kapitel be-

---

Beschriebene Methoden der Darmreinigung

- Yucca-Entschlackungs- und Darmreinigungskur
- Einlauf und Glaubersalzlösung
- Colon-Hydro-Therapie
- AyurVedic Kolon-Cleaning
- »Sunrider«-Kräuterkur
- Reinigungskur nach Dr. Gray (»Europa«)
- »Èjuva«-Darmreinigungsprogramm

schrieben wurden. Sinnvoll, aber nicht unbedingt notwendig, ist eine Unterstützung durch Einläufe, wofür ich die Klysopumpe empfehle, bei der man mit dem Druck der Hand an einem Ball die Wasserzufuhr in den Darm leicht regeln kann. Diese Entschlackungs- und Darmreinigungskur wurde von Mag. Wolfgang Schriebl und Frau Dr. Ehrenberger zusammengestellt und basiert auf jahrelanger Erfahrung von Ärzten und Therapeuten mit den angegebenen Produkten. Die Kur wird folgendermaßen durchgeführt:

- Achten Sie auf eine ausreichende Zufuhr von reinem, möglichst mineralarmem, kohlensäurefreiem Trinkwasser; 2 bis 3 Liter am Tag sind in der Regel der optimale Wert.
- Unterstützen Sie Ihren Stoffwechsel durch ausgedehnte Spaziergänge, langsames Laufen oder Rad fahren für mindestens 20 Minuten täglich. In der kalten Jahreszeit sind moderates Langlaufen, Eislaufen oder Gymnastik die passende Aktivierung.
- Schlafen Sie ca. 7 bis 8 Stunden pro Nacht. Befolgen Sie dabei den Biorhythmus, zum Beispiel den Tageszyklus nach dem Ayurveda. Der Schlaf zwischen 22 Uhr und 5 Uhr hat eine höhere Qualität als zwischen 24 Uhr und 7 Uhr.
- Denken Sie beim Entschlacken auch an die Möglichkeit, über Ihre Haut zu entgiften. Hierbei empfehlen sich Saunagänge verschiedener Art, wie im Kapitel 22 beschrieben, und die Verwendung von ayurvedischen Massageölen, um den Ausscheidungsprozess durch die Haut zu steigern.
- Trinken Sie zusätzlich zum Wasser verschiedene Kräutertees, die Ihre Ausscheidungs- und Reinigungsorgane unterstützen, wie Nieren- und Lebertees, Entwässerungstees, Herz-Kreislauf-Tees, zum Beispiel Brennnessel-, Zinnkraut-, Guduchi- und Lapacho-Tee.
- Verzichten Sie während der Kur – so gut es geht – auf Genuss-

mittel wie Kaffee, schwarzen Tee, Schokolade und andere Süßigkeiten sowie auf Auszugsmehlprodukte und tierische Eiweiße.

- Während einer Entschlackungskur werden Gifte, Säuren, eingekapselte Krankheitsrückstände und andere Belastungen des Organismus mobilisiert. Deshalb sollten Sie Vitamine, Mineralstoffe, Enzyme und hochwertige Aminosäuren in größeren Mengen zuführen. Mit den in Kapitel 17 genannten Nahrungsergänzungsmitteln gelingt dies sehr leicht. Verwenden Sie dabei die zwei- bis dreifache Menge der üblichen Tagesdosis.
- Für eine vollständige Reinigung sind Einläufe empfehlenswert.
- Morgens kann man die Ausscheidung über den Rachen- und Mundraum durch ein fünf- bis zehnminütiges Ölziehen mit Ayurveda-Sesamöl oder durch ein fünfzehn- bis zwanzigminütiges Ölziehen nach Dr. F. Karach mit kalt gepresstem Sonnenblumenöl unterstützen. Dabei werden 1–2 Esslöffel von dem Öl im Mund hin- und herbewegt und zwischen den Zähnen durchgezogen. Danach wird das schaumig weiße Öl ausgespuckt. Im Öl lösen sich Giftstoffe aus den Mundschleimhäuten. Ein vorangehendes Abschaben des Zungenbelages mit einem Löffel oder einem Zungenschaber bewirkt ein vollständiges Entfernen der über die Zunge ausgeschiedenen Schadstoffe, ein verbessertes Geschmacksempfinden sowie einen reineren Atem.

Die Kur kann sich über zwei bis vier Wochen erstrecken und wird täglich wie folgt vorgenommen:

- Frühmorgens nach dem Aufstehen schaben Sie Ihre Zunge, führen ein Ölziehen durch und machen einen Einlauf.
- Danach gibt es einen Shake aus Flohsamenschalenpulver, wie er weiter unten beschrieben wird. Zum Schluss trinken Sie einen halben Liter warmes Wasser.
- Während des Vormittags nehmen Sie zwei Kapseln »Golden Yucca plus« und eventuell auch eine Kapsel Mikroalgen, zum

Beispiel Spirulina, und trinken über den Vormittag verteilt Tee oder Wasser.

- Zu Mittag nehmen Sie außer einem leichten Mittagessen, das vorzugsweise aus Gemüse besteht, eine Kapsel probiotische Bakterien und vor dem Essen 5 bis 7 Tropfen Bitterstern.
- Während des Nachmittags folgen 2 weitere Kapseln »Golden Yucca plus« und eventuell auch Spirulina-Algen. Dazu trinken Sie Tee oder Wasser über den Nachmittag verteilt.
- Den Abend beginnen Sie mit 5 bis 7 Tropfen Bitterstern, am besten in etwas Wasser, und einem Flohsamenschalen-Shake oder einer Suppe mit Flohsamenschalenpulver. Danach trinken Sie einen halben Liter Tee oder Wasser.
- Vor dem Zubettgehen nehmen Sie noch einmal 2 Kapseln probiotische Bakterien und trinken dazu ein bisschen Wasser.

Den Flohsamenschalen-Shake bereiten Sie so zu, dass Sie etwa 2 Teelöffel Flohsamenschalen auf einen halben Liter warmes Wasser geben und die Mischung sofort trinken. Zur Geschmacksaufwertung kann ohne weiteres mit Gemüse- oder Obstsaft gemischt werden. Danach sollten Sie mindestens noch einen halben Liter Wasser trinken, weil die Flohsamenschalen sehr stark aufquellen. Die Flohsamenschalen werden an Stelle einer Mahlzeit eingenommen, sie füllen den Magen und stillen das Hungergefühl. Um die Reinigungswirkung nicht zu vermindern und Verstopfung zu verhindern, sollte nach der Einnahme zwei Stunden lang nichts gegessen werden. Die Darmbakterien, auch probiotische Bakterien genannt, haben Kapselform, damit sie die Salzsäure im Magen unbeschadet überstehen und werden mit ausreichend viel Wasser geschluckt. Die Dosis von insgesamt 3 Kapseln täglich gilt unabhängig von der Gesamtdauer der Kur nur für die ersten zwei Wochen. Danach reduzieren Sie bitte die Einnahme auf 1 Kapsel vor dem Schlafengehen. Setzen Sie die Einnahme über die Kur hinaus fort, bis die Packung leer ist.

Die bekannteste traditionelle Methode zur Reinigung des Dickdarms sind *Einläufe*. Diese Einläufe können mit der Klysopumpe oder mit einem Einlaufgerät durchgeführt werden. Es empfiehlt sich, dazu Wasser zu verwenden, das nicht mit Chlor versetzt ist und das ein bisschen kühler ist als Ihre Körpertemperatur. Am besten ist es, wenn Sie mehrere Einläufe hintereinander machen, sodass Sie beim zweiten oder dritten Mal 1½, manchmal sogar 2½ Liter in den Darm hineinbekommen und damit eine sehr gute Reinigungswirkung erzielen. Übertreiben dürfen Sie die Einläufe jedoch nicht, weil, wie man im Ayurveda weiß, der Darm dabei ausgetrocknet werden kann, so eigenartig das klingt. Ayurveda empfiehlt bei diesen Einläufen Öl mit ins Wasser zu geben. Am besten eignet sich auf 1 Liter Wasser 1 Esslöffel Rhizinusöl, das Sie gut mit dem Wasser vermischen. Die Methode, eine Fastenkur durch Trinken von *Glauber-, Passage-* oder *Bittersalzlösung* einzuleiten, ist zwar möglich, wird hier aber nicht besonders empfohlen.

Ähnlich den Einläufen werden bei der *Colon-Hydro-Therapie* große Mengen Wasser durch den Darm gepumpt. Hierzu kommt ein Gerät zum Einsatz, das ursprünglich in Amerika für die Astronauten entwickelt wurde und inzwischen auch in Deutschland hergestellt wird. In einem geschlossenen Kreislauf wird über ein Darmrohr, das zuvor eingefettet in den After eingeführt wurde, Wasser in den Dickdarm gespült. Über ein zweites Rohr wird das Wasser mit Kot beladen wieder herausgespült und gleitet für den Patienten gut sichtbar an einem Sichtfenster vorbei, sodass er seine innere Reinigung gut beobachten kann. Auf diese Weise wird eine komplette Dickdarmspülung bis hin zur Mündung des Dünndarms in den Dickdarm erreicht. Die Colon-Hydro-Therapie ist eine relativ sanfte Methode, die eine Ausleitungsmaßnahme von Ablagerungen, Giftstoffen und Stuhlresten darstellt. Auch verklebte Reste in Schleimhautfalten werden gelöst und verhärtete Stuhlmassen und Schleimpartikel als Überzüge über die Darmschleimhaut können dabei herauskommen.

Die Colon-Hydro-Therapie empfiehlt sich für Menschen, die nicht gerne selbst Hand an sich legen, die es sich lieber bequem machen und die Verantwortung an der Praxistür abgeben. Zur Unterstützung von Fastenkuren oder in speziellen Notfällen ist sie durchaus zu empfehlen. Bei manchen Menschen lassen Hämorrhoiden das Einführen des Schlauchs in den After nicht zu. Wenn für die Darmbäder normales Wasser aus der Wasserleitung ungefiltert benutzt wird, werden die Darmwände durch das Chlor im Wasser angegriffen. Die meisten Geräte sind nicht mit entsprechenden Filtern ausgestattet. Es gibt eine ganze Reihe von Menschen, die noch Jahre nach einer Colon-Hydro-Therapie Darmbeschwerden hatten. Ein gravierender Nachteil bei übertriebenen Einläufen und bei der Colon-Hydro-Therapie ist das Mitausspülen der Darmbakterienstämme. Diese werden durch nachträgliches Zuführen von Bakterien ersetzt. Selbst gute Präparate ersetzen jedoch unsere sehr individuelle Darmflora nur unzureichend. Außerdem wird bei der Colon-Hydro-Therapie nur der 1,5 m lange Dickdarm, nämlich das Colon, gereinigt, da dieser vom fünfmal längeren Dünndarm getrennt ist.

Die Colon-Hydro-Therapie kann – nicht zuletzt bei Notfällen wie Darmverschluss – eine wichtige methodische Ergänzung darstellen. Achten Sie jedoch darauf, dass Sie, wenn Sie diese Methode beim Arzt oder Heilpraktiker durchführen lassen, nicht dem Geschäftssinn des Behandlers zum Opfer fallen. Ich habe von Menschen gehört, die über 100 solche Spülungen an sich haben durchführen lassen. Das kann man nur als eine maßlose Übertreibung bezeichnen, die in keinem Fall wirklich nutzt oder nötig ist. Außerdem ist es nicht zweckmäßig, wenn Sie die Colon-Hydro-Therapie in einer Praxis durchführen, in der Sie während der Reinigung allein in einem Nebenzimmer liegen. Wie oben geschildert, kommen beim Auflösen von Schlacken und beim Abtransport von Kotresten aus dem Darm emotionale Probleme hoch, es kommen Gefühle zum Vorschein, Sie erinnern sich an alte Traumata und Ähnliches. Da ist es schon zweckmäßig, wenn eine Person dabei ist, mit der Sie über diese Dinge sprechen können. Was sich bei dieser Gelegenheit auch sehr bewährt hat, ist eine leichte Bauchmassage, wie sie weiter unten beschrieben wird.

Eine Darmwäsche, ein Durchspülen des gesamten Darms, sowohl des Dünndarms als auch des Dickdarms, findet man bei den indischen Yogis seit Jahrtausenden unter dem Namen *Shank Prakshalana,* heute auf dem Markt erhältlich als *AyurVedic Kolon-Cleaning* bzw. *Vigoclean.* Man führt es nur auf nüchternen Magen, am besten an einem Wochenende, durch und wiederholt es an darauf folgenden Wochenenden, wobei Unterbrechungen nicht scha-den. Es dauert zwischen ein und zwei Stunden. Danach sollte man sich ausruhen und übermäßige körperliche Anstrengung vermeiden.

Für das AKC trinken Sie eine warme Gemüse-Kräuterbrühe mit Meersalz und machen einige leichte Yogaübungen. Dadurch erreichen Sie, dass die Flüssigkeit nicht im Dickdarm absorbiert und über die Blase ausgeschieden wird, sondern dass sie auf schnellstem Weg durch den Magen-Darm-Trakt den Körper wieder verlässt. Auf diese Weise werden Dünn- und Dickdarm gründlich durchgespült und gereinigt. Die Yogaübungen sind einfach, schnell erlernt und auch von älteren, körperlich ungeübten Personen leicht durchführbar. Sie werden in der Packungsbeilage ausführlich beschrieben. Der Autor hat zusammen mit der Münchner Heilpraktikerin Nicole Eschmann ein Buch über diese Darmreinigungsmethode geschrieben, *Die sanfte Darmreinigung zu Hause.* Das AKC ist das mit weitem Abstand billigste und erprobteste (weil älteste) Darmreinigungs-Programm.

Eine sanfte und doch recht gründliche Darmreinigung für die Dauer von zwei bis vier Wochen bietet die Firma *Sunrider* an, deren Erfolg auf chinesischen Kräuterformeln basiert, die sich ebenfalls über Jahrtausende hin bewährt haben. Bei dieser Kur nehmen Sie zum Frühstück und zum Mittagessen drei bis fünf Riegel ein, die so genannten »Vitalite-Bars«, zum Abendessen nehmen Sie eine Mahlzeit aus Gemüse und Kartoffeln und wenig Getreide zu sich, und während der ganzen Zeit trinken Sie größere Mengen von zwei verschiedenen Arten von Tee. Während der Kur dürfen Sie kein Obst, kein Fleisch, keinen Fisch, keine Milch und keine Milchprodukte zu sich nehmen. Der »Vitalite-Bar« genannte Riegel ist eine wohl schmeckende Mischung aus Kräutern, Früchten und anderen natürlichen Zutaten. Er ist reich an löslichen und nicht löslichen Fasern und bewirkt ein gründliches Sättigungsgefühl. Die Fasern arbeiten ähnlich wie ein Schwamm, absorbieren Flüssigkeit und Fett, wobei der Stuhlgang und die Darmreinigung natürlich geregelt werden. Die genaue Zusammensetzung ist wie folgt: Flohsamenschalen, Honig, Ananas, Kokosnuss, Mandeln, Sojasamen, Erdbeerpulver, Karamel, Weizenkeimöl, Sanddorn, Haferkleie, Cassia, Flohsamen und Sesam. Die Riegel sind gut zu kauen, einzuspeicheln, und nach jedem Bissen ist etwas zu trinken. Man kann sie auch in hauchdünne Scheiben schneiden und einweichen, bevor man sie isst.

Über den Tag verteilt, trinkt man »Calli-Tee«, der aus Wegerichwurzeln, Maulbeerbaumrinde, Imperatewurzeln, Cameliablättern und Perillablättern besteht. Er wurde früher von Tempelpriestern verwendet, um den Körper innerlich zu reinigen und dem Geist mentale Kraft und Konzentrationsfähigkeit zu geben. Dieses Getränk ist dazu gedacht, die natürliche Entsäuerung und Säuberung des Körpers zu fördern. Für eine gute Gesundheit ist es nötig, dass unser Körper Toxine ausscheidet. Der Tee hilft uns, Dinge leicht zu verstehen und erhöht die Konzentrationsfähigkeit.

Parallel zum Calli-Tee wird »Fortune-delight-Tee« getrunken. Es ist ein Getränk, das die natürlichen Ausscheidungsprozesse unterstützt und den Körper entgiftet. Es enthält einen Auszug aus chinesischem Tee, Zitronen, Chrysanthemenblüten, Jasmin und La-langgraswurzeln. Nach Abschluss der Darmreinigung wird empfohlen, mit »Fibertone«, das heißt mit Pflanzenfasern und Ballaststoffen, den Aufbau der natürlichen Darmflora zu unterstützen. Diese Ballaststoffe wirken verdauungsanregend und reinigend und sollen die natürliche Balance wieder herstellen. Die Fasern arbeiten auch wie kleine Bürstchen in unserem Darm und halten ihn weiterhin sauber. Ohne sie würden sich unsere Nahrungsabfälle stauen und lange Zeit brauchen, bis sie den Darm passiert haben. Zugleich werden auch bei diesem Programm milchsäurebakterienhaltige probiotische Bakterien empfohlen, welche die Darmflora ergänzen und aufbauen und damit den natürlichen Verdauungsprozess unterstützen.

Der Vorteil der nicht gerade billigen »Sunrider«-Methode liegt darin, dass man sie völlig problemlos in jeden Tagesablauf integrieren kann. Da sich die Ergebnisse schnell und überzeugend einstellen, ist auch die Gefahr des Nicht-Durchhaltens bei dieser Methode besonders gering. Trotzdem sollte man ihre enorme Wirkung nicht unterschätzen.

Als Nächstes wenden wir uns der *Darmsanierung nach Robert Gray* zu, die sich häufig über mehrere Monate hinzieht und in das Tagesgeschehen integriert werden kann, also keinen Urlaub benötigt. Eine Weiterentwicklung davon nennt sich *Europa.* Wir zitieren für die Gray-Kur sinngemäss den Heilpraktiker Wolfgang H. Müller aus einem Aufsatz aus *Natur und Heilen.* (Oktober 1996):

Die Darmsanierung nach Gray besteht aus Pulver (Massebildner) und Reinigungstabletten, die zusammen über einen Zeitraum von ca. 3 Monaten allmählich steigernd einzunehmen sind. Damit werden alle Schlacken aus dem gesamten Verdauungstrakt entfernt unter Erhaltung und Festigung der Darmflora von Anfang an. Nach erfolgter Reinigung kann mit einer dritten Kräutermischung in Pulverform (Laktobakteriennahrung) durch spezifische Förderung des Wachstums der »freundlichen« Helferbakterien die Darmflora zusätzlich harmonisiert und aufgebaut werden.

Die »Reinigungstabletten« enthalten folgende Kräuter: Myrthenbaumrinde, Guargum, Irisches Moos, Maisfadenextrakt, Rosmarin, Vogelmiere, Gewürznelken, Teile des Samens und das Herzinnenblatt des Spitzwegerichs. Der »Massebildner« enthält Flohsamenschalen, Löwenzahnwurzel, Zwiebel, Spirulina-Algen, Gewürznelken und Kalzium-Pantothenat. Der »Massebildner spezial« enthält die Flohsamenschalen, Löwenzahnwurzel, Gewürznelken und Kalzium-Pantothenat. Die Lactobakteriennahrung besteht aus Löwenzahnwurzel, Zwiebel, Kalziumcarbonat, Spirulina-Algen und Kalzium-Pantothenat. Die Reinigungstabletten zusammen mit den Massebildnern bewirken ein Anlösen der harten klebenden Krusten, für den Abtransport des gelösten Materials sorgt der Massebildner.

Darmreinigungskuren sollten Schwangere grundsätzlich nicht durchführen und auch Entschlackungs- und Darmreinigungskuren sind während der Stillzeit wenig angebracht, da dabei Gifte aufgewirbelt werden, die unter Umständen in die Muttermilch geraten könnten. Patienten mit frischen Operationsnarben im Verdauungstrakt sollten ebenfalls keine Darmsanierung durchführen, weil die Substanzen unter Umständen an den entzündlichen Stellen zu sehr scheuern. Durch die Regeneration der Darmwände und die Stärkung des Immunsystems erhöht sich die Vitalität spürbar. Doch sollte man sich durch die neugewonnene Energie nicht zu Leistungssteigerungen hinreißen lassen, denn der ganze Prozess sollte auch der Regene-

ration der Zellen dienen. Überflüssige Pfunde verliert man
ganz nebenbei. Schlanke bleiben jedoch in der Regel so, wie sie
sind. Eine Zunahme des Appetits kann sich während der Kur
einstellen, auf Grund des größeren Fassungsvermögens und
höherer Resorptionsleistung des Darms. Wie beim Heilfasten
füllen die Körperzellen nach der Entgiftung ihre Depots neu
auf, wenn echte Lebensmittel zugeführt werden. Die ganzheitliche Wirkung der Darmreinigung zeigt sich auch in einer
Intensivierung des Traumlebens und dem Auftauchen alter Le-
bensthemen. Eventuell machen diese eine psychotherapeutische Begleitung erforderlich, wenn zum Beispiel eine Umkehr
und Neuorientierung gesucht wird, denn auch dafür ist eine
Darmsanierung ein gutes Hilfsmittel.

Eine weitere sehr empfehlenswerte Darmreinigung nennt sich
Èjuva. In ihr wird nicht nur der Darm angesprochen, sondern der
Mensch in seiner Ganzheit. Da Loslassen und Reinigen nicht nur
auf der körperlichen Ebene stattfinden, sind die Èjuva-Produkte
so konzipiert, dass alle Seinsebenen angesprochen werden. Dieses Konzept ist unter den Darmreinigungsprogrammen einmalig!
Es ist deshalb für alle Körpertypen möglich, eine Darmreinigung
mit diesem Produkt harmonisch zu erleben. Wichtig ist, dass das
Èjuva-Programm praktisch nebenher eine Gewichtsoptimierung
mit sich bringt. Übergewichtige Personen erfahren eine Gewichtsreduzierung, Untergewichtige können hinterher besser ihr
Idealgewicht erreichen. Dies spiegelt das Ziel der Èjuva-Darm-
reinigung wieder: Den Körper die Fähigkeit erlangen zu lassen,
alle Funktionen zu optimieren. In diesem Programm sind alle
Kräuter aus biologischem Anbau oder aus Wildwuchs. Zucker,
Salz, Hefe, Weizen, Mais, Milchprodukte, Farbstoffe, Füllstoffe
und Konservierungsstoffe sind nicht enthalten.
    Um dem Bedürfnis der Reinigung von Blut, Gewebe, Lymphe
und Darm nachzukommen, werden spezifische Kräuter zur Vor-

bereitung des Darms angewendet, damit andere die schleimigen Ablagerungen besser lösen können. Weitere Bestandteile unterstützen und harmonisieren diesen Prozess. Das »Èjuva«Programm beinhaltet sechs verschiedene Produkte, deren Wirkung aufeinander abgestimmt ist und die sich gegenseitig ergänzen: »Power«, »Balance«, »Moflora«, »Combi«, »Renew« und »Vibram«. Im Unterschied zu den früheren amerikanischen Darmreinigungsprogrammen wurden hier ayurvedische und chinesische Kräuter integriert.

»Power« besteht aus 25 amerikanischen, europäischen und afrikanischen Kräutern. Sie dienen zum Aufbrechen von schädlichem Material im Darm und der Ausscheidung von Schleimablagerungen. Sie unterstützen die Reinigung von Blut und Lymphe und reinigen die Lymphflüssigkeit von Schadstoffen. Die Inhaltsstoffe ergänzen sich in ihrer Wirksamkeit und ergeben ein mildes und gleichzeitig hoch wirksames Kräuterprodukt. Durch die Steigerung oder Reduzierung der Einnahme von »Power« kann auf den Stuhlgang Einfluss genommen werden. Dadurch eignet sich das Produkt sowohl für Menschen, die unter Verstopfung leiden, als auch für diejenigen, die zu übermäßig häufigen Stuhlgängen oder Durchfällen neigen.

»Balance« enthält über Jahrtausende erprobte ayurvedische und chinesische Kräuter, welche die körperlichen Energien ausgleichen und harmonisieren und verhindern, dass die Klienten zum Beispiel zu sehr ins Luftelement abgleiten, also erschöpft, ausgezehrt und nervös werden. Dieser im Westen einzigartige Ansatz ist besonders bei Entgiftungs- und Ausscheidungsprozessen von Bedeutung. Die Organe und Gewebe sowie die Lymphe müssen während der Reinigung tonisiert und ausgeglichen werden. Auch die Energiemeridiane müssen geöffnet werden, um den Fluss der Lebensenergie, Chi und Prana, zu ermöglichen. Während des Fasten- oder Reinigungsprozesses kommt es häufig zu einer Erschöpfung des Nierenmeridians. Dieser Erscheinung kann durch die Einnahme von »Balance« vorgebeugt werden. Die Einnahme lässt sich jedem Körpertyp (vgl. Kapitel 6 und 13) individuell anpassen, um ein maximales Energieniveau zu errreichen, ohne dabei die körperlichen Reserven angreifen zu müssen. »Balance«, die Ergänzung zu »Power«, besteht aus 19 verschiedenen Kräutern.

»Moflora« ist ein Präparat von probiotischen Bakterien in Pulverform, das zum Aufbau einer gesundheitsförderlichen Darmflora entwickelt wurde. Bei der Herstellung wird ein neues, einzigartiges Verfahren verwendet (»encapsulation process«), durch welches die Resistenz der Bakterien gegenüber Magen- und Gallensäften entsteht. Die Bakterienstämme stammen im Gegensatz zu den Konkurrenzprodukten aus den Zellen gesunder, erwachsener Menschen – nicht aus dem Tierreich. Diese Bakterien haften 15-mal besser an der Darmwand als herkömmliche Produkte. Die Kapseln sind resistent gegenüber Magensäure und Gallensaft, weshalb die Bakterien auch an die richtigen Stellen im Dickdarm kommen.

»Combi« wurde entwickelt, um die Peristaltik des Darms zu unterstützen, indem es die »guten« Bakterien nährt und als Massebildner im Darm wirkt. Es besteht aus Flohsamenschalenpulver, Ulmenrindenpulver, Leinsamenpulver und Chiasamen. »Combi« dient der Ausscheidung alter Kot- und Schleimablagerungen. Außerdem tonisiert und ernährt es die Gewebe. Es wird in Form eines Shakes getrunken und wirkt sättigend.

»Renew« aus indischen, japanischen und neuseeländischen Kräutern dient der Ausscheidung von Pilzen und Parasiten sowie der Regeneration der Darmzellen. Es entgiftet den Körper ohne ihn dabei auszutrocknen. Einer der wichtigsten Inhaltsstoffe ist Triphala. Diese ayurvedische Mischung aus drei Früchten wird seit Jahrtausenden zur Darmreinigung und Entgiftung mit großem Erfolg eingesetzt. Das gilt auch für Umweltgifte.

»Vibram« schließlich arbeitet auf der feinstofflichen Ebene

und überträgt Schwingungen von Blüten und Edelsteinen. Dadurch wird die Bearbeitung der den körperlichen Schlacken zu Grunde liegenden emotionalen Schlacken erleichtert. Das Öl wird sanft in die Haut gerieben, besonders auf die Schläfen, Handgelenke, Fußsohlen und die Herzgegend. Als Alternative werden einige Tropfen ins Badewasser gegeben.

Das Èjuva-Programm wird über mehrere Wochen in verschiedenen Intensitätsstufen – ganz nach individuellen Bedürfnissen – durchgeführt, ist gut verträglich und in den USA besonders bei Rohköstlern beliebt, weil es das reinste und natürlichste Programm darstellt. Es ist jedoch auch das teuerste – Gutes hat eben immer seinen Preis.

Die Kräuter, die bei den genannten Kuren zum Einsatz kommen, unterscheiden sich von Abführmitteln dadurch, dass sie in der Regel den Darm nicht reizen und stimulieren, sondern eher die Schlacken lösen und verflüssigen, lockern und zur Ausscheidung bringen. Danach sind die Darmwände wieder frei, was mit Abführmitteln nicht erreicht wird.

An dieser Stelle sei noch ein Vorbehalt gegenüber dem Flohsamenschalenpulver widerlegt. Kritiker behaupten, die zähen, gummiartigen Darmüberzüge aus alten, verhärteten Schleimschichten (vgl. Kapitel 5), die bei der Darmreinigung ausgeschieden werden, seien just die Flohsamenschalen, die man vorher mit zu wenig Wasser geschluckt habe. Die Ökotrophologin Sabine Dörries, die sich mit dem Problem im Rahmen der Firma Èjuva seit Jahren beschäftigt hat, schreibt in einem Brief auf Grund meiner Anfrage Folgendes:

»Diese Fragen hören wir über und über. Wir haben mittlerweile über 8000 Personen, die unser Programm gemacht haben. Einige Personen sehen nie irgendwelche Veränderungen oder Auffälligkeiten in ihrem Stuhl, andere haben gleich nach zwei Tagen die bewussten Ausscheidungen. Bei einigen kommt es zur Ausscheidung von Parasiten. Und alle nehmen sie das gleiche Produkt. Viel Trinken ist während der ganzen Darmreinigung angesagt und ganz wichtig. Wer wenig trinkt, kann Verstopfung bekommen. Wenig Trinken geht aber nicht einher mit diesen Ausscheidungen. Natürlich müssen die Flohsamenschalen wieder herauskommen, sie sind aber leicht und flaumig. Lederartige oder faulig stinkende Gebilde enthalten u.a. Flohsamenschalen (die bei der Ausscheidung mitgeholfen haben), aber der überwiegende Teil sind alte Ablagerungen, Verhärtungen etc. Wie bei allen unseren Produkten ist Steven Hurwitz (der Entwickler) der erste, der sie schluckt und erprobt. Steve nimmt seit zwei Jahren täglich Èjuva einmal ein. Anfänglich kamen immer mal wieder Verhärtungen zum Vorschein, dann aber nicht mehr. Er hat auch bei Einnahmen ohne Combi (in dem die Flohsamen enthalten sind) Verhärtungen ausgeschieden. Einige unserer Kunden haben versucht, die lederartigen Ausscheidungen mit einem gewöhnlichen Messer zu durchschneiden – es gelang ihnen nicht. Die chemischen Keulen, die im Krankenhaus angewendet werden (z.B. Clean-Prep oder X-Prep mit Golytelylösung), sind ein derartig starker Eingriff in den Darm, dass alles im Darmrohr rausgefegt werden muss. In den Darmfältelungen und in eventuellen Divertikeln kann sich immer noch etwas eingelagert haben. Durch das Aufquellen hilft der Combi-Shake bei deren Ausscheidung. Ein Gastroenterologe hier in Santa Cruz hat die Existenz der Ablagerungen bestätigt.

19

Blutreinigungsmethoden –
die besondere Rolle des Blutes

Bevor wir auf die Reinigung des Blutes eingehen, möchte ich Ihnen grundlegende Tatsachen unterbreiten, welche die einmalige Stellung des Blutes herausstellen, und Ihnen verständlich machen, wie wichtig eine innere Reinigung ist. Darüber hinaus handelt es sich um Tatsachen, die wenig bekannt sind und die auf einige bedeutende Probleme unserer Zeit ein bedeutsames Licht werfen. Ich beziehe mich dabei unter anderem auf den Heilpraktiker Christopher Vasay und sein Buch *Das Blutgeheimnis*.

Das Blut hat die Aufgabe, die Zellen mit Sauerstoff und Nährstoffen zu versorgen, damit die Zellen überhaupt erst entstehen können, damit dort Energie erzeugt werden kann und organspezifische Tätigkeiten verrichtet werden können. Weiterhin ist das Blut (zusammen mit dem Lymphsystem) für die Entsorgung der Stoffwechselabfälle zuständig sowie für die Übermittlung hormoneller Botschaften von Zelle zu Zelle und für das Funktionieren des Immunsystems. *Die Schulmedizin vertritt die Ansicht, das Blut dient dem Körper, indem es ihn ver- und entsorgt.*

Der Hauptbestandteil von Blut ist selbstverständlich Wasser. In diesem Wasser sind große Mengen basischer Mineralien gelöst, vor allem Kalium, Natrium, Kalzium, Magnesium und Eisen, die zusammengenommen das so genannte Puffersystem bilden, dessen Aufgabe es ist, den pH-Wert etwa bei 7,4 (+/– 0,3), also im basischen Bereich zu halten. Weiterhin erhält das Blut die

Stoffe, die es zur Versorgung der Zellen transportiert, nämlich Glucose, Aminosäuren, Fettsäuren, Enzyme, Vitamine und Hormone. Andererseits enthält es aber auch Abfallstoffe, beispielsweise Harnsäure.

Die Zusammensetzung des Blutes ist innerhalb sehr enger Grenzen konstant. Das Blut kann aus Muskeln, Nervengewebe, Knochen etc. Nachschub an Inhaltsstoffen erhalten und es kann bei Überschuss an Inhaltsstoffen diese wiederum im Körper deponieren. Das heißt, der Körper wird dann krank, um das Blut zu retten, zum Beispiel durch Abgabe von Giften. Wir können deshalb sagen *der Körper dient dem Blut,* also genau umgekehrt wie die Schulmedizin, Blut ist Leben – oder mit Goethe »Blut ist ein ganz besonderer Saft«. Wenn wir dies bedenken, dann braucht es uns nicht zu wundern, dass Schwerkranke passable Blutwerte haben können, denn der Körper wird sich immer bemühen, das Blut in optimalem Zustand zu halten, und Stoffe, die im Blut stören, im Gewebe etc. wegzustecken und abzulagern.

Die besondere Rolle des Blutes liegt nun nach Christopher Vasay – unter Berufung auf die zeitlose Weisheit der Gralsbotschaft – darin, dass es die Brücke zwischen Körper und Seele darstellt, wobei unter Seele unser göttlicher Wesenskern, unsere unsterbliche Essenz, verstanden sein soll. Ohne Blut könnte sich die Seele nicht in den irdischen Körper inkarnieren. Ohne Blut gibt es keine Verbindung zwischen physischem Körper und Seele. Ohne Blut gibt es kein Leben. Dabei spielt die Ausstrahlung des Blutes die Hauptrolle. Sie ist die eigentliche Brücke. Wir können im Körper einen Informationstransfer feststellen von den fünf Sinnen zum Gehirn, dem Sitz des Tagesbewusstseins, und von dort über die Blutausstrahlung zur Seele und zurück vom Willen der Seele über die Ausstrahlung der Seele und die Ausstrahlung des Blutes zum Gehirn. Für eine exakte Informationsübermittlung muss die Strahlenbrücke stark und in optimalem Zustand sein. Dieser jedoch ist abhängig von der optimalen Zusammensetzung des Blutes. Alle menschlichen Seelen haben eine unterschiedliche Ausstrahlung. Sie brauchen als Empfänger individuelles Blut mit einer entsprechenden Ausstrahlung, die dazu passt.

Bluttransfusionen können daher tödlich sein. Die Individualität des Blutes äußert sich in den verschiedenen Blutgruppen (A, B, AB, 0 und Rhesusfaktur + und –) und den verschiedenen so genannten Markern zum Beispiel auf den weißen Blutplättchen. Man nennt sie die Transplantationsantigene. Bisher wurden 30 Systeme von Markern entdeckt. Das bedeutet nichts anderes, als dass im Grunde genommen jedes Blut einmalig ist. Deshalb ist es zuzeiten mit großem Risiko behaftet, wenn man das Blut von anderen Menschen in seinen Körper hinein bekommt, auch wenn man die gängigen medizinischen Regeln beachtet.

Die Blutmenge im Menschen beträgt durchschnittlich ⅓ des Körpergewichts, also bei einem 80-kg-Menschen 6 Liter. Menschen mit starker Blutneubildung weisen ein rotes Gesicht, Blutandrang und Korpulenz auf, sie gehören zum so genannten Sauerstofftyp (nach den Wagner-Rozin'schen biochemischen Konstitutionstypen). Es sind Menschen, die eher materiell orientiert sind, Genießer, die Gesellschaften lieben, aktive Menschen, die zu Zorn und Leidenschaft neigen. Ihnen kann mit Aderlass geholfen werden. Der Aderlass ist eine Entschlackungsmethode, die seit Jahrhunderten in der Naturheilkunde verwendet wird und einen günstigen Blutreinigungsprozess darstellt. Menschen mit schwacher Blutneubildung sind eher anämisch, blass, bleich und hohlwangig mit matten Augen. Sie besitzen dem Sauerstofftyp entgegengesetzte Eigenschaften und erscheinen wenig lebendig. Man behandelt sie dadurch, dass man ihnen Nahrung gibt, die besonders die Blutneubildung anregt. Das sind Speisen, die besonders viel Eisen enthalten, aber auch besonders viel Chlorophyll.

Bei Blutverlust verringert sich des Menschen Bewusstsein für seine Umgebung. Je mehr Blut verloren geht, umso größer ist diese Gefahr. Das heißt, Blutverlust lockert das Band zwischen Körper und Seele, und wenn der Mensch verblutet, zerreißt das Band, der Tod tritt ein. Bluttransfusionen, unter Umständen nur mit Plasma, bringen zwar eine quantitative Verbesserung, aber durch ungenügende Qualität, durch einen Mangel an Individualität, kein Optimum, da die Ausstrahlung nicht richtig stimmt. Durch schlechte Ernährung, im Alter und bei Krankheiten etc. lässt die Ausstrahlung des Blutes nach.

Der normale Blutzuckerspiegel liegt bei 80 bis 95 mg pro 100 ml. Über 120 mg pro 100 ml tritt Überzuckerung ein, Hyperglycämie, unter 80 mg pro 100 ml spricht man von Unterzuckerung, Hypoglycämie. Unter 65 mg pro 100 ml wird der Mensch gierig nach Süßem, ist müde und wirkt verworren, bei noch weniger Glucose tritt Bewusstlosigkeit ein. Der Körper erhält keinen Kraftstoff mehr, das Blut hat keine ordnungsgemäße Ausstrahlung mehr, die Seele (die Bewusstheit) zieht sich zurück. Bei zu viel Blutzucker (Insulinmangel bei Diabetikern) erfolgt eine Unterversorgung der Zellen. Diese gehen dann zur Fettverbrennung über, Ketone übersäuern aber das Blut und der Tod tritt ein.

Eine Ernährungsumstellung verändert die Blutausstrahlung und kann so das Band zwischen Körper und Seele lockern oder verstärken. Ovolactovegetarier oder Veganer machen oft auf andere Menschen den Eindruck, nicht richtig vital zu sein. Sie sind dann nicht fest in der Materie verankert, was sie selbst begrüßen und als Distanz zu materiellen Dingen, als spirituellen Fortschritt ansehen. Sie haben aber oft nicht von den Begierden Abstand genommen, sondern nur von den Gegenständen ihrer Wünsche, das heißt, die Seele, ihr Bewusstsein ist nicht mehr so stark mit dem Körper verbunden. In Stress-Situationen verbindet sich die Seele unter anderem durch Adrenalinausschüttung sehr fest mit der Materie. Das ist eine große Hilfe beim Überleben, denn daraus ergibt sich eine opitmale Einschätzung der Realität durch scharfen Verstand, gespannte Muskeln und große Geistesgegenwart (Bewusstheit). In Gefahrenmomenten klammert sich der Mensch an das Leben. Philosophische, »kopfige« Ansichten verlieren dabei völlig an Bedeutung. Auch »eingefleischte« Atheisten schicken in solchen Situationen schon mal ein Stoßgebet gen Himmel.

Bei Nachlassen der Ausstrahlung des Blutes im Alter erfolgt eine spontane, problemlose Loslösung der Seele vom Körper. Krankheit verursacht eine qualitative Veränderung der Ausstrahlung, zum Beispiel durch Nachlassen der Organe. Verletzungen verursachen eine quantitative Veränderung und eine Störung des Wärmehaushaltes, weil die Zellen nicht mehr richtig versorgt werden. Bei Unterkühlung erfolgt die beste Behandlung durch Erwärmung des Blutes und nicht in erster Linie durch Erwärmung des Körpers.

Man sagt, »der Schlaf ist der kleine Bruder des Todes«. Im Schlaf erfolgt eine Lockerung des Seelenkontaktes, Astralreisen werden möglich. Damit verbunden ist eine Verlangsamung der gesamten Lebensfunktionen, zum Beispiel der Gehirnwellen, des Herzschlags und der Temperatur. Der Mensch kann deshalb nur im Liegen völlig entspannen, nur dann kann die Verbindung zur Seele gelockert werden. Zum Stehen und Sitzen brauchen wir einen festen Seelenkontakt.

Die Ausstrahlung der Seele gibt dem Embryo seine individuelle Ausprägung. Wann aber verbindet sich die Seele mit dem Embryo? Nicht bei der Befruchtung und auch nicht erst bei der Geburt. Zunächst erfolgt durch das Blut der Mutter eine lockere Bindung. Mutter und Kind haben jedoch, verbunden über die Placenta, getrennte Blutkreisläufe. Fast alle blutbildenden Organe funktionieren beim Fötus vom vierten Monat an. Jetzt hat das Blut genügend Ausstrahlung, um die Seele selbstständig und fest zu binden. Die Mutter spürt dies an den ersten Bewegungen des Fötus und je nach Art der Seele beglückenden oder bedrückenden Empfindungen.

Diese Zusammenhänge sind der Schulmedizin weitgehend unbekannt, und es ist bedauerlich, dass die Schulmedizin Blutuntersuchungen stets nur im so genannten Zähler durchführt, mit Hilfe dessen automatisch bestimmte Werte gemessen werden. Was sich in der letzten Zeit bewährt hat, ist eine Beobachtung des Blutes unter dem Dunkelfeldmikroskop, in dem die Proben von der Seite beleuchtet werden. Auf diese Weise wird die Zähigkeit und Verunreinigung des Blutes klar zum Ausdruck gebracht. Dabei hat sich herausgestellt, dass auch Blut von nicht an einer Infektion leidenden Menschen mit Mikroben total überlastet sein kann. Der Diplomchemiker, Privatgelehrte und Gesundheitsberater Dr. Gerhard Orth schreibt dazu:

»In der Schulmedizin werden Arteriosklerose, coronare Herzkrankheiten (Angina Pectoris) und Schlaganfälle in fast allen Fällen mit Herzmitteln behandelt. Außerdem setzt man blutverdünnende oder gerinnungshemmende Mittel ein, die an der Ursache der Leiden nichts verändern. Die Anzahl der Herzmittel, die vor allem bei alten Menschen angewandt werden, ist Legion. Die Ursache wird meistens im Herzen, aber fast nie im Blut und dessen Beschaffenheit gesucht. Das Blut wird heute standardmäßig im Counter (Zähler) untersucht, wobei die Zähigkeit des Blutes, die außerordentlich verschieden sein kann, und die Agglomeration der Blutkörperchen nicht berücksichtigt werden, was in vielen Fällen zu Fehlurteilen führt.«

»Im Dunkelfeldmikroskop sieht man die wahre Beschaffenheit des Blutes. Sie werden so ein Mikroskop in fast keiner Arztpraxis und in fast keinem Krankenhaus finden. Wir haben in allen Krankheitsfällen, die auf Herzschwäche, Herzfehler etc. zurückgeführt werden, ein schwer mit Mikroben versetztes, zähflüssiges, tiefrotes Blut gefunden, welches seine Funktion als Sauerstoff- und Nährstoffträger nicht mehr voll erfüllen konnte. Auch beim Chronischen Müdigkeitssyndrom (CMS), bei Krebs, Leukämie und AIDS fanden wir diese Blutbilder. Bei arteriellen und venösen Ablagerungen und Verschlüssen setzen sich die Mikroben an der relativ rauen Gefäßwand fest. Diese Mikroben dienen dann als Ausfallort für die übersättigten Blutlösungen an schädlichen Stoffwechselprodukten wie Harnstoff, Harnsäure, Mineralsalzen, die zu den genannten Gefässverengungen führen. Da am Blut viele hundert Funktionen, darunter unser gesamter Sauerstoff- und Nahrungsstoffwechsel hängen, sind bei einem nicht funktionsfähigen Blut alle diese Funktionen betroffen. Unser Herz muss am Tag 7000 Liter Blut durch 2000 km Adern drücken. Jede Zelle muss sekündlich mit Sauerstoff und Nahrung versorgt werden, und die Stoffwechselschlacken müssen abtransportiert werden. Angesammeltes Kohlendioxid im Blut macht sich durch eine tiefrote Farbe bemerkbar.«

Dr. Orth empfiehlt die folgende Blutreinigungskur, die ich selbst schon mit Erfolg ausprobiert habe:

»Mit Multiplasan H 33 (Tabletten) haben Sie ein Mittel in der Hand, welches die Mikroben im Blut 100%ig abtötet und ausschwemmt. Schon Pfarrer Kneipp nahm Wacholderbeeren zur Blutreinigung und Brennnessel und Hauhechel zur Ausschwemmung der Gifte. Alle diese Stoffe sind in Multiplasan H 33 enthalten, zusammen mit Mineralsalzen, die den pH-Wert auf dem richtigen Wert von 7,4 stabilisieren. Neben den Mikroben spielt der Blut-pH-Wert eine bestimmende Rolle. Er liegt beim gesunden Blut bei 7,4. Bei Übersäuerung des Gewebes, wie wir es heute bei vielen Patienten vorfinden (Eiweißüberschuss), treten saure Wasserstoffionen ins Blut über und provozieren einen Natriumbicarbonat-Überschuss, der dann zur Alkalisierung des Blutes führt. Es liegt aber immer eine

Übersäuerung als Ursache vor. Pilze fühlen sich im sauren Milieu am wohlsten. Durch die genaue Einstellung des Blut-pH-Wertes durch Multiplasan, die konstant bleibt, wird den Mikroben durch Milieuveränderung die Lebensgrundlage entzogen. In keinem Fall wurde ein Rückfall beobachtet, die Werte bleiben nach der Regenerierung konstant.

Die Ausschwemmung der Toxine und Schlacken belastet die Leber. Im Multiplasan GL 17 (Tabletten) steht uns ein Heilpflanzenpräparat zur Verfügung, welches Leber, Galle und Bauchspeicheldrüse regeneriert und stabilisiert, sodass der Gesamtstoffwechsel gereinigt und aktiviert wird. Beide Medikamente (H 33 und GL 17) werden immer zusammen genommen. Bei akuten Nierenbeschwerden darf die Kur nicht gemacht werden! Die Blutreinigung wird durch die einmalige Gabe von Mucokehl D 5 Tropfen (10 ml, Dosierung jeden Morgen 10 Tropfen in etwas Wasser) beschleunigt. Außerdem empfehle ich, reichlich Leber-Galle-Tee der Firma Salus zu trinken.

Schädliche Nebenwirkungen wurden bei keinem der rein pflanzlichen Kräuter-Mittel, auch nicht bei längerer Anwendung, beobachtet. Am Anfang der Kur, die über sechs Wochen durchgeführt werden sollte, kann eine leichte Verdauungssteigerung eintreten, die schnell abklingt. Bei Darmstörungen empfehlen wir die zusätzliche Gabe von getrockneten Heidelbeeren.«

Dosierung für die Kur:

1. Multiplasan H 33 Tabletten, 3 x 5 Tabletten vor dem Essen mit Flüssigkeit einnehmen.
2. Multiplasan GL 17 Tabletten, 3 x 5 Tabletten vor dem Essen mit Flüssigkeit einnehmen.
3. Mucokehl D 5 Tropfen: jeden Morgen 10 Tropfen in etwas Wasser einnehmen.

Multiplasan H 33 enthält: Wacholder, Hauhechel, Brennnessel, Pfefferminze, Kalmus, Anis, Kümmel, Fenchel, Natriumsulfat, Natriumbicarbonat, Magnesiumcarbonat, Natriumchlorid.

Multiplasan GL 17 enthält: Löwenzahn, Odermenning, Mariendistel, Kardobenediktenkraut, Engelwurz, Artischocke, Pfefferminz, Schafgarbe, Schöllkraut, Fenchel, Bitterklee, Kamille, Faulbaum, Enzian, Kalmus, Baldrian, Traubenzucker.

Mucokehl D5 ist ein homöopathisches Arzneimittel. 10 ml flüssige Verdünnung enthalten: 10 ml Mucor racemosus D5 dil, nach Vorschrift 5a HAB 1 mit gereinigtem Wasser.

Mehr über das Thema Blutreinigung können Sie in dem Buch »*Lebenssaft reines Blut*« von Dr. Gerhard Orth nachlesen.

20
Entgiftung für
Leber und Nieren

Leber und Nieren sind bei Entgiftungsprozessen als durchführende Organe ganz besonders gefordert. Deshalb ist es sinnvoll, sie bei der Arbeit zu unterstützen. Tees oder Teemischungen aus folgenden Kräutern haben sich dabei bewährt: Mariendistel, Löwenzahn, Goldrute (Solidago), Birkenblätter, Hauhechel, Hamamelis, Zinnkraut und vor allem auch die Brennnessel. Auch der oben beschriebene Guduchi-Tee hat sich sehr bewährt. Für die Nieren sei speziell die Wacholderbeere und für die Leber die Artischocke genannt. Zur Leberentgiftung dient auch das Schüsslersalz Nr. 4, Kalium chloratum, das man mit anderen Schüsslersalzen kombinieren kann. Fragen Sie dazu Ihren Heilpraktiker oder Apotheker oder lassen Sie eine Antlitzdiagnose machen, die erkennen lässt, welches der Schüsslersalze sie gerade in welcher Potenz (D6 oder D12) benötigen. Sehr hilfreich für die Leber sind auch das Mittel »Hepatika« und der Kräuterbitter »Bitterstern«, der in Kapitel 16 beschrieben wurde.

In der Gerson'schen Krebstherapie mit frischen Säften, die sehr entschlackend wirken (vgl. Kapitel 16), kommen zur Unterstützung der Leber *Kaffee-Einläufe* zum Einsatz. Sie bewirken, dass die Gifte der Leber ausgeschieden werden. Sie sind oftmals eine besonders wirksame und rasche Hilfe bei Müdigkeit, Benommenheit, starken Kopfschmerzen und wenn man sich allgemein schlecht fühlt. Sie helfen, die Auswirkungen von starken Entgiftungen zu mildern. Dr. Gerson setzt in seiner Krebstherapie täglich mehrere Kaffee-Einläufe ein. Nach einem Kaffee-Einlauf wird die Leber angeregt, mehr Galle zu produzieren, sie zum Fließen zu bringen und die Gallengänge zu öffnen. Dabei kann die Leber in wenigen Miuten einen großen Teil ihrer Gifte über die Galle abführen. Das kann eine große Erleichterung für alle Körperteile bringen und macht manchmal den Unterschied zwischen »Am-Boden-liegen« und »Aktivsein« aus. Gelegentlich kann es zu einem Rückfluss der Galle bis in den Magen kommen, was Magenschmerzen und Brechreiz auslösen kann. Dann ist reichlich Pfefferminztee notwendig, um den Magen auszuwaschen, danach fühlt man sich viel besser.

Wenn Sie ein reines Flüssigkeitsfasten durchführen, bei dem Sie insgesamt mehr als zwei Kaffee-Einläufe durchführen, müssen Sie die über die Leber ausgeschiedenen Mineralsalze unbedingt durch frische Säfte, Rote Beete, Sellerie oder Karotte ersetzen. In ernsten Fällen von Krebs kann es nötig sein, Kaffee-Einläufe alle vier Stunden Tag und Nacht durchzuführen. Solche Behandlungen sollten Sie aber auf gar keinen Fall allein durchführen.

Verwenden Sie für diese Einläufe Kaffee aus organischem Anbau. Zur Durchführung eines Kaffee-Einlaufes nehmen Sie nach Dr. Gerson 3 Esslöffel fein gemahlenen Kaffee auf einen Liter Wasser, lassen 3 Minuten kochen, 20 Minuten ziehen und seihen ab. Dann lassen Sie den Kaffee auf Körpertemperatur abkühlen. Beim Kaffee-Einlauf liegen Sie mit angezogenen Beinen auf der rechten Seite. Tiefes Atmen unterstützt die Verteilung der Flüssigkeit im Dickdarm. Der Einlauf sollte 10 bis 15 Minuten im Darm behalten werden. Am besten ist es, den Kaffee-Einlauf durch einen normalen Wassereinlauf vorzubereiten, damit der Darm vorher schon relativ leer ist und der Kaffee lange genug drin behalten werden kann. Beim Kaffee-Einlauf sollten keine negativen Symptome wie Nervosität, Herzrasen, etc. auftreten.

Verringern Sie gegebenenfalls die Menge Kaffeepulver entsprechend. Wenn Sie ganz sicher gehen wollen, fangen Sie mit 1 bis 2 Teelöffeln Kaffee auf 1 Liter Wasser an.

21

Schwermetallausleitung

Wie in Kapitel 4 bereits dargestellt, leidet ein sehr hoher Prozentsatz der Bevölkerung unter Schwermetallvergiftung und infolgedessen unter Candida-Pilzbesiedelung im Darm und unter Allergien. Ohne Ausleitung dieser tückischen Gifte ist – wie in Kapitel 4 erklärt – kaum eine weiterführende Therapie möglich, weil besonders das Quecksilber in den Nervenzellen die Ausscheidung anderer Umweltgifte blockiert und das natürliche Funktionieren des vegetativen Nervensystems behindert. Es gibt eine ganze Reihe von Methoden, die für sich in Anspruch nehmen, Schwermetalle aus dem menschlichen Körper auszuleiten. Eine Reihe dieser Methoden hält jedoch nicht, oder nur zum Teil, was sie verspricht.

Nach Dr. med. Dietrich Klinghardt und anderen Ärzten (vgl. die überwältigende Anzahl an Internetseiten zum Amalgamthema weltweit!) ist die Grundlage der Ausleitung, dass man die Leber und die Nieren unterstützt, denn sie leisten die Hauptarbeit. Die Nierenmembranen schwellen an, wenn sie in Kontakt mit Quecksilber kommen. Klinghardt verwendet daher so genannte Ausleitungsmittel, zum Beispiel »Solidago« für die Nieren und »Hepatika« für die Leber von der Firma Nestmann. Man nimmt die Tropfen jeden Tag, sie schmecken angenehm. Als Alternative oder ergänzend empfiehlt sich der Bitterstern (Bittersegen) der

Münchner Heilpraktikerin Hannelore Fischer-Reska (täglich dreimal 7 Tropfen).

Wenn die Leber das Quecksilber ausscheidet, gelangt es über die Gallengänge in den Dünndarm. Dort bindet es sich an verschiedene Substanzen und wird anschließend rückresorbiert und über die Venen wieder in die Leber transportiert. Vor dort aus gelangt es wieder in den Darm und vom Darm wieder in die Leber, sodass ein regelrechter Kreislauf entsteht. Um diesen zu unterbinden, geben Klinghardt und zahlreiche andere Behandler hohe Dosen der Alge *Chlorella pyrenoidosa*. Chlorella wurde bereits in Kapitel 16 beschrieben. Es ist eine Alge, die eine Membran hat, die Schwermetalle wie ein Schwamm absorbiert und sehr stark bindet, auch Blei, Nickel, Cadmium, Gold, Platin und Palladium – alle Metalle, die in der Zahnheilkunde verwendet werden. Wenn man Chlorella einnimmt, kann das Schwermetall im Darm nicht wieder rückresorbiert werden. Deshalb werden hohe Dosen an Schwermetallen im Stuhl gemessen, die vorher nicht zu finden waren. Das kann mit einer Stuhlanalyse nachgewiesen werden.

Klinghardt gibt genau an, wie man mit Chlorella entgiftet: Chlorella hat zwei Wirkungen. Die eine mobilisiert Schwermetalle im Gewebe, die dann plötzlich beweglich werden und im Blut erscheinen. Die andere bindet die Schwermetalle im Darm an seiner Zellmembran. Wenn man kleine Mengen an Chlorella gibt, mobilisiert sie oft mehr Schwermetalle, als sie bindet. Wenn man also beispielsweise 3 bis 4 von diesen Tabletten pro Tag nimmt, bekommt man Kopfschmerzen, Übelkeit und fühlt sich nach einer Weile unwohl, weil Quecksilber mobilisiert wird und aus dem Gewebe ins Blut übertritt. Das Quecksilber kommt dabei in Kontakt mit den Nerven und als Symptome entstehen Schmerzen. Wenn man aber hohe Dosen an Chlorella gibt, wird nicht proportional mehr Quecksilber mobilisiert, sondern es wird sehr viel mehr Quecksilber gebunden.

Hieraus ergibt sich die Vorgehensweise, die Dr. Klinghardt empfiehlt. Er gibt den Patienten erst 2 Tabletten pro Tag, dann 4, dann 6 und über 3 bis 4 Wochen immer noch 6 Tabletten pro Tag. Er beobachtet dabei, an welcher Stelle der Patient Symptome entwickelt: Sodbrennen, Übelkeit, Muskelschmerzen, Einschlafschwierigkeiten, Kopfschmerzen, Blähungen etc. Er ermittel die Anzahl der Tabletten, die der Patient nehmen kann, ohne Symptome zu zeigen. Bei den meisten Menschen sind es 4 bis 6 Tabletten, manche vertragen zunächst nur 1 Tablette pro Tag. Jeden neunten und zehnten Tag gibt Dr. Klinghardt das Zehnfache dieser Menge, das heißt, 40, 50 oder 60 Tabletten (nicht mehr als 60). Danach macht er ein bis zwei Tage Pause und beginnt wieder mit der normalen Tagesdosis von 4 oder 5 Tabletten, um schließlich wieder für zwei Tage die zehnfache Dosis zu geben.

Nach Klinghardt gab es jedoch bis vor kurzem kein Mittel, um Quecksilber im Gehirn und im Nervengewebe zu mobilisieren und auszuleiten. Es gibt schulmedizinische Mittel, die Quecksilber mobilisieren: DMPS und DMSA. Das sind schwefelhaltige Aminosäuren, die Quecksilber binden. Sie können Quecksilber aber nur aus dem Bindegewebe mobilisieren und dann über die Nieren ausscheiden. Sie haben jedoch keinen Zutritt zum Gehirn. Auf Grund der Forschungsarbeiten von Herrn Dr. Omura aus New York ergab sich, dass Korianderkraut, in Indien Cilantro genannt, in der Lage ist, Quecksilber aus dem Gehirn und aus den Nervenzellen auszuleiten. Darüber hinaus kommen, wenn das zerstörte Transportsystem in der Zelle zu heilen anfängt (vgl. die Erklärung in Kapitel 4), auch alle anderen Gifte heraus: Dioxin, Formaldehyd, Holzschutzmittel, alle anderen Metalle, Zinn und Aluminium. Plötzlich wird der ganze Organismus überschwemmt mit diesen Stoffen, die vorher als nicht vorhanden getestet wurden. Quecksilber in Gehirn und Nervenzellen verhindert die Ausscheidung anderer ebenfalls gespeicherter Umweltgifte. Deshalb ist es in dieser Zeit sehr wichtig, viel zu trinken. Im

Ayurveda ist Cilantro ebenso wie die Betelnuss seit Jahrtausenden als Quecksilberausleiter bekannt.

Klinghardt hat gezeigt, dass man mit dem Pendel oder mit dem Radionixgerät (wie es Ochsenreiter macht), nicht in der Lage ist, an die intrazelluläre Information von Schwermetallen heranzukommen. Mit diesen beiden Geräten lässt sich also nicht testen, ob in den Gehirnzellen und in den Nervenzellen Quecksilber vorhanden ist. Dies gilt leider auch für das Bioresonanz-Verfahren und die Kinesiologie. Wenn man jedoch ein paar Tropfen Korianderextrakt auf die Zunge gibt, dann bewegt sich sofort Quecksilber aus den Nervenzellen ins Bindegewebe, wo es durch den kinesiologischen Muskeltest nachgewiesen werden kann. Korianderkraut gibt es als Tinktur oder als spagyrische Zubereitung in der Apotheke zu kaufen. Man kann sich aber auch Koriander selber anbauen oder kaufen und daraus mit Olivenöl und Salz einen Pesto machen, ähnlich wie man aus Basilikum und Olivenöl einen Pesto herstellt. Als außerordentlich wirksam bei der weiteren Ausleitung haben sich neben Chlorella auch Knoblauch und Bärlauch erwiesen, welche helfen, die Metalle – wie Chlorella – über den Darm auszuscheiden.

Schulmedizinisch ist auch DMPS eine gute Methode, um Quecksilber aus dem Bindegewebe auszuleiten. Klinghardt empfiehlt, mit dem kinesiologischen Muskeltest festzustellen, an welchen Stellen im Körper das Quecksilber vor allem sitzt und es dann gezielt dort zu spritzen, damit es ausgeschieden werden kann. Eine solche Behandlung ist jedoch nur beim Arzt möglich, wogegen eine Betreuung der Ausleitung mit Chlorella, Korianderextrakt, Bärlauch und Knoblauch auch beim Heilpraktiker stattfinden kann. Dabei sollten die genannten Nieren- und Leberausleitungsmittel und auch Lymphdrainagemittel wie »Itires« von Pekana nicht vergessen werden.

Der Ausleitung von Quecksilber mit Homöopathie steht Klinghardt kritisch gegenüber. Er schreibt:

»Wenn man einem quecksilbervergifteten Patienten homöopathische Dosen Quecksilber gibt, hat das folgenden Effekt: Es
öffnet die Membran der Zelle für das Quecksilber. Das Quecksilber folgt dann dem osmotischen Gradienten und bewegt sich
in die Zelle. Die meisten Homöopathen, deren Patienten ich
untersuchen konnte, haben genau dies gemacht. Sie haben es
bei schwer quecksilbervergifteten Patienten, bei denen das Gehirn und das Nervengewebe noch einigermaßen frei war, weil
das meiste Quecksilber in Depots im Bindegewebe lagerte, mit
Hilfe der Homöopathie geschafft, dieses Quecksilber in das
Nervengewebe zu verschieben. Der Patient, der vorher vielleicht Rückenschmerzen oder andere Probleme hatte, hat sich
hinterher super gefühlt. 4 bis 5 Jahre später hat er eine multi-
ple Sklerose entwickelt oder andere schwere neuralgische Erkrankungen, wie z. B. auch Alzheimer, die dann natürlich nicht
mehr mit der Quecksilbervergiftung in Beziehung gebracht
wurde.«

Klinghardt hat selbstverständlich nichts gegen Einzelmittelho-
möopathie, wenn nach dem Repetitorium gearbeitet wird. Seine
Kritik bezieht sich nur auf den Homöopathen, der zur Ausleitung von Quecksilber homöopathisches Quecksilber gibt. Viele
Homöopathen arbeiten zum Ausleiten jedoch mit einer ganzen
Reihe von anderen Mitteln, zum Beispiel mit Sulfur, Nux vomica
und Okoubaka oder mit eigens dafür entwickelten Komplexmitteln. Diese erfolgreich ausgeleiteten Patienten haben natürlich
keine Veranlassung, noch einen weiteren Arzt oder Heilpraktiker
aufzusuchen und so entgehen Klinghardt die Erfolge der Homöopathie. Auch Bioresonanztherapie hält Klinghardt für nicht in
der Lage, Quecksilber aus dem Körper auszuscheiden. Dem wi-
dersprechen jedoch andere erfolgreiche Behandler, wobei man
sich zumindest einig ist, dass Bioresonanz allein nicht genügt.
Vermutlich kommt es auch sehr darauf an, wie die Bioresonanz-

behandlung durchgeführt wird. Manche Behandler kombinieren Bioresonanz erfolgreich mit kinesiologischen Übungen.

Eine ganze Reihe von Behandlern empfehlen auch Selen bei der Ausleitung. Der Toxikologe und Spezialist in Amalgamfragen, Prof. Dr. Daunderer aus München, hat die Literatur über Selen gründlich durchforstet und ist zu dem Schluss gekommen, dass man bei Quecksilbervergiftungen nie Selen geben sollte, weil Selen durch verschiedene bekannte Mechanismen Quecksilber im Gehirn fixiert. Nach Dr. Klinghardt sollte Selen nur dann gegeben werden, wenn es kinesiologisch getestet ist oder wenn ein Selenmangel besteht, was man mit der Haaranalyse feststellen kann. Nach Klinghardt ist das, was in der Haaranalyse niedrig ist, auch niedrig im Patienten. Doch was hoch ist im Haar, ist wenig aussagekräftig. Es ist sogar eher positiv zu werten: Immerhin kann der Körper diese in ihrer Konzentration über dem Durchschnitt liegenden Metalle ausscheiden. Das Haar ist eben – wie im Ayurveda bekannt – ein Entgiftungsorgan.

Bei Säuglingen und Kindern empfiehlt Klinghardt DMPS in Tablettenform, und zwar nach den gängigen Dosierungsvorschriften. Auch homöopathische DMPS ist geeignet, Schwermetalldepots in Gelenken und Organen aufzulockern, nicht aber abzutransportieren. Korianderkrautextrakt kann man auf jeden Fall bei Säuglingen anwenden. Bei Säuglingen und Kleinkindern, bei denen das Amalgam von der Mutter gekommen ist, gilt es, dass man zuerst das Metall herausholt und zum Schluss hochpotenziertes homöopathisches Quecksilber gibt. Dieses Amalgam, das durch die Mutter über das Blut und über das Stillen aufgenommen wurde, ist wie ein Miasmus, wie ein Tuberculinum oder ein Syphelinum. Hier muss man mit dem entsprechenden homöopathischen Mittel den Miasmus ausleiten.

Führende Mittel als Alternative zu DMPS sind – wie bereits erwähnt – die schwefelhaltigen Pflanzenmittel, allen voran Knoblauch. Knoblauch wird nicht von allen Menschen vertragen, Bärlauch dagegen schon eher. Mit Bärlauch oder Knoblauch leitet man langsamer aus, kommt schließlich aber auch ans Ziel, natürlich immer in Verbindung mit Chlorella und Korianderkrautextrakt. Beim Korianderkrautextrakt empfiehlt Klinghardt mit zweimal 5 Tropfen am Tag anzufangen. Man kann hochgehen bis zu 10 Tropfen dreimal am Tag. Bärlauch und Knoblauch kann man bis zur Geruchstoleranz nehmen – das heißt, bei Knoblauch so viel, bis der Körper zu riechen anfängt – und gerade eben an dieser Grenze bleiben. Beim Bärlauch gilt das Gleiche. Bärlauchkapseln sind im Moment der beste Weg. Bärlauch wirkt bei Schwermetallausleitung besser als Knoblauch.

Während einer Amalgamsanierung sollte auch über einen längeren Zeitraum zusätzlich Vitamin C eingenommen werden. Ein ganz hervorragendes Vitamin C finden Sie in der Form des so genannten »Foodstate« (Firma Natur-Vital). In diesem Produkt liegt das Vitamin C in einer Form vor, in der es der Körper wie ein Nahrungsmittel behandelt. Vitamin C dieser Form kann im Körper bis zu vier Tage lang gespeichert werden. Es ist vier- bis sechsmal so effektiv, weshalb Sie viel weniger davon einzunehmen brauchen. 250 mg dieses Vitamin C pro Tag sind ausreichend; wenn Sie in der akuten Ausscheidungs- und Entgiftungsphase sind, würde ich die Dosis auf das Doppelte erhöhen, aber auch hier ist es zweckmäßig, wenn Sie von Ihrem Heilpraktiker oder von einem Kinesiologen testen lassen, wie viel Sie im Einzelfall brauchen.

Wenn Sie fachlich nicht besonders vorgebildet sind, empfehle ich Ihnen, die Schwermetallausleitung, besonders die Quecksilberausleitung nach einer Zahnsanierung, durch einen Fachmann vornehmen zu lassen. Entsprechende Adressen finden Sie unter der Rubrik »Bezugsquellen«.

Frau Dr. Emilia Rippel, eine sehr erfahrene und erfolgreiche Zahnärztin und Ausleiterin aus Budapest, hat mit ihrer etwas anderen Art der Ausleitung sehr gute Erfahrungen gemacht. Ich möchte sie hier daher persönlich zu Wort kommen lassen.

Die meisten Patienten kommen mit sehr komplexen Beschwerden zum Arzt und mit einer langen Krankheitsgeschichte. Sie sind in einem schlechten energetischen Zustand, den man als psychosomatisches Erschöpfungssyndrom bezeichnen könnte, bei dem die Regulationsfähigkeit des Organismus nicht mehr funktioniert. Sie haben mit großem Aufwand durchgeführte Untersuchungen hinter sich. Diagnose und Kommentar lauten: »Trotz intensiver, zahlreicher Untersuchungen haben wir keine Organschäden gefunden. Sie sind körperlich vollkommen gesund, Ihre Beschwerden sind nur psychisch bedingt. Suchen Sie einen guten Psychologen auf, bis dahin nehmen Sie am besten ein Beruhigungsmittel.«

Wir suchen dann zunächst die chronischen Irritationen (Störfaktoren, Störfelder, Herde), welche die Autoregulationsfähigkeit des Körpers blockieren und die Selbstheilungsprozesse behindern. Diese sind mit den schulmedizinischen Methoden nicht messbar. Die Symptome werden deshalb meistens aus Unwissenheit bagatellisiert. Herdsymptome sind körperlich manifestierte Schattenteile, also nicht integrierte psychische Dauerkonflikte. Heilung ist nur dann möglich, wenn der Mensch sich den hinter dem Symptom verborgenen Schattenanteil bewusst macht und integriert. Hat der Mensch das ihm Fehlende gefunden, wird das Symptom überflüssig. »Krankheit ist ein Weg« zu Vollkommenheit (Dethlefsen). Jede Behandlung muss die psychische Diagnose und – wenn vorhanden – die Ausschaltung von Herden und Störfeldern mit einbeziehen.

Echte »körperliche« Heilung ist nur und ausschließlich über die Selbstheilungskräfte möglich! Die Kunst der Therapie besteht darin, den kranken Körper durch vernünftige Änderung seines Zustandes bewusst nach den Naturgesetzen reagieren zu lassen, seine Regelsysteme anzustoßen und laufend zu unterstützen. Symptomlosigkeit bedeutet noch keine Heilung, und die Unterdrückung der Symptome ohne Beseitigung der wahren Ursachen ist Augenwischerei. Körperliche »Gesundheit« allein ohne Gesundheit im Gefühlsbereich bedeutet Isoliertheit, welche früher oder später zum Ende führt. Alle Krankheiten hängen mit der Störung der Energieversorgung zusammen. »Schmerz ist ein Hungerschrei des Gewebes nach fließender Energie.« Die verursachenden Blockaden sind primär emotional und manifestieren sich im Zahn-Mund-Kiefer-Bereich über folgende chronische Irritationen (Herde):

- *Dentalwerkstoffe (Zahnmaterialien)* – in erster Linie Metalle wie Amalgam und andere Legierungen.

Der größte Teil der den Menschen belastenden Schwermetalle wird nicht über Nahrung, Wasser und Luft eingenommen, sondern über Zahnmaterialien, die man täglich 24 Stunden im Mund hat und mit denen man folglich sein Immunsystem täglich 24 Stunden belastet. Von diesen Materialien ist das gefährlichste das Amalgam. Schwermetalle sind ohne Zweifel durch »vegetativ-zentrale-Störungen« für den Großteil der chronischen Erkrankungen verantwortlich. Amalgam ist ein Speichergift, eine Zeitbombe, die lange im Menschen tickt, und niemand weiß genau, wie lange es dauert und wie viel Gift der Körper aufnehmen und ansammeln muss, bis die ersten Symptome »explodieren«. Es ist eine Sondermülldeponie im Mund des Menschen. (Seit dem 1. Januar 1990 müssen Amalgamabfälle als Sondermüll behandelt werden, bei Nichtbeachtung zum Beispiel von Seiten des Zahnarztes sind hohe Strafen ausgesetzt!)

Quecksilber verursacht kein spezifisches Krankheitsbild, aber es stört die Funktionskreise der Grundregulation, blockiert Organfunktionen, schwächt das Immunsystem und vieles andere mehr (vgl. Kapitel 4). Amalgam und alle anderen Metalle, die als Zahnreparaturmaterialien verwendet werden, korrodieren im Mund. Die fünf Metalle, die im Amalgam enthalten sind, können sich zu ca. 16 anderen Korrosionsprodukten kombinieren, die alle im Körper herumwandern. Die Metallbestandteile des Amalgams in Ionenform können über den Zahnnerv in den Kiefer und den gesamten Organismus gelangen – die Quecksilberwerte in den Hypophysen von verstorbenen Zahnärzten waren bis vierhundertfach höher als bei anderen Berufsgruppen. Zahnärzte haben die höchste Selbstmord-rate und (zusammen mit den Gastwirten) die niedrigste Lebenser-wartung. Organisch gebundenes Quecksilber, das auch über Zahn-belagbakterien (Streptococcus mutans) und ebenso im Darm über Candida-Pilze entsteht, ist 10- bis 50fach toxischer als elementares Quecksilber und auch für genetische Schäden verantwortlich (durch eine Querverbindung mit Thymin in der DNS; der DNS-Komplex verliert die Flexibilität). Ein einziges Quecksilberatom reicht aus, um die DNS zu destablilisieren und ist in der Lage den genetischen Code zu ändern! Man darf nicht vergessen, dass »am Zahn immer ein gan-zer Mensch hängt« und dass der Mensch mehr ist als die Summe sei-ner Einzelteile.

• *Herde –* »*Manifestation falscher Informationsketten*«:
Es gibt praktisch keine chronische Erkrankung, hinter der nicht ein Herdgeschehen steckt. Es gibt aber keine typischen Herdkrankhei-ten, nur herdbedingte Regulationsstörungen. Chronische Krankhei-ten haben immer Herdbelastungen im Hintergrund und rufen immer neue Herdbelastungen hervor, werden den Organismus weiter schwächen und weitere Fehlreaktionen begünstigen. »Schwermetall-herde« werden schon von Anfang an den gesamten Organismus be-einflussen und vegetative und zentrale Störungen verursachen: Darmmykosen, Mangelerscheinungen von Mineralien und Spuren-elementen, Enzym- und Hormon-Fehlsteuerungen, Immunschwä-che, Entgiftungsstörungen. Man kann zwar alt werden mit Herden, aber im Alter mit Herden nicht gesund bleiben.

Der Hintergrund des Herdgeschehens ist neben dem körperlichen Aspekt natürlich psychischer (emotionaler, gefühlsmäßiger) Natur und darf bei der Behandlung auf keinen Fall außer Acht gelassen werden. Jedes Herdgeschehen hat einen echten psychischen Hinter-grund. Versäumt man aber die Herdeliminierung, so widersteht die Organschädigung allen Therapien, die man dem betreffenden Organ lokal zukommen lässt, und die psychotherapeutische Behandlung kann nicht greifen.

- *Narben,* die durch Unterspritzen mit Prokain entstört werden können.

- *Kiefergelenk-Dysfunktionen:* Hier muss der »Biss« korrigiert werden.

Wie sieht die Behandlung im Einzelnen aus? Wir geben Ihnen diese Informationen, damit Sie Kriterien haben, nach denen Sie sich Ihre Zahnärztin, Ihren Zahnarzt aussuchen können – leider gibt es noch nicht allzu viele, die kinesiologisch arbeiten! In Deutschland ist es Zahnärzten nicht (mehr) gestattet, die Ausleitung selbst vorzunehmen. Sie brauchen deshalb zusätzlich einen kompetenten Arzt oder Heilpraktiker. Manche Zahnärzte arbeiten mit entsprechenden Kollegen zusammen.

1. Diagnostische Methoden von Störfeldern

1.1 EAV (Elektroakupunktur nach Voll)
Durch einzelne Akupunkturmessungen stellt man biokybernetische Zusammenhänge zwischen den dazugehörigen Organen und Funktionskreisen fest. Es wird individuell getestet, wie der Organismus auf energetische Informationen bestimmer Substanzen reagiert. Mit diesem Resonanztest kann man Herde, Störfelder, Allergien, Unverträglichkeiten, Schwermetallbelastungen etc. feststellen.

1.2 Zahnstrom-Messungen
Spannung (mV) und Stromstärke (mikroA) werden gemessen, anders ausgedrückt: Die Mundbatterie wird getestet (Grenzwerte 100 mV und 3 mikroA). Durch galvanisch freigesetzte Schwermetallionen entstehen Schwermetallvergiftungen. Die am stärksten negativ geladenen Füllungen sollten zuerst entfernt werden. Metalle im Mund (Füllungen, Kronen, Brücken, Teilprothesen) sind potenzielle Batterien, bei denen Speichel wie ein Elektrolyt wirkt; so können sogar zwischen zwei nicht zur selben Zeit angefertigten Amalgamfüllungen galvanische Ströme entstehen. Noch schlimmer ist es, wenn verschiedene Metalle, zum Beispiel Amalgam und Gold, im Mund

sind. Potenzialspannungen der Mundmetalle sind Dauerirritationen des Nevensystems und des Gehirns.

1.3 Panorama-Röntgenaufnahme

Als Diagnosehilfsmittel bei der Herdsuche eignet sich natürlich auch eine Röntgenaufnahme. Aber nur etwa 30 bis 40 Prozent der herdmäßigen Veränderungen kann man über das Röntgenbild sehen, der Rest sind Eiterherde mit Giftablagerungen im Kiefer. Oft sieht man bei Patienten, bei denen schon Amalgamentfernung und Amalgamausgleitung durchgeführt wurden, »zufällig« Amalgamreste auf dem Röntgenbild unter den weißen Füllungen. Es ist dann kein Wunder, dass sich ihre Krankheitsbilder nicht ändern.

1.4 Kinesiologischer Test

Der Körper ist eine Einheit mit vielen zusammenhängenden Systemen und Funktionen, ein sichtbarer Ausdruck unseres Bewusstseins. Jedes Organ verkörpert einen bestimmten psychischen »Inhalt« einer Emotion und einen bestimmten Problemkreis (z. B. die Unfähigkeit loszulassen). Es gibt immer »Schwachstellen« im Körper, z. B. Organe, die auf der physischen Ebene zum richtigen Zeitpunkt einen Lernprozess anregen, indem sie erkranken, wenn der Mensch auf der emotionalen Ebene seine Probleme nicht bewusst verarbeiten kann. So wie der Körper ohne Bewusstsein nicht leben kann, kann er ohne Bewusstsein auch nicht krank werden. Symptome sind Signale, die nie zufällig kommen. Sie haben immer eine Bedeutung. Daher dürfen sie nicht unterdrückt werden. Man muss verstehen lernen, was einem das Symptom sagen will, was im Bewusstsein fehlt (z. B. »Was hindert mich am Loslassen?«, »Warum halte ich meine Gifte fest?«). Informationen über diese Zusammenhänge können Sie der folgenden Tabelle von Rossaint entnehmen.

Psychische und emotionale Beziehungen der Zähne*

1er und 2er:
Kontakt, Partnerschaft, Ausgleich, Ausgewogenheit, Harmonie, Friedfertigkeit, Diplomatie, weibliche Sexualität, Genusssucht, Schmeichelei, Dekadenz, Handlungsschwäche, Kunst.
Selbstzerstörung, Vampirismus, Hörigkeit, Ausschließlichkeitsdenken, fixe Ideen, Leitbild, ideelle Bindungen, Suggestionen, Fanatismus, Verzicht, Idealismus, Transmutation.
Festigkeit, Vertrauen, Beständigkeit, Standhaftigkeit, Durchhaltevermögen, Verlässlichkeit, Treue, Geradlinigkeit, Vertrauen, Bejahen von Ordnung und Gesetzmäßigkeit, Annahme des Vorgegebenen, Gehorsam, Sicherheitsbedürfnisse, Angst.
Fairness, Unfairness, sexuelle Sicherheit, sexuelle Unsicherheit.

3er:
Philosophie, Religion, Glaube, Sinngebung, Expansion, Fülle, Würde, Einsicht, Erkenntnis, Recht, Gerechtigkeit, Zufriedenheit, Optimismus, Erfolg, Toleranz, Selbstbewusstsein, Offenheit, Großmut, Güte, Jovialität, Übermaß, Selbstüberschätzung, Pathetik.
Aktivität, Kraft, Macht, Aggression, Zorn, Unverträglichkeit, Unvorsichtigkeit, ungerichtete Energie, Tatkraft, Mut, Tapferkeit, männliche Sexualität, Ehrlichkeit.
Entschlusskraft, Mut, Wendigkeit, Spontaneität, Impulsivität, Zorn, Ärger, Unruhe.
Glücklichsein, Unglücklichsein, Wut, Jähzorn, Bescheidenheit, Stolz.

4er und 5er (Oberkiefer), 6er und 7er (Unterkiefer):
Austausch, Beziehung, Interesse, Funktionalität, Relativität, Neutralität, Geschicklichkeit, Vermittlung, Beweglichkeit, Kon-

---

* Die Nummerierung der Zähne erfolgt von innen nach außen, jeweils beginnend mit den Schneidezähnen

taktfreudigkeit, Vereinsamung, Vereinzelung, Kritik, Unruhe, Nüchternheit.

Metamophose, Unbewusstes, Umwandlung, Schuld, Gärung, Zwanghaftes, Geiz, Festhalten, Durchlässigkeit, Sadismus, Masochismus, Askese, Selbstverleugnung, Opferbereitschaft, hohe Selbstanforderung, Extremismus.

Denken, Erkennen, Werden, Analyse, Assoziation, Reflexion, Interpretation, Abstraktion, Grübeln, Besorgnis, Bedürfnis, Befürchtung, Besinnung, Sinnfindung; Bereitschaft, Pflicht und Verantwortung zu übernehmen.

Zufriedenheit, Enttäuschung, Ekel, Gier, Vertrauen in die Zukunft oder Angst davor, Bejahung, Abstoßendsein, Fröhlichkeit, Unglücklichsein.

5er (Oberkiefer):
Vitalität, Individualität, Schöpferkraft, Entfaltung, Ausstrahlung, Dominanzverlangen, Überheblichkeit, Großspurigkeit, Prahlerei, Eigenverantwortung, Selbstbewusstsein, Stolz, Autorität.

6er und 7er (Oberkiefer), 4er und 5er (Unterkiefer):
Gefühl, Gemüt, Traumhaftes, Hingabe, Aufnahme, Empfänglichkeit, Mütterlichkeit, Fruchbarkeit, Anpassung, Natürlichkeit, Ergebenheit, Phantasie, Improvisation, Passivität, Laune, Beeinflussbarkeit, Unselbstständigkeit, Häuslichkeit.

Strukturiertheit, Ordnung, Norm, Form, Begrenzung, Verzicht, Härte, Gewissen, Reinheit, Geduld, Ausdauer, Konzentration, Isolation, Kontaktschwäche, Gehemmtheit, Einsamkeit.

Kreativität, Inspiration, Intuition, Durchlässigkeit, Lösung, Hingabe, Austausch, Umwandeln des Hereingenommenen, Resignation, Traurigkeit, Einflussnehmen und beeinflusst werden, Imagination, Suggestion.

Toleranz, Intoleranz, Heiterkeit, Depression, Selbstwert, Schuld, Dankbarkeit, Unbarmherzigkeit.

8er Oberkiefer und Unterkiefer (s. auch 5er Oberkiefer):
Liebe und Vollkommenheit, Analyse, Verstand, Vernunft, Intelligenz, Kombinatorik, Geschäftigkeit, Handeln, Neutralität, Aufschlüsselung, Kritik, Zweifel, List, Verschlafenheit, Zersplitterung, Skepsis, Beschwingtheit, Kontaktfreudigkeit, Partnerschaft, Harmonie, Diplomatie, Friedfertigkeit, Handlungsschwäche, Dekadenz, Schmeichelei, Genusssucht.
Freude, Empfindungsfülle, Seligkeit, Verbundensein und Einssein mit allem, Stumpfheit, sich aufdrängen, Sinnenfreude, vergeudet sein.
Liebe, Vergebung, Zorn, Ärger, Sicherheit, Unsicherheit, Freude, Kummer, Leid, Traurigkeit, Geschätztsein, Nichtgeschätztsein.

8er (Unterkiefer):
Fortschritt, Neuerung, Gleichheit, Freiheit, Gleichberechtigung, Explosivität, Verfremdung, Eigenartigkeit, Exzentrik, Originalität, Unruhe, Nervosität, Spontaneität, Intuition, Psychose, Gefühlskälte.

8er (Oberkiefer):
Illusion, Labilität, Unechtheit, Verworrenheit, Chaos, Täuschung, Enttäuschung, Unbewusstes, Sensibilität, Inspiration, Altruismus, Vorahnungen.

9er (Oberkiefer): s. 8er

9er (Unterkiefer): s. 4er und 5er Unterkiefer, 6er und 7er Oberkiefer

In der holistischen Kinesiologie benützt man den Körper als »Biocomputer«, um die Organsprache zu verstehen. Die Seele (unser unsterbliches höheres Selbst, unser göttlicher Funken) möchte sich im Laufe des Lebens immer mehr durchsetzen, hört nie auf, die Einheit und die Harmonie zu suchen und strebt nach Vollkommenheit. Sie bedient sich dazu – den Lebensabschnitten entsprechend unterschiedlich – der Organsprache, um das Problem auf der körperlichen Ebene sichtbar werden zu lassen. Die Seelensprache sollte man genauso lernen wie eine Fremdsprache, bevor man mühselig durch Krankheiten dazu gezwungen wird. Warum wird das nicht in jeder Schule gelehrt? Warum lassen wir uns von den »Aufgaben« der »Lebensschule« überfordern? Warum lassen wir nicht unsere Krankheiten als Wegweiser unserer »Lebensaufgabe« gelten?

Bei der Krankheitsanamnese kann man interessante Zusammenhänge beobachten, welche die Organsprache verrät, beispielsweise wie die Organuhr tickt. Die Uhrzeiten der aufgetretenen Beschwerden (z. B. bei Zahnschmerzen, Kopfschmerzen, Schlafstörungen) geben Hinweise darauf, welches Organ ursächlich an der Beschwerde beteiligt ist. Störungen und Schmerzen treten bei der Maximalzeit des betreffenden Organs auf. Jedes Organ hat zwei Stunden Zeit, sich aufzutanken, zum Beispiel von 23 bis 1 Uhr: die Galle, der die Eckzähne entsprechen. Statt Schlaf- oder Schmerztabletten können das betreffende Organ unterstützende Präparate mehr helfen. Durch Herde kann die Organuhr aber verschoben werden – ein weiterer Hinweis darauf, wie heimtückisch Quecksilbervergiftungen wirken.

Krankheit ist jedoch der sicherste (nicht zu vermeidende) Weg gesund zu werden. Die Symptome zeigen uns nur, dass wir als Menschen, als Seelenwesen, krank sind, und helfen uns, das Fehlende in unserem Bewusstsein wieder zu finden, um ein weiter gehendes Kranksein zu vermeiden. Ein durch einen Herd belasteter Patient ist »nicht richtig krank, aber auch nicht ganz gesund«. Es ist wie ein fauler Kompromisszustand, wie alle Kompromisse dieser Welt. Es ist ein chronischer Dauerkonflikt, der ständig viel Energie kostet: Wenig Mut und Kraft plus viel Angst ermöglicht keine Entscheidungen, keine Konsequenzen, keine Verantwortung. Krankheit macht ehrlich: Die Gifte, die auf der psychischen Ebene dem Problem entsprechen, sind Botschafter eines Lerninhaltes und führen uns zur Lösung. Eine Toxinausleitung auf der körperlichen Ebene allein führt nur zu einer Symptomverschiebung, wenn sie unbewusst bleibt. So wird der Patient nie seine Lernaufgabe erkennen und damit gesund werden.

Die Schwermetallausleitung muss immer entsprechend der letzten kinesiologischen Austestung durchgeführt werden, weil die Körperregulationssysteme sich ständig ändern. Es gibt in der Praxis zwei Schwermetallausleitungsgruppen: In der ersten Gruppe sind Patienten, die keine Metalle mehr im Mund haben. In diesem Fall erfolgt die individuelle Körpervorbereitung- und Ausleitungstherapie. In der zweiten Gruppe sind die Patienten, die noch ein oder mehrere Metalle im Mund haben. In diesem Fall wird der Patient erst kinesiologisch vorbereitet. Wenn die Schwermetallentfernung Priorität hat, braucht der Körper eine kinesiologische Balance, damit bekommt der Zahnarzt die Arbeitsrichtlinien und der Patient seine »Hausaufgabe«.

Der Körper antwortet selbst:
1. Ist es erlaubt, Metalle zu entfernen? (Bei chronisch sehr kranken Patienten kann die Entfernung einer einzigen Amalgamfüllung einen Schock im ganzen Körper auslösen).
2. Welches Metall soll zuerst entfernt werden?
3. Wie viel darf man davon auf einmal entfernen?
4. Wo soll der Zahnarzt anfangen?
5. Braucht der Körper zusätzliche Unterstützung?

2. Vorbereitungstherapie: Der Körper wird für Schwermetallausleitung und Sanierung vorbereitet

2.1 Entgiftungsunterstützende individuelle Ernährungsberatung

Es gibt keine Diät, die für alle Menschen richtig ist, jeder braucht eine individuelle Ernährungsweise, je nachdem wie der Allgemeinzustand des Organismus ist und wie es das Krankheitsbild verlangt. Diese Diät ändert sich ständig während der Behandlung. Die Harmonisierung des Säure-Basen-Haushalts durch die individuell ausgetestete Diät erleichtert die Giftstoffausscheidung. Bei stark übersäuerten Patienten ist eine Basentherapie mit Basensubstitution oft notwendig (vgl. Kapitel 3).

2.2 Entgiftungsunterstützende Lebensberatung

- Beseitigung von Therapiehindernissen, Vermeidung anderer Toxinquellen wie Alkohol, Koffein und Nikotin; zum Beispiel ist Rauchen die stärkste Therapieblockade, weil damit Schwermetalle, vor allem Cadmium und Quecksilber, zusätzlich in den Körper kommen. Sokrates: »Wenn jemand Gesundheit sucht, frage zuerst, ob er bereit ist, künftig die Ursachen der Krankheit zu meiden. Erst dann darfst Du ihm helfen.«
- Ausreichende Flüssigkeitszufuhr, mindestens zwei Liter mineralarmes Wasser täglich
- Viel Bewegung, Sauna, frische Luft
- Ölziehkur nach Dr. Karach
- Meditation

2.3 Kinesiologische Balance (z. B. nach der PKP-Methode: Professional Kinesiology Practitioner nach Bruce)

PKP ist eine Wissenschaft der Energiebalance. Dabei wird mit Hilfe der Finger-Modis und Muskeltests an den feinstofflichen Energien des Körpers gearbeitet. Touch for Health (eine verwandte kinesiologische Methode) gibt uns die Fähigkeit, mit unserem eigenen »Biocomputer« zu kommunizieren. Spezielle kinesiologische Schwermetallausleitungsprogramme helfen unserem Körper, die »schweren« emotionellen Themen, die hinter den Schwermetallbelastungen stehen, loszulassen und »Sabotageprogramme« und Gefühlsblockaden zu lösen. Diese Sabotageprogramme sind emotional verursachte Verhaltensmuster, welche beim Testen und Ausleiten erheblich stören können, wenn man sie nicht beachtet. PKP-Balancen helfen, individuelle Programme herzustellen, die uns bei der Entgiftung psychisch stärken.

3. Amalgamentfernung

Diese sollte optimal »zum richtigen Zeitpunkt«, bei abnehmender Mondphase durchgeführt werden, damit die Schwermetallaufnahme für den Körper auf ein Minimum reduziert wird. *Während Schwangerschaft und Stillzeit darf kein Amalgam entfernt werden.*

3.1 In der Regel wird schrittweise ausgebohrt, nicht alles auf einmal, meistens quadrantenweise. Der sicherste Weg besteht darin, auch dies kinesiologisch individuell auszutesten und der Wahrheit zu folgen: »Der Körper lügt nicht«; er weiß am besten wo seine Toleranzgrenze ist.

3.2 Der Zahnarzt sollte nicht mit dem Turbinenbohrer, sondern mit Schnellwinkelstück arbeiten. Turbinenbohrer schießen kleine Amalgampartikel mit hoher Geschwindigkeit tief in die Mundschleimhaut. Es sollten grobe Hartmetallbohrer beim Ausbohren verwendet und die Bohrer öfters gewechselt werden. Es muss ständig mit Wasserkühlung gearbeitet werden! Amalgam ist eine Legierung, die einen niedrigen Schmelzpunkt hat. Bei der Amalgamausbohrung entsteht Amalgamstaub und/oder gasförmiges Quecksilber. Das Quecksilbergas wird über die Lunge eingeatmet und im Blutfett gelöst; so kann es durch die Blut-Hirnschranke ins Gehirn gelangen. Dort lagert es sich bevorzugt in der Hypophyse ab, weil diese das am besten durchblutete Organ im Gehirn ist. Durch die Blut-Plazentaschranke kann es auch in den Fötus gelangen. Mit der Zeit oxidiert es sich in eine stabile Ionenform und kann dann nicht mehr zurück. Die Halbwertzeit von Quecksilber im Gehirn (ohne holistische Ausleitungsmethoden) beträgt bis zu 18 Jahren.

3.3 Amalgamfüllungen sollten möglichst in einem Stück entfernt werden, weil trotz aller Vorsichtsmaßnahmen beim Herausbohren frei werdende giftige Dämpfe direkt eingeatmet werden können. Auch der in diesem Zusammenhang häufig genannte Kafferdamm hilft nicht gegen diese Dämpfe. Manche Zahnärzte arbeiten mit Atemmasken bzw. Sauerstoffmasken.

3.4 Das Absaugen sollte mit speziellen Clean-up-Absaugkanülen erfolgen, die den Zahn von allen vier Seiten umfassen. Durch den starken Absaugstrom werden die entstehenden Quecksilberdämpfe und Metallpartikel abgefangen und entsorgt.

3.5 Amalgamreste müssen sehr sorgfältig und gründlich, das heißt vollkommen entfernt werden. Zahnärzte erachteten es lange Zeit als mit ihrer ärztlichen Kunst vereinbar, in den Tiefen des Zahns, knapp über der Pulpa, noch Amalgamreste zu belassen und sie sozusagen als Unterfütterung für die neue Füllung zu betrachten und bekamen in diesem Tun von den Gerichten auch noch Recht (die Gutachter waren ihre Kollegen, die gleichermaßen verfuhren). Seien Sie also auf der Hut! Es ist heutzutage durchaus üblich und in Ordnung, mehrere Zahnärzte nach ihrem Vorgehen zu befragen, Auskünfte von Dritten einzuholen und von mehreren Zahnärzten Kostenvoranschläge nebst genauer Angabe der zu verwendenden Methoden und Materialien zu verlangen. Auch verfärbtes Zahnmaterial muss restlos ausgebohrt werden.

3.6 Materialien für eine provisorische und die endgültige Versorgung müssen individuell ausgetestet werden. Hierzu können die Kinesiologie und die Bioresonanz verwendet werden.

3.7 Alle alten Metalle müssen aus dem Mund entfernt werden. Dabei kann es auch notwendig werden, dass kleinere Teile des Kiefers abgeschabt werden müssen, wenn sie stark mit Quecksilber verfärbt sind. Unverträgliche metallhaltige Kronen, Brücken, Prothesen müssen individuell über ausgetestete Langzeitprovisorien ausgetauscht werden, solange die Ausleitungsphase dauert. Eine Goldkrone besteht nämlich nicht nur aus Gold, sondern aus einer Legierung aus verschiedenen Metallen (vgl. Kapitel 4). Solange im Körper noch Metallbelastung vorhanden ist, darf keine neue Metallversorgung gemacht werden, weil:

– Gold im Kiefergelenk Amalgam festhält,
– Palladium die Amalgamwirkung potenziert,
– Indium, Gallium, Kupfer und Zinn die Amalgamausleitung hemmen,
– Aluminium von Aufbrennkeramik die Amalgamwirkung potenziert.

Achtung: Mit der Ausleitung kann man erst richtig anfangen, nachdem alle Metalle aus dem Mund entfernt sind.

3.8 Herdsanierung

Chirurgische Eingriffe müssen nach der Amalgamentfernung zu einem individuell ausgetesteten Zeitpunkt durchgeführt werden. Vor jedem chirurgischen Eingriff sollten eine Lymphaktivierung für die Erweiterung der Lymphgefäße im OP-Bereich erfolgen, sowie eine postoperative Lymphabflussaktivierung mit Bioresonanztherapie. Während der OP-Nachbehandlung mit Bioresonanztherapien wird das gesamte OP-Material (Blut, entferntes Zahn- und Nahtmaterial etc.) zu einer Eigennosode bearbeitet; mit Invers-Schaltung werden pathologische Informationsmuster im Körper gelöst und gleichzeitig individuelle »antibiotische« Tropfen hergestellt. Ich habe selbst noch nie Antibiotika nach OP-Sanierungen verschrieben. Kieferherde können nicht allein durch Zahnextraktionen saniert werden. Nach Zahnextraktionen müssen Entgiftungstherapien und die Meridiane unterstützende Therapien durchgeführt werden. Ich verwende folgende Begleittherapien: Homöopathie mit Komplexmitteln (von Pekana), Organpräparate und Nosodentherapie (von Heel, Staufen), Bioresonanztherapie, Farbtherapie und Enzymtherapie (Wobenzym, Phlogenzym).

4. Schwermetallausleitungstherapie

Dies ist eine spezifische Entgiftungstherapie und muss deshalb auch sehr individuell, entsprechend der gesundheitlichen Situation des Patienten durchgeführt werden. Es gibt kein allgemeines Heil- oder Wundermittel. Die »Schlüsseltoxine«, die aber nicht immer die giftigsten sind, die aber die »Schlüsselfunktionsstelle« blockieren, müssen zuerst ausgeleitet werden. Von den angebotenen Ausleitungstherapien wird der Körper über Test selbst die beste Therapiemethode aussuchen, sodass sich ein individuelles Therapieprogramm zusammenstellen lässt. Unsachgemäße Ausleitungen führen nur zu einer Verlagerung der Schwermetalle im Körper. Viele Patienten lassen sich mit großem finanziellen Aufwand metallfrei sanieren. Mit nicht fachmännisch durchgeführten Ausleitungstherapien werden aber die mobilisierten Schwermetalle aus dem Bindegewebe nur ins Nervensystem und ins Gehirn verschoben. Dort machen sie sich zunächst häufig nicht bemerkbar, resultieren nach Jahren aber in »unheilbaren« chronischen Krankheiten (vgl. Kapitel 4). Zu einem vollständigen Ausleitungsprogramm gehören:

– *eine individuell ausgetestete Diät* (vor allem ohne allergieauslösende und unverträgliche Lebensmittel)
– *kinesiologische Balancen*
– *Bioresonanztherapie*
  Die Bioresonanztherapie setzen wir über ihre Verwendung als Test hinaus zur Behandlung mit patienteneigenen Schwingungen ein. Dabei werden krankhafte Frequenzen durch gegenläufige Wellen neutralisiert, die gesunden Schwingungen werden verstärkt. Diese Therapie ist eine große Hilfe zur Organunterstützung, zur Immunstärkung, zur Lymphaktivierung und zur Entgiftung. Aber mit Bioresonanztherapie allein kann man Schwermetalle nicht ausleiten, genau so wenig wie mit homöopathischen Einzelmitteln wie Mercurius Solubilis.

– *Homöopathie*
  Mit Komplexmitteln und Nosoden (von Pekana, Heel, Sanum und Staufen) erzielt man gute Ergebnisse bei der Vorbereitungs- und Ausleitungstherapie, eine individuelle Austestung ist notwendig.

– *Orthomolekulare Medizin*
  Zur Unterstützung der Ausleitung ist orthomolekulare Medizin nicht unbedingt notwendig, jedoch sehr hilfreich. Es ist nur sinnvoll, individuell ausgetestete, fehlende Substanzen in individuell ausgetesteter Dosis zu geben. Nach meiner Erfahrung gibt es kein »Allheilmittel« zur Ausleitung. In Frage kommen: Mineralstoffe, Spurenelemente, Vitamine, Aminosäuren, Fettsäuren, Enzyme, Algen.

– *Farbpunktur nach Mandel*
  Jeder Zahn hängt mit einem bestimmten Organ energetisch zusammen und ist damit in Wechselbeziehung. Es besteht eine Fernwirkung vom Zahn zum Organ und umgekehrt, man sagt, es existiert ein Funktionskreis. Jeder Zahn wird einer bestimmten Farbe zugeordnet. Ist ein Zahn in eine pathologische Resonanzkette eines Funktionskreises eingebunden, so ist es mit dieser Methode möglich, über Korrespondenzpunkte regulierende Impulse auf

das gestörte System zu senden. Das Lymphsystem wird nach Mandel als Vehikel des Immunsystems und damit auch der Psyche betrachtet; es hat sozusagen eine »Scheibenwischerfunktion«.

- *Vitalfeld-Therapie* (»Mitosan«, »Actisan«)
  Diese neuartige Methode aus der Schweiz verbessert und normalisiert die bioelektromagnetischen Vorgänge im Organismus. Gerade bei schwer belasteten, blockierten Patienten kann man mit dem Mitosangerät sofort verwertbare physiologische Energie direkt, ohne Umwege, in die Zelle bringen. Dies erfolgt über eine Verbesserung des Ionenaustausches und Steigerung der ATP-Produktion. Die Vitalfeld-Therapie arbeitet mit Breitbandfrequenzen von einem Herz bis hinauf zu einigen Milliarden Herz. Es handelt sich um therapeutische Frequenzspektren, die auch in der Natur vorkommen.

- *Blütenessenz-Therapie* (Bach, Kalifornische, Australische)
  Diese seit langen Jahren erfolgreich erprobte Therapie führt zur Herstellung des psychischen Wohlbefindens und hilft, emotionale Blockaden zu lösen. Erkrankungen und Symptome von Zähnen, Zahnfleisch und Kiefer enthalten wichtige Botschaften über emotionale Fehlhaltungen. Zähne sind »Durchbeißwerkzeuge«, »Waffen«, sie stehen für Aggressionen, für »Verbissensein« oder für Ohnmachtsgefühle (»Zahnlossein«).

- *Magnetfeldtherapie*
  Diese sich stark verbreitende Therapie fördert die Wundheilung und Zahnregeneration und hat eine schmerzlindernde, entzündungshemmende und lymphaktivierende Wirkung.

- *Chakra-Behandlung* mit Pranatherapie durch Farb- und Kristallheilung

- *Zapper-Therapie* nach Dr. med Hulda Clark
  Mit dem Zapper, einem einfachen Gerät, das gepulsten Gleichstrom aussendet, können Parasiten im Körper leicht und erfolgreich abgetötet werden, zum Beispiel in der Leber oder Würmer und Bakterien im Darm. Dieses Gerät ist preiswert im Handel erhältlich (siehe Bezugsquellen) und kann vom Patienten selbst zu Hause eingesetzt werden.

– *Craniosakral-Therapie*
Nach endgültiger Versorgung mit fest sitzenden Zähnen muss der
Biss geprüft und gegebenenfalls korrigiert werden, ebenso die
Schädelatmung. Craniosakral-Therapie ist eine sehr feine, sanfte
Methode, die hauptsächlich mit den Schädelknochen und der
Wirbelsäule arbeitet. Sie hilft bei der Normalisierung der Mund-
muskulatur und dem dentalen Nervensystem.

– *Sanjevini-Therapie*
Dies ist eine in Indien von einer Ärztin entwickelte feinstoffliche
Methode, bei der über die Speicherfähigkeit von Wasser feinstoff-
liche Informationen auf den Patienten übertragen werden.

– *Symbioselenkung/Darmsanierung*
Das so weit verbreitete Parasitenproblem ist nach heutigem
Stand der Forschung in Wahrheit ein Umweltgiftproblem, bei dem
die Schwermetalle, allen voran das Quecksilber, die Hauptrolle
spielen. Die antibakterielle Wirkung von Quecksilber stört das
Gleichgewicht der Bakterienflora im gesamten Mund-Magen-
Darm-Trakt. Alle Patienten mit starker Candida- oder einer anderen Pilzbelastung weisen eine hohe Schwermetallbelastung auf,
speziell mit Amalgam. Hefepilze wie Candida binden Schwermetalle, und verhindern, dass sie ins Gehirn wandern. So bieten
sie dem Organismus einen gewissen Schutz, weil die Folgen von
Schwermetallen im Bindegewebe weniger schwer sind als diejenigen von Schwermetallen in Nervenzellen und Gehirn (vgl. Kapitel
4). Anti-Candida-Therapien ohne fachgemäße Schwermetallausleitung verschlechtern das Krankheitsbild, weil von den abgetöte-
ten Pilzen Quecksilber freigesetzt wird, das dann ins Gehirn wandern kann. Candidiasis ist also ein Schwermetallsyndrom. Die
Hilfe durch die Pilze ist jedoch beschränkt, denn eine starke Pilzbesiedlung kann in letzter Konsequenz auch zum Tode führen. Bei
der Therapie hat die Schwermetallausleitung immer Priorität.

5. Endgültige Zahnversorgung

Die endgültige Zahnversorgung ist die »leichteste« Aufgabe, einem
gesunden Menschen mit einem individuell ausgetesteten Material
sein Lächeln zu verschönern. Dabei sollte, wenn irgend möglich,

überhaupt kein Metall verwendet werden. Außerdem ist es unbedingt notwendig, dass alle Materialien, die im Mund inkorporiert werden, mit einer geeigneten biophysikalischen oder kinesiologischen Methode (am besten mit beiden) auf ihre individuelle Verträglichkeit getestet werden.

Falls eine Versorgung mit Metall unbedingt notwendig erscheint, sollte nur mit einer individuell ausgetesteten Legierung gearbeitet werden, denn zwei verschiedene Legierungen ergeben schon wieder galvanische Ströme. Kein Metall ist das Beste. Metalle sind grundsätzlich nicht gut, bestenfalls verträglich. Nicht ausgetestete Implantate können Herdwirkungen verursachen. Es kann aber sein, dass Titan-Implantate positiv testen und dann auch auf Dauer vertragen werden, wenn sonst kein anderes Metall (mehr) im Mund ist. Es müssen die Legierungen und nicht die einzelnen Metallkomponenten ausgetestet werden! Befestigungszemente sollten auch individuell ausgetestet werden. In meiner Praxis habe ich beste Erfahrungen mit Glasionomer-Zementen der Firma Espe gemacht.

Zum Abschluss noch ein paar wichtige Bemerkungen:

Kieferanomalien und Zahnfehlstellungen ergeben Störungen und Lymphstauungen, wobei meistens Milchallergien und damit verbundene Knochenwachstumsstörungen eine Rolle spielen. Die Entfernung gesunder Zähne ist selten gerechtfertigt, falls ja, dann aus folgenden Gründen:

- kieferorthopädische Gründe: Das führt jedoch zu energetischen Defiziten.
- prophylaktische Gründe: Weisheitszähne sollte man sanft behandeln, weil sie bei der Bewusstwerdung der Mundraumentwicklung eine zentrale Rolle spielen (Lymphstauvorbeugung).

Jedes Organ, jeder Zahn hat eine bestimmte Funktion und Bedeutung für den Organismus.

Zähne sollte man nur entfernen, wenn sie als Herde wirken und dann mehr schaden als nützen!

Anders verhält es sich mit toten Zähnen, die oft an den mit ihnen verbundenen Organen oder Muskeln etc. erhebliche Störungen verursachen. Hier unterscheide ich zwei grundsätzliche Fälle:

– Bei schwer kranken Patienten beispielsweise mit Krebs oder Multipler Sklerose müssen tote Zähne auf jeden Fall sofort gezogen werden. Hier verzichtet man sinnvollerweise auf den Zahn und erspart dem ohnehin arg gebeutelten Organismus den Stress, der von einem toten Zahn ausgeht.

– Bei weniger Kranken oder »Gesunden« muss man prüfen, was das kleinere Übel ist. Man sollte dann in jedem Fall austesten, ob man den Zahn erhalten kann, ohne das betreffende Organ zu sehr zu schädigen. Materialien, die zur Wurzelfüllung verwendet werden, sollte man sorgfältig austesten. Vorsicht ist insofern angebracht, weil Guttapercha-Stifte, die in der Regel verwendet werden, seit einigen Jahren mit Cadmium vergiftet sind. Nach erfolgter Behandlung sollte mit Kinesiologie der Energiefluss wiederhergestellt werden, was man von Zeit zu Zeit – falls nötig – wiederholen sollte.

Die Zahnmedizin ist in unserer Zeit als Notfallmedizin zu betrachten: »Fachidioten« reparieren Zähne mit dem Einsatz höchster Technik. Fachmäßig werden Löcher gestopft, fehlende Zähne ersetzt und Störfaktoren herausoperiert. Die wenigsten Zahnärzte denken jedoch darüber nach, dass an jedem Zahn immer ein Mensch »hängt«. Der wichtigste Schritt für eine ursächlich zu heilen bemühte Medizin wäre es, zu erkennen, dass es zwischen akuten und chronischen Krankheitsbildern immer eine Zeitverschiebung gibt. In die Statistiken gehen kaum jemals Langzeitschäden ein (vgl. Kapitel 4). Darüber hinaus sind die Hintergründe der körperlichen Symptome immer auf der emotionalen Ebene zu suchen. Der Mensch ist eine funktionelle Einheit mit vernetzten Systemen und Verbindungen zu übergeordneten Regelsystemen im Zentralnervensystem. Durch emotionalen Stress kippt das ganze Regulationssystem. Jede Regulationsstörung ist ein Störfeld, ein Herd, ein Dauerrreiz für den Organismus. In der modernen Zahnmedizin werden die Symptome der Fehlsteuerungen (wie Migräne, Allergien, Müdigkeit, Hyperaktivität, Hypersensibilität etc.) nicht ernst genommen, die emotionalen Hintergründe nicht gesucht und/oder mit Medikamenten unterdrückt.

So weit die Erfahrungen von Frau Dr. Rippel.

Es hat in der Regel nur dann einen Sinn, Schwermetalle aus dem Körper auszuleiten, wenn vorher die Quelle für diese Schwermetalle beseitigt wurde. Dies gilt in erster Linie für die Entfernung von Amalgamfüllungen. Es hat also keinen Sinn, eine Ausleitung von Quecksilber vorzunehmen, solange Sie noch Amalgam im Munde haben. Die fachgerechte Entfernung von Amalgamplomben aus den Zähnen ist eine schwierige und heikle Angelegenheit, und Sie sollten sich dafür einen naturheilkundlichen Zahnarzt suchen, der die Füllungen auf die oben beschriebene Weise entfernt, damit dabei nicht eine zusätzliche Vergiftung durch Quecksilber entsteht. Denken Sie immer daran, dass Quecksilberdämpfe geruchlos, geschmacklos und unsichtbar sind!

Da ein Befall mit Candidapilzen im Darm fast immer mit Schwermetallvergiftung zusammenhängt, erübrigt sich häufig eine direkte Candidabehandlung, wenn die Schwermetalle allesamt ausgeleitet sind. In den vergangenen Jahren wurden von vielen Behandlern Candidakuren entworfen und durchgeführt, die aber immer nur vorübergehend, nämlich nur für ein paar Wochen, zum Erfolg führten. Stets kamen die Pilze wieder zurück, weil die Ursachen, nämlich die Quecksilberbelastung oder andersartige Schwermetallvergiftungen nicht beseitigt wurden.

Schließlich – und das ist ein wichtiger Punkt – sei darauf hingewiesen, dass die Ausleitung von Schwermetallen nur dann gelingen kann, wenn Sie gleichzeitig auch andere Maßnahmen der Entschlackung, Entschleimung, Entgiftung und Entsäuerung anwenden, wie sie in diesem Buch beschrieben werden. Falls Sie übersäuert und verschlackt sind und Ihr Speiseplan sehr viele tierische Produkte enthält und Sie womöglich rauchen und Alkohol konsumieren etc., dann werden Sie die Ausleitung von Schwermetallen nie richtig durchführen können, weil der Körper insgesamt viel zu sehr belastet ist.

Noch ein Wort für all diejenigen, die sich nicht trauen, das heikle Thema Schwermetallausleitung anzugehen und die auch die hohen Kosten scheuen, die mit einer Zahnsanierung verbunden sind:

Sicherlich gibt es Menschen, die über Jahrzehnte hin mit Amalgamfüllungen im Mund scheinbar beschwerdefrei leben können. Zwei Punkte sind jedoch zu beachten:

1. Man weiß nie, ob es dem Menschen ohne diese Zahnplomben nicht viel besser gegangen wäre.
2. Amalgamfüllungen stellen eine Zeitbombe dar, die jeden Moment explodieren kann. Normalerweise geht sie dann los, wenn Sie durch äußere Lebensumstände in extremen Stress geraten oder wenn Ihr Immunsystem aus anderen Gründen auf einen niedrigen Wirkungsgrad absinkt. Dann machen sich plötzlich die Vergiftungen bemerkbar, und das Ausleiten ist ganz besonders schwierig, weil der Körper schon so sehr geschwächt ist.

Wenn Ihnen eine Zahnsanierung und Schwermetallausleitung zu teuer erscheint, dann bedenken Sie immer, dass Sie im höheren Alter erheblich an Geld sparen, denn eine Behandlung und Betreuung im Pflegefall ist in jedem Fall viel teurer und mit ganz erheblichen Einschränkungen Ihrer Lebensqualität verbunden.

Um Sie zu ermuntern, Ihre Schwermetallausleitung mutig anzugehen, folgen hier die Erfolgsberichte von einigen Patienten aus der Praxis von Frau Dr. Rippel:

Irene H. (22 Jahre) aus Wien
Meine erste Amalgamplombe bekam ich im Alter von vier Jahren. Bis zu meinem 22. Lebensjahr erhöhte sich diese Zahl leider auf 17 Stück. Erste gesundheitliche Probleme bekam ich im Alter von acht

Jahren. Ab diesem Zeitpunkt waren Kopfschmerzen mein ständiger Begleiter. Ich war bei zahlreichen Ärzten und wurde auf zahlreiche Varianten behandelt. Mit 12 Jahren war ich auf Grund meiner ständig anhaltenden Kopfschmerzen sogar eine Woche im Wiener AKH. Dort wurde ich von »Kopf bis Fuß« durchgecheckt. Als man weder körperliche noch psychische Ursachen fand, diagnostizierte man Migräne, mit der ich leben müsste. Jedoch wurde bei all diesen Untersuchungen meinen Zähnen bzw. dem enthaltenen Amalgam keine Aufmerksamkeit geschenkt. Erst als ich bei Frau Dr. Rippel in Zahnbehandlung war, erfuhr ich, wie schädlich Amalgam sein kann. Im Laufe eines Jahres wurden alle Amalgamplomben entfernt und das Quecksilber mit kinesiologischer Begleitung ausgeleitet. Seit diesem Zeitpunkt sind Kopfschmerzen für mich eine Seltenheit geworden.

Brigitte D. aus Bad Vöslau
Soweit ich mich an meine spätere Jugendzeit zurückerinnern kann, war Zahnweh mein Wegbegleiter. Vorher, also bis zum Alter von etwa 16 bis 17 Jahren, hatte ich keine Zahnprobleme, hatte weder Karies noch Fehlstellungen. Begonnen hat die »Zahngeschichte« mit ein paar kleinen Amalgamplomben. Darauf folgten bald später Wurzelbehandlungen, wieder bekam ich Amalgamplomben und bereits mit 19 Jahren wurden mir drei plombierte Zähne gezogen. Die ersten Kronen wurden mir verpasst, und die Zahnbeschwerden wurden trotz ständiger zahnärztlicher Begleitung immer massiver. Meine damaligen Zahnärzte konnten sich den krassen Zahnverfall auch nicht erklären, und so wurden im Laufe der Jahre die Zähne immer weniger, doch die Zahnschmerzen blieben. Auffallend war, dass nach Wurzelbehandlungen die Schmerzen nur kurze Zeit abklangen und der betroffene Zahn dann doch gezogen werden musste.

Bis zum Alter von 26 Jahren war meine Zahnanzahl auf 21 geschrumpft. Ein Ende meiner Schmerzen war nicht in Sicht. Ich lebte damals in München und war in der Universitätsklinik München in Behandlung. Dort wurde mir 1989 eine – durch Zahnlücken notwendig gewordene – erste Brücke eingebaut. Im linken unteren Kieferbereich ließ ich mir ein Titanimplantat für vier fehlende Backenzähne setzen. Inzwischen hatten sich zu den noch immer massiven Zahnschmerzen, obwohl der gesamte Zahnbereich »saniert« war, etliche andere Krankheiten dazugesellt, wie starke Migräne, Konzentrationsschwäche, das Gefühl »Watte im Kopf« zu haben, Lymphknotenschwellungen, Nahrungsmittelunverträglichkeiten, Übergewicht, Ohrgeräusche, häufige Mittelohrentzündungen, Entzündungen im gesamten HNO-Bereich (Stirn- und Nebenhöhlen) und eine geschwächte Immunabwehr. Vorrangig war jedoch immer »der Schmerz im Mund«. Ich konnte inzwischen den Zahnschmerz nicht mehr lokalisieren, und die bis dahin konsultierten Ärzte standen meinen Zahnproblemen ratlos gegenüber.

1998 kam ich durch eine Reihe glücklicher »Zufälle« (gibt es solche?) in die Zahnpraxis von Frau Dr. Rippel. Diese war zutiefst erschüttert über »meinen Mund«. Für sie war der Zusammenhang zwischen den massiven Zahnschmerzen und dem gesamten gesundheitlichen Zustand klar. Sie stellte 600 mV Strom im Mund fest (ich hatte x verschiedene Metalle im Mund). Durch kinesiologische Tests wurden eine 99%ige Amalgamvergiftung sowie eine Allergie auf Amalgam und eine weitere Schwermetallbelastung durch Gold, Titan, Aluminium und eine Candidaüberwucherung festgestellt. Die Schwermetallausleitung begann. Die Zahnärztin entfernte sofort die »Spitze des Eisberges«, eine Inlaybrücke. Begleitet wurde die Behandlung durch kinesiologische Balancen, Bioresonanztherapie, Diätplan, homöopathische Unterstützung sowie durch Gaben verschiedener Spurenelemente, Vitamine etc. Innerhalb von etwa einem halben Jahr war ich befreit von Amalgam und von anderen Schwermetallen. Ich »fühlte« mich auch »befreit«, körperlich und emotional. Es dauerte etwa ein weiteres halbes Jahr für die Candidabehandlung sowie für die entgültige Zahnversorgung.

Ich kann wirklich sagen, dass sich meine Lebensqualität seither um ein großes Maß verbessert hat. Die Zahnschmerzen bzw. die Schmerzen im Mund sind passé. Es ist wieder Frieden in meinen Mund eingekehrt. Meine Migräne-Attacken sowie die Entzündungen im Kopfbereich sind Vergangenheit. Ganz nebenbei habe ich auch meine 11 Kilo Übergewicht verloren. Mit der Schwermetallausleitung sind Vitalität, Gesundheit und Leistungsfähigkeit zurückgekehrt, und ich habe für mich persönlich ein neues Berufsfeld, die Kinesiologie, entdeckt. Betonen möchte ich noch die emotionale Komponente der Schwermetallausleitung, welche maßgeblich an der Heilung mitgewirkt hat, da ich emotionale Altlasten, welche mich »beschwer-ten«, loslassen konnte.

Norman D. aus Gumpoldskirchen

Frau D. berichtet über die Schwermetallausleitung ihres Sohnes:

Norman hatte einen gutartigen Knochentumor im Handwurzelknochen der rechten Hand. Dieser beeinträchtigte die Bewegung so sehr, dass er die Hand kaum bewegen konnte. Er wurde operiert. Nach längerem Gips und Bewegungstherapie wurde das Gelenk trotzdem nicht mobil und tat furchtbar weh. So konnte mein Sohn die Schule nicht mehr besuchen, und eine Lehrstelle bekam er auch nicht. Eines Tages sprach ich mit meiner Zahnärztin darüber. Sie erzählte von einer Schwermetallausleitung. Ich machte sie darauf aufmerksam, dass er mit 16 Jahren noch keine Probleme hatte. Wir einigten uns auf einen »Versuch«. Mein Sohn war nicht sehr begeistert: »Nein, ich mag keine Frau, noch dazu in Budapest.« Als wir schließlich doch bei ihr eintrafen, sagte meine Zahnärztin zu ihm: »Wenn du fertig bist, wirst du sofort drei Lehrstellenangebote bekommen.« Es kostete ihn nur ein kurzes Lächeln, denn er hatte auf seine 250 Anträge nur Absagen bekommen.

Zuerst wurden die störenden Schwermetalle festgestellt, anschließend auch die Lebensmittelallergien, und eine Candidapilz-Besiedlung. Er durfte fast nichts essen. Er machte brav seine täglichen kinesiologischen Übungen. Anfangs merkte man kaum etwas. Doch schön langsam wurde seine Körperhaltung aufrechter, und er wurde sehr selbstsicher. Diese Sicherheit gab ihm auch die Kraft, die Diät durchzuhalten. So eine Ausleitung ist keine schnelle Sache, es müssen alle Schwermetalle und die Allergien extra ausgeleitet werden. Nach etwa fünf Behandlungen (jedes Mal mit »schweren Emotionen« dahinter) sprang er einfach zwischen zwei Stockbetten in den Stütz. Ich traute meinen Augen nicht. Er konnte einfach die Hand ganz abbiegen, er konnte sein Gewicht mit seiner rechten Hand halten. Ich starrte ihn an, er sprang zu Boden, und um zu beweisen, wie einfach es ist, sprang er noch einmal in den Stütz. »Und deine

Hand?«, fragte ich. »Wieso meine Hand? Ach so, die tut nicht mehr weh, und ich kann sie ganz abbiegen.« Er sprang runter, und wir umarmten uns. Plötzlich war die Welt um uns verändert, und wir sahen eine schöne Zeit auf uns zukommen. Eines Tages an einem Samstag wurde die Behandlung beendet. In der kommenden Woche bekam mein Sohn vier Lehrstellenangebote. Er entschied sich für eine schwere handwerkliche Tätigkeit. Nun sind bereits einige Monate vergangen, die Arbeit macht ihm großen Spaß und an die schmerzende Hand erinnert nur noch eine Narbe.

Kurt R. aus Linz

Im Jahre 1991 begann bei mir eine eigenartige Krankheit. Es kam zu schmerzenden Schwellungen der Grundgelenke der kleinen Zehen beider Füße. Es gelang mir lange Zeit, durch Einreibungen und kalte Auflagen die Schmerzen zu reduzieren. Als sich dasselbe Krankheitsbild auch an den Fingern zeigte, suchte ich einen Arzt auf. Dieser verordnete mir Ultraschall und Strombehandlungen, verschrieb mir Voltaren und nahm die Krankheit nicht weiter ernst. Ich war über diese stümperhafte Behandlung sehr enttäuscht und mied für längere Zeit die »Künste« der Schulmedizin.

Als sich jedoch mein Gesundheitszustand immer mehr verschlechterte, sich die Finger zu verkrümmen begannen und Schultern sowie Ellenbogengelenke stark schmerzten, meldete ich mich im Krankenhaus zur Untersuchung an (1996). Die Diagnose lautete PCP (Primär Chronische Poliarthritis) im fortgeschrittenen Stadium. Es ist laut Schulmedizin eine Autoimmunkrankheit und nur mit starken Medikamenten unter Kontrolle zu halten. Es wurden verschiedene Medikamente ausprobiert, die ich sehr schlecht vertrug. Und mein Krankheitsbild wurde immer schlimmer, mein linker Arm war überhaupt nicht mehr zu bewegen, arge Schulterschmerzen raubten mir den Schlaf. Die Lebensqualität sank von Monat zu Monat. Ich hatte mich schon aufgegeben und trug mich mit dem Gedanken, mit meinem Leben Schluss zu machen.

Dann erfuhr ich »zufällig« von einer Kinesiologin und deren sensationellen Heilerfolgen. Obwohl ich keine Ahnung hatte und auch nicht viel davon hielt, ging ich trotzdem hin. Das rettete mir das Leben: Von nun an ging es bergauf. Es wurden Schwermetalle und Allergien ausgetestet. Es stellte sich heraus, dass ich hochgradig mit sechs verschiedenen Metallen und mit anderen Giften vergiftet war. Es wurde ein Diätplan erstellt und eine Zahnsanierung empfohlen.

Nachdem das Amalgam aus den Zähnen entfernt worden war, ließen meine Gelenkschmerzen sofort nach, ich war nach acht Stunden Schlaf ausgeschlafen. Mein Leben war wieder schön und lebenswert. Ich konnte alle Medikamente absetzen. So brauchte ich meinen Körper mit chemischen Substanzen nicht mehr zu belasten. Mein Gesundheitszustand verbesserte sich von Tag zu Tag. Meine Krankheit ist zum Stillstand gekommen, und ich fühle mich, obwohl schon 50 Jahre alt, wie mit 30. Die endgültige Sanierung meiner Zähne dauerte wegen der Ausleitung der verschiedenen Metalle über ein Jahr.

Ich danke meinem Schicksal, dass es mich nach Budapest zu dieser Ärztin – die neben Zahnheilkunde auch Kinesiologie, Prana-Heilen und viele andere Heilmethoden anwendet – geführt hat. Ich kann jedem chronisch oder so genannten unheilbar Kranken – aus tiefster Überzeugung – empfehlen, denselben Schritt zu tun.

Gerlinde L. aus Linz

Mein Lebensgefährte hat sich seine Zähne auf konventionelle Art überkronen lassen und ist kurze Zeit drauf an Polyarthritis erkrankt. Nach jahrelanger »vergeblicher« schulmedizinischer Behandlung gelangte er zur alternativen Medizin und wurde über eine sachgemäß durchgeführte Schwermetallausleitung wieder gesund (vgl. vorhergehender Bericht). Aus diesem Grund entschloss ich mich, mich ebenfalls austesten zu lassen, obwohl ich »gesund« war. Es wurde mir auch geraten, das Amalgam aus den Zähnen entfernen zu lassen, obwohl es mir zu dieser Zeit keine Symptome verursachte.

Ich entschloss mich aus Zeitersparnis, die Amalgamplomben bei einer österreichischen Zahnärztin entfernen zu lassen und im Zuge eines Urlaubes die Kronen bei einer ungarischen Zahnärztin (beides Alternativ-Medizinerinnen) austauschen zu lassen. Die Zahnärztin in Österreich bohrte mir die Plomben heraus, testete das Füllmaterial aus, und ich bekam vor und nach jeder Arbeit eine vier- bis sechsminütige Bioresonanz-Ausleitungstherapie. Sie entfernte auch gleich die Kronen und klebte ein Provisorium hinein, als Vorbereitung für eine kürzere Schwermetallausleitungszeit in Ungarn.

Nachdem die Zahnärztin in Ungarn kein Metall für die endgültigen Kronen austesten konnte, machte sie nochmals ein Panoramaröntgenbild. Anschließend wurde ich kinesiologisch auf Schwermetallbelastung ausgetestet. Als das Röntgenbild fertig war, offenbarte sie mir, dass noch immer Amalgam im Gebiss vorhanden sei, welches nicht ordnungsgemäß und gewissenhaft entfernt worden war. Es war also die gesamte Vorarbeit umsonst gewesen – und damit keine Zeitersparnis! Außerdem: Bei denselben Zähnen nochmals herumzubohren ist ein doppelter Stress für den Körper, und es kostet das doppelte Geld. Ich habe die Amalgamreste mit eigenen Augen gesehen, und auch auf dem Röntgenbild waren sie einwandfrei zu identifizieren. Außerdem waren einige Stellen noch mit Amalgam verfärbt und die Plomben nicht unterfüttert. In Budapest bin ich nach den kinesiologischen Ausleitungsbalancen jeweils 1,5 bis 2,5 Stunden am Bioresonanzgerät gesessen. Um die vollständige Ausleitung zu ermöglichen, entfernte die Ärztin noch den Metallstift unter einer Krone. Das hat mein Hörvermögen schlagartig verbessert, plötzlich war alles »laut«.

Die österreichische Zahnärztin hat allerdings den gesamten von mir bezahlten Betrag zurückerstattet und hat sich bei mir entschuldigt. Ich habe Glück gehabt, eine so gewissenhafte Ausbesserung dieses Pfuschs zu bekommen. Ich bedanke mich bei der ungarischen Zahnärztin und ihren Mitarbeiterinnen für meine Chance, lange gesund zu bleiben.

22

Innere Körperreinigung durch Massage und Sauna

Die Bauchmassage nach HP Königs und Frau Dr. Collier*
Die Gesundheit des Darms ist für die Gesundheit des ganzen Körpers von zentraler Bedeutung. Die meisten Därme sind jedoch geschädigt und erschlafft. Deshalb arbeiten manche Abschnitte nur noch sehr träge. Neben der Darmregeneration durch richtiges Essen und durch ein Darmreinigungsprogramm ist die Bauchmassage das wichtigste Hilfsmittel, um die Darmgesundheit zu verbessern. Ihr Ziel ist die Regeneration des gesamten Darmrohrs, nicht nur des Dickdarms. Die Bauchmassage arbeitet daher sowohl am Dünndarm als auch am Dickdarm.

Nur ein gesunder Darm

- garantiert eine optimale Aufnahme der Nährstoffe aus den Nahrungsmitteln, die wir essen
- garantiert eine optimale Ausscheidung aller Verdauungsprodukte
- kann sich immer wieder selbst reinigen und von Speiseresten befreien

---

* Vgl. dazu die Bücher: Peter Königs *Die Azidosetherapie* und Renate Collier *Wie neugeboren durch Darmreinigung.*

- belastet den Körper nicht durch Gärungs- und Fäulnisgift-
  stoffe
- kann seine Funktion als das Herz des Pfortaderkreislaufs
  wahrnehmen
- kann eine gute Durchblutung der Beine unterstützen.

Weil es oft lange dauert, bis sich der Darm vollkommen regeneriert hat, und da es nicht genügend Therapeuten gibt, um die
Bauchmassage durchzuführen, wurde die folgende Anleitung
von Frau Dr. Collier entwickelt, um Ihnen die Möglichkeiten zu
geben, Ihren Bauch täglich selbst zu massieren, am besten mehrmals.

Die Bauchmassage (Darmgymnastik nach Dr. Mayr) hat die Besserung der Muskeltätigkeit des Darms, der Peristaltik, zum Ziel
(unter Peristaltik versteht man die Bewegung zahlloser Muskelfasern, die das Darmrohr zirkulär, längs und quer umgeben).
Die Verkürzung und Verlängerung dieser Muskelfasern ist der
Motor der Verdauungsarbeit. Angeregt wird die Arbeit der Peristaltik unter anderem durch Druck von innen und von außen auf
die Darmwand. In der Wand liegen antennenartige Nervenenden,
die den Druckreiz an die zugehörigen Muskelfasern weiterleiten
und sie zur Kontraktion anregen. Diese Erklärung ist vereinfacht,
genügt aber zur Beschreibung der Wirkung der Bauchselbstmassage. Der Druckreiz kann von innen und von außen erfolgen.
Von innen drückt der flüssige oder verfestigte Darminhalt auf die
Darmwand, von außen die rhythmische Bewegung des Zwerch-
felles, des größten Atemmuskels des Körpers. Die Elastizität der
Darmwand setzt dem inneren Druck einen Widerstand entgegen,
die knöcherne Wand der Bauchhöhle, Becken, Rippen, Wirbelsäule dem äußeren Druck.

Dieses Prinzip von Druck und Widerstand muss bei der Bauch-selbstmassage berücksichtigt und zum Ausgangspunkt der verschiedenen Manipulationen am weichsten und nachgiebigsten aller Organe des Körpers genommen werden, das nur auf sanfte Reize positiv reagiert – dem Darm. Bei zu starken Reizen verkrampft sich der Darm oder stellt seine Muskeltätigkeit ein. Das Vorbild für die richtige Bauchmassage ist die natürliche Bewegung des Zwerchfells. Während der Einatmung übt es vom Brustraum her einen Druck auf den Bauchraum aus. Die Därme versuchen, diesen Druck auszugleichen. Das ist nur nach vorn möglich. Der Bauch wölbt sich dann im Rhythmus der Atmung vor, wenn die Bauchatmung ungehindert abläuft, und sinkt wieder ein.

Dabei sollten Sie darauf achten, dass der Bauch tatsächlich beim Einatmen herauskommt und beim Ausatmen wieder hineingeht. Wenn Sie sich bei Ihrer Atmung einmal beobachten, werden Sie feststellen, dass sehr viele Menschen so genanntes »paradoxes Atmen« praktizieren, das heißt, sie bewegen ihren Bauch in umgekehrter Folge rein und raus: Beim Einatmen geht die Bauchdecke also nach innen und beim Ausatmen wölbt sie sich nach außen. Das bedeutet, dass der Atem hauptsächlich im Brustraum zur Wirkung kommt und nicht in die Tiefen des Bauches hineingeht, eine Methode der Atmung, die es verhindert und vermeidet, dass unangenehme Gefühle nach oben kommen.

Die Druckeinwirkung erfolgt normalerweise automatisch, ist aber auch willentlich durch Atemgymnastik oder durch die Hände zu beeinflussen. Bei der Bauchselbstmassage benutzen Sie Ihre eigenen Hände. Die Massage kann aber nur dann richtig sein, wenn sie sich in den natürlichen Grenzen bewegt, die durch den Mechanismus der Peristaltik vorgegeben sind. Jede Abweichung vom normalen Mechanismus wirkt sich hemmend oder gar schädlich aus. Darum sollten Sie vor jeder Manipulation am Bauch folgende Regeln beachten:

1. Niemals eine schmerzende Stelle massieren, sondern nur die nicht schmerzende Umgebung (meist verschwindet dann der Schmerz). Besteht ein Dauerschmerz, niemals massieren, sondern den Arzt aufsuchen!
2. Immer breitflächig mit der ganzen Hand und nicht allein mit den Fingerspitzen massieren.

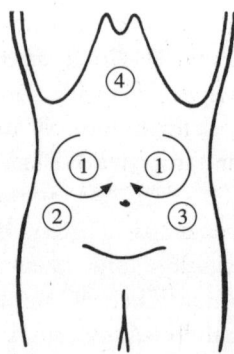

Die Bauchselbstmassage

1. Breitflächige Kontaktaufnahme auf der Bauchfläche, bei ruhiger Ein- und Ausatmung (2–3 Minuten).
2. Dünndarm gezielt durch kreisförmige Verschiebungen, Streichungen und Vibrationen einer aufliegenden Hand anregen. Dabei mit der anderen Hand den Dünndarm an den Punkten 2 bzw. 3 fixieren (3–5 Minuten).
3. Breitflächig mit Streichungen und Vibrationen einzelne Bereiche bearbeiten (3–5 Minuten).
4. Breitflächige Überkreisungen des Bauches mit beiden Händen (1–2 Minuten).
   (Details entnehmen Sie bitte den Büchern von R. Collier und P. Königs.)

Der Darm dankt dem Behandler diese Aufmerksamkeit durch bessere Muskeltätigkeit. Das wirkt sich jedoch nicht nur günstig auf den Darm, sondern auf die Gesamtverfassung des Körpers aus, denn die Summe aller Muskelfasern unterstützt auch noch besonders den venösen Rückstrom des Bluts zum Herzen. Was für den arteriellen Kreislauf das Herz bedeutet, das ist für den venösen Kreislauf die Gesamtheit aller Muskelfasern des Darmes. Alle im Bauchraum liegenden Organe verbessern dabei auch den eigenen venösen Blutstrom. Dadurch wird der Stoffwechsel erleichtert, was dem jeweiligen Organ zugute kommt, hauptsächlich aber Leber, Bauchspeicheldrüse und Gallenblase. In erster Linie aber wird dabei der Pfortaderkreislauf der Leber angeregt. Jeder Leberkranke sollte sich darum dieser hervorragenden Selbstdrainage der Leber durch die Bauchselbstmassage bedienen. Mit Hilfe der Bauchselbstmassage vermag daher jeder Patient nicht nur seine Darmtätigkeit zu verbessern, sondern auch eine wirkungsvolle Behandlung seines Kreislaufs vorzunehmen. Sie ist daher das beste passive Kreislauftraining.

Die Azidosemassage des Rückens nach Frau Dr. Collier ist die beste Möglichkeit, Ablagerungen zu mobilisieren, weil hierdurch ein sehr großes und wichtiges Depot bearbeitet wird. Keine andere Methode löst so schnell Säuren und Schlacken aus dem Gewebe. Die Massage kann regelmäßig ein- bis zweimal pro Woche über einen längeren Zeitraum angewandt werden, bis die Azidose abgebaut ist. Die Massage beruht auf einem sehr einfachen Prinzip. Das Unterhautbindegewebe wird gezielt bearbeitet, indem eine Hautfalte, bestehend aus Haut und Unterhautbindegewebe leicht angehoben wird. Die dabei entstehende Welle wird zwischen den Fingern weiterbewegt und ausgestrichen. Hierdurch wird die Durchblutung im Unterhautbindegewebe stark angeregt, säurehaltige Verhärtungen im Gewebe werden gelöst und der Abtransport von Säuren und Schlacken erleichtert. Zusätzlich werden einige einfache Griffe angewandt, um an bestimmten Stellen einen ähnlichen Effekt zu erzielen. Zu beiden Seiten der Wirbelsäule wird eine rollende Hautfalte von der Wirbelsäule aus nach außen geschoben. Auf diese Weise bearbeitet man den gesamten Rücken. Weiterhin werden selbstverständlich der Bereich der Schulterblätter und die Schulter selbst ausführlich, so weit wie möglich, durchgeknetet. Es gibt noch eine ganze Reihe anderer Griffe, die man aber nur während eines Massagekurses lernen kann; ihre Darstellung in einem Buch würde keine ausreichende Klarheit bieten.

Ölbehandlungen und Massagen nach dem Ayurveda

Die traditionelle indische Heil- und Lebenskunst, Ayurveda, setzt bei ihren Entschlackungskuren (z. B. Pancha Karma) ganz besonders auf Öl und Massagen. Die Haut bildet das flächenmäßige größte menschliche Organ. Das Auftragen von Ölen auf diese beim Erwachsenen eineinhalb bis zwei Quadratmeter Hautfläche übt starken Einfluss auf unser psychosomatisches Wohlbefinden aus. Bekannte Ayurveda-Ärzte entwickelten bereits vor über zweitausend Jahren ein komplexes System von Ölmassagen, das in Kerala (Südwestindien) bis zum heutigen Tag überlebt hat. Diese Spezialisten wussten von den subtilen molekularen Veränderungen, die während bestimmter Prozesse stattfinden und für die eine antioxidierende Wirkung der Öle verantwortlich ist. Die Öle wirken stark regenerierend und wie ein Schutzschild gegen gesundheitsschädliche Einflüsse. Ölmassagen werden in Indien auch in der Psychiatrie eingesetzt. Sie wirken ausgleichend auf die Körper-Geist-Beziehung und stärken das Immunsystem.

Wenden Sie die Öle regelmäßig zwei Mal pro Woche an. Erwärmen Sie das Öl auf ca. 39° C (am besten im Wasserbad). Massieren Sie das Öl gleichmäßig am ganzen Körper ein, am besten an den Gelenken und auf dem Bauch mit kreisenden Bewegungen im Uhrzeigersinn, an den Gliedmaßen nach außen streichend. Lassen Sie es für mindestens 30 Minuten, aber nicht länger als eine Stunde einwirken. Duschen Sie anschließend Ihren Körper mit warmem Wasser und benutzen Sie ein ayurvedisches Reinigungspulver oder eine milde Seife, um das restliche Öl abzuwaschen. Nach dem Abtrocknen ist es gut, für eine Stunde auszuruhen. Stellen Sie sicher, dass im Raum, in dem Sie sich massieren und ausruhen, kein Durchzug herrscht. Benutzen Sie die Öle auch im Sommer nicht im Freien. Nach dem Einölen und Einziehen ist auch ein heißes Vollbad oder ein Saunabesuch sehr empfehlenswert, weil dabei die durch die basischen Kräutersubstanzen im Unterhautbindegewebe neutralisierten sauren Ablagerungen leicht ausgeschwitzt werden können. Bitte nach den Anwendungen viel klares Wasser trinken!

Indische Frauen sind für ihr prächtiges, dichtes Haar bekannt. Dies kann dem regelmäßigen Gebrauch von Haarölen, die mit Kräuterextrakten von Amla (Emblica officinalis), Bhringaraj (Eclipta alba) und Nili (Indigofera tinctoria) angereichert sind, zugeschrieben werden. Positive Auswirkungen dieser Anwendungen können auch in anderen Kopforganen wie Augen, Ohren, Nase, Mund und Rachen verspürt werden. Haaröle schützen vor negativen Umwelteinflüssen sowie vor frühzeitigem Ergrauen und Haarausfall. Die Massage der Kopfhaut mit Haaröl sollte bei keiner Massagebehandlung fehlen. Überschüssiges Öl lässt sich leicht wieder auswaschen.

Wir empfehlen, die Öle regelmäßig zwei Mal pro Woche anzuwenden. Entsprechend der indischen medizinischen Astrologie eignen sich bestimmte Tage speziell für das Auftragen von Ölen auf die Kopfhaut. Diese sind Dienstag und Freitag für Frauen, sowie Mittwoch und Samstag für Männer. Sie können die Öle jedoch auch an jedem anderen Tag verwenden. Erwärmen Sie das Öl im Wasserbad auf ca. 39° C. Geben Sie etwas Öl in Ihre Handfläche und von dort auf Ihre Fontanelle, und massieren Sie diese

Stelle mit der flachen Hand für ungefähr eine Minute. Dann massieren Sie auch die restliche Kopfhaut mit genügend Öl ein. Lassen Sie das Öl für mindestens 30 Minuten, aber nicht länger als eine Stunde einwirken. Spülen Sie anschließend Ihr Haar mit warmem Wasser und benutzen Sie ein spezielles ayurvedisches Reinigungspulver für die Kopfhaut oder ein mildes Shampoo, um das restliche Öl herauszuwaschen. Das ayurvedische Massageöl wählen Sie nach Ihrem Körpertyp.

Ayurvedische Massageöle

- für alle Hauttypen (Ayurveda-Öl, Erdtyp)
- für trockene Haut (Vata-Öl, Lufttyp)
- für empfindliche Haut (Pitta-Öl, Feuertyp)
- für lockere Haut (Kapha-Öl, Wassertyp)
- für sanfte Pflege (Baby-Öl, sehr nährend, besonders auch für Luft-, Feuer- und Erdtyp, und zur Partnermassage)
- nach körperlicher Belastung (Sport-Öl, Vata-Pitta)

23
Innere Körperreinigung durch Bewegung

Bewegung stimuliert das Feuerelement im Körper und damit den gesamten Stoffwechsel, folglich wird durch Bewegung die Ausscheidung von im Körper unerwünschten Stoffen erheblich beschleunigt. Es kommt dabei nicht auf das Erzielen von Höchstleistungen an und auch nicht darauf, dass Sie in einem Gewaltakt innerhalb weniger Wochen alles wieder gut zu machen versuchen, was Sie vorher im Verlauf von vielen Dekaden von Lebensjahren versäumt haben. Viel wichtiger sind die regelmäßigen Dinge, die Sie im Leben tun, und deshalb wäre es wünschenswert, wenn Sie regelmäßig eine halbe Stunde oder 20 Minuten Gymnastik oder andere Übungen machen würden.

Kundalini Yoga
Ganz besonders kann ich in diesem Zusammenhang eine Art von Yoga empfehlen, die sich nicht in den bekannten statischen Posen erschöpft, sondern die Bewegung und Atmung ganz erheblich anheizt und somit die Ausscheidung von Schlacken ganz besonders fördert. Diese Art von Yoga nennt sich Kundalini Yoga und wurde von Yogi Bhajan im Westen verbreitet. Yogi Bhajan ist Ihnen vielleicht bekannt durch die vielen Arten von Tees, die er im Westen auf den Markt gebracht hat. Besonders bekannt ist der Yogi-Tee, durch den ebenfalls das Feuerelement angeregt wird.

In dem Buch *Kundalini Yoga for Body, Mind and Beyond* von Ravi Singh findet sich folgende Charakterisierung von Kundalini Yoga, wie es von Yogi Bhajan gelehrt wird:

> Kundalini Yoga ist verwandt mit anderen Yogaformen wie Hatha Yoga. Es ist aber in vielen Übungen dynamischer, gerade weil es sich stark auf das Spüren der eigenen Lebensenergie richtet. Der Atem hat einen zentralen Stellenwert und wird praktisch während allen Übungen bewusst geführt. Auch Meditation, in sehr vielen Variationen, wird bei jeder Übungsreihe als energetisch notwendiger Ausgleich zu den Körperübungen und als Fortsetzung auf einer anderen Ebene benutzt. Kundalini Yoga wurde Ende der 60er Jahre durch Yogi Bhajan aus Nordindien in den Westen gebracht.

Was bewirkt Kundalini Yoga?

Wir alle träumen manchmal davon, was wir gerne tun würden oder was wir gerne sein möchten. Um diese Phantasien Realität werden zu lassen, brauchen wir eine Energie, mit der wir diese Ziele erreichen können. In der Tradition des Yoga wird dieser kreative Katalysator, diese Energie deines größten Potenzials, Kundalini genannt. Manche nennen diese Kraft auch das »höchste Selbst«, oder die motivierende, evolutionäre Kraft in dir selbst. Mit Sicherheit hast du schon manches Mal eine gewisse Inspiration erfahren, die Fähigkeit, komplizierte Aufgaben auf eine leichte Weise zu bewältigen, oder du hattest klare Einsichten gewonnen, die deinem Leben eine Richtung und einen Sinn gaben. Möglicherweise hast du schon einmal ein für deine Verhältnisse überdurchschnittlich gutes Tennismatch gespielt, auf eine scheinbar mühelose Weise ein wunderschönes Gedicht geschrieben, oder aus einem nicht wahrnehmbaren Grunde fühltest du dich erhaben und licht, sodass deine bedrückendsten Probleme ganz klein aussahen.

Dies sind alles Anzeichen einer Erfahrung, die uns angeboren ist und die somit jede/r von uns machen kann. Das Schlüsselwort ist hierbei die Erfahrung. Es hat einmal jemand gesagt: »Solange du etwas nicht erfahren hast, ist es nicht wahr.« Somit ist es also eine Sache, endlos dicke Bücher über Philosophie, Selbstentwicklung und Spiritualität zu lesen; tatsächlich mag dies ein wichtiger erster Schritt sein. Die wirklichen Ergebnisse werden jedoch nur diejenigen erfahren, die ehrlich, systematisch und bewusst an sich arbeiten. Kundalini Yoga bietet dir eine Technik an, die es dir ermöglicht, das Beste aus dir herauszuholen. Viele von uns, die diese Technik praktizieren, haben erkannt, dass du, wenn du alles abdeckst, indem du Gesundheit und Balance deinem Körper, deinem Geist und deinem Sein zukommen lässt, beschützt werden wirst; das Universum deine Bemühungen entlohnen wird. Mit anderen Worten: Die Dinge werden zu dir kommen.

Kundalini Yoga wird auch das Yoga des Bewusstseins genannt. Es hilft dir zu verstehen, was du brauchst, um die Qualität deines Lebens zu verbessern. Ebenso stellt Kundalini Yoga die Energie zur Verfügung, die du brauchst, um diese Dinge zu erreichen und zu bewahren. Die Effekte des Kundalini Yoga variieren bei jedem Ausübenden, doch jede Person wird bezüglich ihrer Bedürfnisse und Erwartungen hier einen Nutzen wahrnehmen können. Alles in allem kannst du Folgendes durch ein konstantes Üben des Kundalini Yoga erwarten:

Eine verbesserte Funktion aller Körpersysteme

Es ist schwer ein Verkaufsgespräch zu führen, wenn sich deine Gastritis währenddessen wieder einmal meldet. Kundalini Yoga wird, in Verbindung mit einer angemessenen Anpassung des Lebensstils, dein Herz-Kreislauf-System, dein Verdauungs-, Nerven-, Lymph,- Drüsen-, und alle anderen Körpersysteme ausgleichen und ihre Funktion verbessern.

Stärke

Die Entwicklung von Muskeln ist nur ein kleiner Teil dessen, was Stärke wirklich ausmacht. Stärke beinhaltet auch Durchhaltevermögen, Flexibilität und Willen. Letzten Endes bedeutet Stärke, einen stabilen Geist zu haben, dessen Festigkeit auf dem Glauben in dein unendliches Potenzial beruht.

Schönheit

Ich habe erlebt, wie Kundalini Yoga viele nichts sagende Körper in eine geschmeidige Erscheinung verwandelt hat. Jenseits dieses körperlichen Aspektes ist deine Schönheit deine Ausstrahlung und der Eindruck, den du in den Herzen der anderen hinterlässt. Kundalini Yoga ist eines der wenigen Übungssysteme, das die Bedeutung eines ausgelichenen Drüsensystems in Beziehung zur physischen und geistigen Gesundheit sieht. Dies hat einen direkten Einfluss darauf, wie du dich großartig fühlen und auch so aussehen kannst.

Eine dauerhafte Empfindung des Wohlseins

Dies ist ebenso ein Ergebnis der gesteigerten Energie und Entspannung, die Kundalini Yoga verursacht, wie auch des inneren Prozesses der Selbstentdeckung und des Selbstvertrauens, das du fühlst, wenn du deinem inneren Wesen Aufmerksamkeit schenkst.

Emotionale Ausgeglichenheit

Dieses Merkmal hilft dir, dein eigenes Leben zu meistern und erlaubt subjektiven mentalen Zuständen nicht, die Fähigkeit zu beeinträchtigen, die es dir ermöglicht, klare Entscheidungen zu treffen und in Übereinstimmung mit deinen wahren Werten zu handeln.

Erhöhte sensorische Wahrnehmung

Die Fähigkeit, mit Empfindsamkeit zu berühren, zu schmecken, zu fühlen, zu sehen und zu hören und diese Wahrnehmungen in ein Fachwerk des Wissens einzubinden, das du dann benutzen kannst.

Entwickelte Intuition

Der so genannte »6. Sinn« ist ein Geschenk, das wir alle besitzen. Kundalini Yoga arbeitet an deinen höheren Gehirnzentren und gibt dir den Scharfsinn, der erforderlich ist, die Anteile einer jeden Situation abschätzen zu können, damit du für dich die Überzeugungen und Gewissheiten gewinnst, auf die du dich verlassen kannst.

Die Beseitigung negativer Verhaltensmuster

Manchmal haben wir das Bedürfnis, etwas zu kompensieren oder uns selbst gegenüber ein selbstzerstörerisches Verhalten an den Tag zu legen, da es dort eine tiefe Verletzung oder eine ungelöste Kernfrage in unserem Leben gibt. Dies kann die Form des Überessens, Trinkens, von Drogen oder anderen Befriedigungen annehmen. Im System des Kundalini Yoga gibt es bestimmte Techniken, die dir helfen, dem, was dich stört, auf den Grund zu gehen. In meiner eigenen Erfahrung und in den Leben meiner Schüler fielen, als ein Ergebnis der angewandten Kundalini Yogapraxis, viele negative Verhaltensmuster einfach von der übenden Person ab.

Gute Beziehungen

In unserer Kultur haben die Ehe und die Sexualität all ihre Heiligkeit verloren. In vielen Fällen ist eine »Romanze« nur die Wiederholung bestimmter Anteile einer schmerzhaften Vergangenheit. Kundalini Yoga kann dir helfen, diese versteckten Muster zu erkennen und zu erlösen.

Kreativität

Jenseits von künstlerischen Fähigkeiten ist Kreativität ein Zustand des Geistes, der es dir ermöglicht, spontan, fleißig und ausdrucksvoll zu sein. Kundalini Yoga kann dir helfen, alles, was du machst zu einem einmaligen Ausdruck deiner Persönlichkeit werden zu lassen.

Ein höheres spirituelles Bewusstsein

Manchmal haben wir den Eindruck, wir würden gegen den

Rest der Welt ankämpfen. Das Leben scheint nicht mehr zu sein als ein nicht enden wollender Versuch, die Rechnungen zu zahlen, Essen auf den Tisch zu bringen und das Auto in Gang zu halten. Kundalini Yoga ist in der Lage, dich mit einem ausgedehnten Überblick zu erfüllen, bis hin zu der Weite, an der du den unermesslich großen und geordneten Rahmen dessen erkennen kannst, das deine täglichen Bemühungen unterstützt.

Ich habe diese Liste der grundlegenden Vorzüge des Kundalini nicht nur zusammengestellt, um deinen Appetit anzuregen, sondern auch, um dich dazu zu bringen, über gewisse Dinge nachzudenken. Dir mag vielleicht nie der Gedanke gekommen sein, dass irgendein Übungs- oder Selbsthilfesystem so umfassend und tief gehend sein kann. Es ist mir nicht möglich, diese Ansprüche wie ein Wissenschaftler zu belegen. Ich kann nur aus meiner langjährigen Erfahrung als Kundalini Yogalehrer sagen, dass ich gesehen habe, wie Menschen ihr Leben zum Besseren hin verändert haben, wie sie anfingen, sich wohl zu fühlen und wie sie dann auch anderen wiederum helfen konnten. Dies ist kein Zufall. In den Tausenden von Jahren, in denen Kundalini Yoga vorzufinden war, wurde es von Menschen für Menschen wie uns zurechtgeschliffen, damit es den Erfordernissen des Lebens gerecht werden kann.

Der Name Kundalini Yoga sollte nicht den Eindruck vermitteln, dass hier gewaltsam die Kundalini-Kraft erweckt wird, was zu großem Schaden führen könnte. Das Steigen der Kundalini ist im Kundalini-Yoga ein sehr allmählicher und fast unmerklicher Prozess. Kundalini Yoga stärkt jedoch die Leitungsbahnen, stählt die Nerven und bereitet Sie darauf vor, dass die Kundalini-Kraft langsam allmählich in dem Maße steigt, wie Ihr Bewusstsein wächst. Sie werden erleben, dass Sie mehr Lebendigkeit und

Wachheit und zunehmende Bewusstheit und zunehmende Ausstrahlung entwickeln.

Die Kundalini-Yoga-Übungen sind so gestaltet, dass sie von fast allen Menschen durchgeführt werden können, da es sich um Positionen und Bewegungen handelt, die ohne allzu schwierige Körperverrenkungen durchgeführt werden können. Jedenfalls gibt es sehr viele Übungen, die auch Menschen durchführen können, die nicht besondere körperliche Geschicklichkeit aufweisen. Lassen Sie sich überraschen, studieren Sie das Buch von Satya Singh *Das Kundalini-Yoga-Handbuch für Gesundheit von Körper, Geist und Seele* und rufen Sie den Dachverband an, die 3HO-Organisation, die Ihnen ein Kundalini Yogalehrer in Ihrer Nähe nennen kann.

Fitness-Training

Da ich selbst kein Fachmann in punkto Sport, Bewegung und Training bin, habe ich meinen Freund Wolfgang Schriebl, der in Graz das Fitness-Studio »top-in-form« leitet, gebeten, einen Beitrag für dieses Buch zu verfassen. Lassen Sie sich überraschen:

Seit Entwicklung der ersten primitiven Lebewesen ist Evolution, der Fortschritt, an Bewegung gebunden. Selbst Einzeller im Urmeer entdeckten, dass sie wesentlich leichter und schneller zu Nahrung kommen konnten, wenn sie nicht nur die Meeresströmung ausnützten, sondern einen Schweif als Motor verwendeten. Dies gilt heute als erster Schritt, aktiv in den Lebensfluss einzugreifen. Diese Amöben übernahmen Eigenverantwortung. Wo sie ihre Nahrung vermuteten, steuerten sie hin. Tauchte ein Problem in Form eines Feindes auf, hatten sie zumindest die Wahl, ob sie »kämpfen« oder »fliehen« wollten. Die *fight or flight response* (Kampf oder Fluchtreaktion auf negativen Stress) wurde geboren.

Denken wir einmal darüber nach, welche Wörter und Redewendungen die Entwicklungen und Gefühle beschreiben, die damit in Zusammenhang stehen, so finden wir sehr viele Ausdrücke, die in körperlicher Bewegung ihren Ursprung besitzen: »Wie geht es dir?«, ist wohl der berühmteste, aber auch »Fortschritt«, »Weiterkommen«, »Erreichen«, »laufend« im Sinne von ständig, »bewegende Momente«, das Wort »Emotion« für Gefühlsausdruck, »anstehen«, »Starrheit«, »ans Ziel kommen« und viele mehr. Bewegung ist Ausdruck von Lebendigkeit, Jugend und Vitalität. Starrheit hingegen bezeichnet die Steife, das Unbewegliche, auch in den Gedanken, und den Tod, der nicht zuletzt zur Leichenstarre führt.

Unsere wohl berühmtesten Vorfahren, Herr und Frau Neanderthaler mussten, um ihren täglichen Nahrungsbedarf zu decken, etwa 35 bis 40 Kilometer pro Tag sammelnd und jagend zurücklegen. Heute legen wir viele tausend Kilometer während einer Fernreise einfach und bequem mit dem Flugzeug zurück, aber wie? Der aktive Anteil dieser Traumreise, also jene Wegstrecke, die wir ausschließlich mit unserem Bewegungsapparat bewältigen, liegt bei durchschnittlich 500 Metern. Der viel zitierte technische Fortschritt brachte als kleine Nebenwirkung die Bequemlichkeit – um nicht zu sagen die Faulheit – und einen Rattenschwanz von Zivilisationskrankheiten. Einer der größten Unterschiede zwischen unseren Großeltern und uns ist jener, dass sie sich hinsetzten, wenn sie müde waren. Wir dagegen sitzen den überwiegenden Teil unseres Lebens und werden allein davon schon müde. Vielleicht wird unsere Generation als »homo sedens« (der sitzende Mensch) in die Biologiebücher Einzug finden.

Ich persönlich kenne kein Problem, sei es körperlicher oder psychischer Art, bei dem adäquate Bewegung nicht hilfreich wäre. Bewegung erzeugt Energie und bringt eben solche zum Fließen. Über die Reibung unseres Körpers mit der Luft, unserer Füße mit dem Boden erzeugen wir kinetische Energie und laden uns ganz natürlich mit dem Erdmagnetismus und der kosmischen Strahlung auf, selbstverständlich nur dann, wenn wir uns in der freien Natur bewegen. Noch immer nicht überzeugt, wie hilfreich, einfach und kostengünstig Sie zu einem gesünderen Leben kommen können? Gut, hier sind die zehn wichtigsten Gründe zusammengefasst:

1. Fitness-Training fördert den Fettabbau.
Durch regelmäßiges Training können Sie Ihr Körpergewicht und Ihren Körperfettgehalt reduzieren, wobei sich gleichzeitig der Anteil der Muskulatur vergrößert und die in den Fettzellen gespeicherten Gifte ausgeschieden werden.

2. Fitness reduziert das Risiko einer Herzerkrankung.
Experten haben herausgefunden, dass bei nicht trainierten Menschen das Risiko einer Herzerkrankung doppelt so hoch ist wie bei Menschen, die regelmäßiges Training durchführen. Beispielsweise können Männer mittleren Alters das Risiko eines Herzinfarktes durch 15 Minuten leichte Aktivität pro Tag um ein Drittel senken.

3. Fitness beugt bestimmten Krebsarten vor.
Studien haben ergeben, dass bei Männern und Frauen, die trainieren, die Wahrscheinlichkeit einer Darmkrebserkrankung wesentlich geringer ist. Bei Frauen, die nicht trainieren, ist das Risiko, an Unterleibskrebs zu erkranken, zweieinhalbmal so groß, das Risiko, Brustkrebs zu bekommen, fast zweimal so groß.

4. Fitness verändert den Cholesterinspiegel.
Körperliche Betätigung ist eine der wenigen Aktivitäten, durch die Sie den »guten« HDL-Anteil Ihres Cholesterinspiegels erhöhen und den »schlechten« LDL-Anteil senken und dadurch das Risiko einer Herzerkrankung verringern können.

5. Ausdauertraining bremst die Alterungsprozesse.
Die Abnahme Ihrer aeroben Kapazität im Alter um durchschnittlich 10 Prozent im Jahr wird aufgehalten. Denn regelmäßiges Training erhält oder vergrößert die momentanen Herz-Kreislauf-Parameter auch nach der Vollendung des dreißigsten Lebensjahres. Außerdem wird die Gefahr der Osteoporose im Alter, die sehr leicht zu Knochenbrüchen führt, durch Ausdauertraining verringert und durch die Kräftigung der gesamten Muskulatur sowie die Erhöhung des Muskeltonus, des Halte- und Bewegungsapparates, im Alter geschult. Ausdauertraining macht Sie auch im Alter agiler und kann somit Ihr Leben um Jahre verlängern und Ihre Jahre mit Leben füllen.

6. Fitness baut Depressionen und Stress ab.
Untersuchungen haben gezeigt, dass zu Depressionen neigende Men-

schen, die zumindest jeden zweiten Tag ein 15- bis 30-minütiges ae-
robes Training absolvieren, nach zwei bis drei Wochen ein positives
Lebensgefühl erleben (Erhöhung des Serotoninspiegels). Darüber hinaus ist wissenschaftlich erwiesen, dass Training das beste Beruhigungsmittel für den Menschen ist. Die Ursache hierfür liegt in dem
durch körperliche Betätigung beschleunigten Abbau von Hormonen
und anderen chemischen Verbindungen, die sich in starken Stresssi-
tuationen im Körper bilden. Ungefähr 90 Minuten nach dem Training setzt außerdem eine Phase großer emotionaler und physischer
Entspannung ein.

7. Fitness-Training verbessert die Schlafqualität.
Untersuchungen haben aufgezeigt, dass trainierende Menschen
schneller einschlafen und sich beim Schlaf besser erholen als nicht
trainierende Menschen.

8. Fitness-Training stärkt das Selbstbewusstsein.
Untersuchungen haben die Annahme bestätigt, dass Menschen, die
regelmäßig trainieren, ein größeres Selbstbewusstsein aufbauen als
Menschen, die nur sitzend tätig sind.

9. Fitness-Training erhöht die Lebensqualität.
Ein auf Sie abgestimmtes Trainingsprogramm wird Ihnen mehr
Energie für Ihre täglichen Aktivitäten geben.

10. Fitness-Training erhöht den Scharfsinn.
Zahlreiche Studien haben ergeben, dass Menschen, die regelmäßig
trainieren, ein besseres Gedächtnis, ein besseres Reaktionsvermö-
gen, ein größeres Maß an Kreativität und ein besseres Konzentrati-
onsvermögen haben als nicht trainierende Menschen.

Wie schon oben erwähnt, handelt es sich hierbei nur um die zehn
wichtigsten Argumente für Bewegung. Gänzlich unberücksichtigt
blieben zum Beispiel die sozialen Komponenten. Nicht selten entwickeln sich aus Sportbekanntschaften wirkliche Freundschaften. Wer
schon einmal in einer Seilschaft einen Berg bestiegen hat, weiß, was
Vertrauen zu haben und Verantwortung zu übernehmen wirklich bedeutet, da Fehler schwer wiegende Folgen haben können.
Nun komme ich auf jene Übungen zu sprechen, die Ihnen all die hier
beschriebenen Positionen und physischen Veränderungen ermögli-

chen werden, vor allem jedoch auf jene, die Entschlackung auf allen Ebenen unterstützen. Immer wieder hört man im Zusammenhang mit Gesundheitssport oder gesunder Bewegung von aerobem und anaerobem Training. Was verstehen wir darunter? Aerob heißt mit genügend Sauerstoff: 90 Prozent unserer Tätigkeiten sind aerob, nur ganz selten geht uns die Luft aus. In diesem Bereich werden auch in erster Linie Fette zur Energiegewinnung herangezogen. Befinde ich mich gerade gemütlich im Liegestuhl im Garten liegend (= aerob), und plötzlich schreit mein Kind irgendwo im ersten Stock meines Hauses, so werde ich blitzartig aufspringen, ins Haus hineinlaufen und nachsehen, ob alles in Ordnung ist. In solchen und ähnlichen Situationen benötige ich sehr schnell sehr viel Energie, wobei zu wenig Sauerstoff zur Verfügung steht, um Fette verbrennen zu können. Die Energie hierfür stammt aus Phosphaten und Zucker und ist sehr schnell erschöpft (= anaerob).

Um Schlacken und Speicherfett zu verlieren, sollte man im aeroben (= genügend Sauerstoff) Fettstoffwechselbereich trainieren. Doch Achtung! Nicht alles, was aerob klingt, ist auch aerob. Krafttraining wie in Fitness-Studios (Aerobic, Callenetic, Body Styling usw.) ist anaerob! Um Sie endgültig zu verwirren, bevor ich den physiologischen Boden gleich wieder verlasse, stelle ich Ihnen nun folgende Frage: Wenn wir bei einfachen Tätigkeiten überwiegend Fett verbrennen und bei anstrengenden wie Krafttraining in erster Linie Zucker, dann ist es ja viel sinnvoller, nur langsame und sanfte Bewegungen durchzuführen, weil gerade hierbei Fett verloren geht, oder? Das wäre schön, trifft aber nicht zu: Um langfristig Speicherfett zu verlieren, ist es schon notwendig, ein Energiedefizit einzugehen. Das heißt, man muss mehr Joule (Kalorien) verbrennen als zuführen. Bei stärkeren körperlichen Belastungen benötigt der Organismus auch mehr Energie (= Leistungsumsatz), Zuckerspeicher in der Muskulatur und in der Leber (Glykogen) werden entleert, und der Körper verwendet für die weitere Leistung Fette. Nach dem Trainingsreiz ist der Organismus bemüht, seine Tanks möglichst schnell wieder aufzufüllen, bekommt jetzt aber weniger und greift auf die Fettpölsterchen zurück. Hier folgt eine genaue Zusammenfassung und Anleitung wie Sie am wirkungsvollsten trainieren.

Bei jeder Diät ohne Bewegung schraubt der Organismus den Grundumsatz nach zwei bis drei Tagen nach unten, was einer Heizungseinstellung im Frühjahr auf Sparflamme entspricht. Bei Flüssigkeitsmangel (durch zu wenig Trinken) und Kohlenhydratmangel (viele Diäten) greift der Körper nicht Fettreserven, sondern zuerst den gespeicherten Zucker an und wandelt Eiweiß zu Zucker um (man wird zwar leichter, aber im Verhältnis Fettmasse zu Magermasse »dicker«). Wollen Sie wirklich Fettreserven verlieren, ist neben des einzugehenden Energiedefizites unbedingt Ausdauerbewegung erforderlich. Um Ihren optimalen Trainingswert zu bestimmen, lohnt es sich, einen Fitnesstest von einem Sportmediziner oder Sportwissenschaftler (in einem Fitness-Studio) durchführen zu lassen. Wollen Sie dies, aus welchen Gründen auch immer, nicht tun, dann sollten Sie folgende Rechnungen durchführen:

Zuerst benötigen Sie Ihre maximale Herzfrequenz (Hfmax). Die Formel dafür lautet: Hfmax = 211,3 - (0,922 x Alter).

Danach errechnen Sie Ihre anaerobe Schwelle (anS): anS = Hfmax x 0,892.

Diese Rechnungen ergeben theoretische Werte, die mit hoher Wahrscheinlichkeit bei nicht trainierten und mäßig trainierten Personen gültig sind. Nun geht das Training los:

– Beginnen Sie mit drei Trainingseinheiten à 20 Minuten mit 70 bis 75 Prozent Ihrer anaeroben Schwelle für 14 Tage.

– Steigern Sie ab der dritten Woche auf 75 bis 85 Prozent anS (optimaler Fettstoffwechselbereich).

– Ab der sechsten Woche sollten Sie die Dauer der Ausdauerbewegung erhöhen, nicht jedoch die Pulsfrequenz.

Bewegung in diesem Pulsbereich führt zu verstärkter Serotoninproduktion (Glückshormon) und verstärkter Endorphinausschüttung (»Läuferrausch«) und sollte immer mit Spaß und Freude betrieben werden. Es ist nicht wichtig, welche Art von Ausdauersport Sie betreiben, sondern »nur«, dass Sie sich überhaupt bewegen! Seien Sie dafür aber konsequent – dies ist eine Frage der Prioritäten! Jeden zweiten Tag können Sie spezielle Entschlackungs- und Dehnübungen durchführen.

Hier noch ein paar hilfreiche Tipps:

Beginnen Sie immer bewusst langsam. Der Körper braucht 5 bis 10 Minuten, bis er auf »Betriebstemperatur« kommt. Nach dieser Aufwärmphase dehnen Sie die wichtigsten Muskeln für je 20 bis 30 Sekunden. Genau so sollten Sie auch aufhören. Werden Sie zum Beispiel über eine Strecke von 300 bis 400 Metern immer langsamer, bis Sie schließlich zum Gehen kommen; danach dehnen Sie sich wieder. Aber übertreiben Sie es bitte nicht! Wenn Ihnen schlecht wird, oder wenn Sie wirklich überhaupt keine Lust bei der Bewegung bekommen, hören Sie nach 5 oder 10 Minuten auf.

Äußerst entspannend und motivierend können einfache Visualisierungsübungen während der Bewegung sein. Beispielsweise können Sie sich einen Wasserfall aus Licht und Wassertropfen vorstellen, der über Ihren ganzen Körper rinnt, oder eine Farbe und vieles mehr. Wenn Sie ein Gruppenmensch sind, dann finden Sie sicher einen Lauftreff in Ihrer Nähe.

Hier nun die Dehnübungen:

1. Ausgangsposition (A): Mit einem Bein leicht nach hinten gebeugt. Die Fußspitze auf den Boden stellen.
   Bewegung (B): Das Fußgelenk in Richtung Boden drücken. 20 bis 30 Sekunden halten, gleichmäßig weiteratmen.
2. Ausgangsposition (A): Auf einem Bein stehen, den anderen Fuß in erhöhter Position.
   Bewegung (B): Von der Hüfte aus nach vorn beugen.
3. Ausgangsposition (A): Stehen und ein Bein anbeugen. Mit einer Hand das Fußgelenk des gebeugten Beines fassen.
   Bewegung (B): Rücken rund machen und Ferse in Richtung Gesäß drücken.

Zusätzlich zu den Dehnübungen, die Sie ja zum Aufwärmen verwenden und nach der aeroben Bewegung durchführen, ist es ideal, an den dazwischen liegenden Tagen die Übungen zum »Organjogging« durchzuführen. Wenn nicht anders angegeben, atmen Sie während dieser Übung ruhig und gleichmäßig weiter. Sorgen Sie zuvor für genügend frische Luft im Raum, und beginnen Sie mit 2 bis 3 Minuten

Gehen und Laufen im Stand zum Aufwärmen. Hier die Übungen im Einzelnen:
Zusätzlich können Sie zur Unterstützung noch kinesiologische Übungen machen, die energetisch die Ausscheidung unterstützen.

Beckenkreise und Beckenachten
Ausgangstellung: Rückenlage, Beine angezogen und aufgestellt.
Bewegungsausführung:
Vom Kreuzbein beginnend, Kreuzbein und Wirbelsäule und Rückenmuskulatur gegen den Boden drücken. Langsam das Becken hochheben. Mit dem Becken in der Luft nun große Kreise in beiden Richtungen ausführen (7-mal in beide Richtungen).

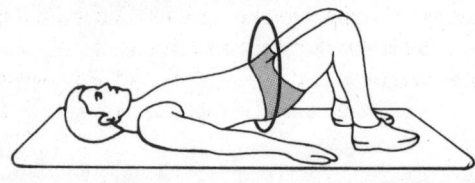

Einatmen: Bauch weitet sich aus, Ausatmen: Bauch zieht sich ein.
Danach mit dem Becken liegende Achten beschreiben (mindestens 7-mal), Pause.
Gleiche Ausgangsposition. Die liegende Acht nun mit der Variante, dass beide Beine zur Brust gezogen werden. Danach Fäuste unter das Gesäß legen und das Kreuzbein und das Gesäß durch Bewegungen mit dem Becken massieren.

Seitkraul
Ausgangsstellung: Seitenlage
Bewegungsausführung:
Mit dem oben liegenden Arm kreisen, aus- und eindrehen (Bewegung im Schulterblatt). Später mit dem linken Bein beginnend während des Einatmens das Bein nach hinten führen, ausatmen, Bein nach vorn vor den Körper bewegen. Bein als Nächstes hochheben und wieder senken, dabei fließend weiter atmen. Danach Fußknö-

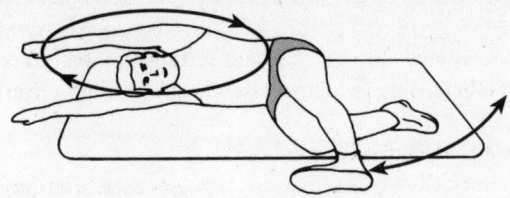

chel umfassen und mit dem Knie große Kreise beschreiben. Als Abschluss beide Arme und Beine hochheben. Die Übung 7-mal wiederholen!

Selbstmassage (hierzu Abb. unten links)
Zum Abschluss eine lymphflussaktivierende Selbstmassage für ca. 1 bis 2 Minuten pro Organ durchführen.
Leber: Stehende Kreise mit den Fingern machen, von der rechten Brustbeinspitze beginnend zwischen der 5. und der 6. Rippe nach außen.

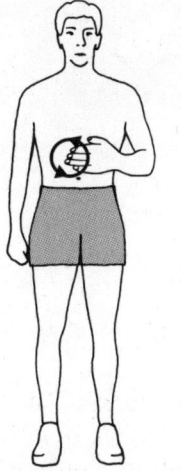
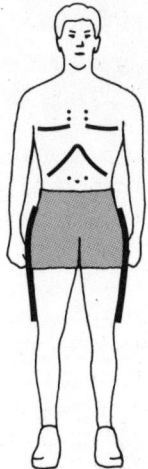

Gallenblase: Punktförmig nahe beim Brustbein zwischen der 3. und 4. Rippe und der 5. und 6. Rippe (hierzu Abb. S. 311 unten rechts).
Magen: Ebenso wie bei der Leber, nur auf der linken Seite beginnen.
Pankreas: Zwischen der 7. und 8. Rippe ca. 5 cm von der Mitte entfernt nur links.
Dünndarm: Entlang des Rippenbogens beidseitig massieren.
Dickdarm: Auf der Außenseite der Oberschenkel von den Knien bis zur Hüfte beidseitig.
Niere: Zwei Querfinger oberhalb und außerhalb des Bauchnabels beidseitig.

Also los geht's! Viel Spaß beim Trainieren, und bitte vergessen Sie nicht: Wer sich keine Ziele setzt, kann sie auch nicht erreichen. Sollten Sie noch Fragen zu diesem Kapitel haben, dann scheuen Sie sich nicht, direkt bei mir anzurufen. Meine Telefonnummer lautet: 0043/(0)316/337800. Unter 0043/(0)316/37920 können Sie mir auch ein Fax schicken. Meine E-Mail-Adresse lautet: top.in.form@aon.at

24

Psychische Entschlackung:
Auflösung von Blockaden und Mustern

In diesem Buch wurde schon mehrfach darauf hingewiesen, dass Entschlackung nicht nur körperlich erfolgen kann. Hier geht es auch um die Auflösung von alten Traumata, die noch als Information im Körper gespeichert sind, auch wenn sie rein physisch kaum noch zu entdecken sind. Unsere gesamte Vergangenheit aus unzähligen Inkarnationen ist ebenso gespeichert wie die Erfahrungen der Menschheit als Ganzes. Diese Informationen steuern unser Verhalten und kollidieren nicht selten mit den neuen Lernaufgaben, die wir uns für das gegenwärtige Leben vorgenommen haben – selbst wenn ihre Wahl sich natürlich auch aus ihnen ergab. Wir müssen uns deshalb in diesem Kapitel mit den psychischen Ursachen auseinander setzen, die Süchte und Übergewicht ebenso verursachen wie Verschlackung, Verschleimung, Vergiftung und Übersäuerung.

Als Erstes möchte ich die eigentliche Grundursache nennen, die für alle Krankheiten gilt. Die wichtigste und tiefste Ursache ist die, dass der Mensch immer dann krank wird oder in Süchte hineingerät, wenn sich Willen und Absicht seiner Seele nicht durchsetzen, oder anders ausgedrückt, wenn er sein Potenzial nicht lebt, das heißt, wenn er im Leben nicht das umsetzt, was er sich ursprünglich vorgenommen hatte, bevor er hier auf diesem Planeten inkarnierte. Immer dann, wenn wir nicht das tun, was wir tun müssen, dann gibt die Seele – also wir selbst – nach gewisser Zeit unserer Persönlichkeit das Signal »Achtung, hier läuft was falsch, hier muss was verändert werden!« Diese Signale können vielfältig sein, sie können sich durch ein inneres Unbehagen bereits ausdrücken, und wenn wir darüber hinwegsehen, werden stärkere Hinweise kommen, die sich dann beispielsweise in Unfällen, in Auflösung von Beziehungen, in Misserfolgen im Beruf und schließlich eben auch in Krankheiten ausdrücken können.

All diesen Ereignissen liegen emotionale, psychologische, also gefühlsmäßige Probleme zu Grunde. Wir fühlen bereits, dass hier etwas nicht in Ordnung ist, richten uns nicht danach und bekommen dann die Quittung. Oder wir haben unsere Gefühle mit dem Kopf total verdrängt, wir wollen nicht hinspüren, was unser Körper sagt. Wir wollen nicht darauf lauschen, was unser Höheres Selbst, die zarte innere Stimme, zu uns sagt. Wir wollen unseren eigenen Gefühlen nicht trauen und gehen darüber hinweg, indem wir nur mit dem Kopf urteilen und die Situation rational, eben »vernünftig« zu lösen versuchen. Vielleicht schieben wir auf Grund von Existenzängsten Dinge weg, die uns unsere Seele als richtig und wichtig und allein bedeutsam in diesem Leben kundtut. Folglich werden wir dann in gesundheitliche Probleme hineingeraten, wir werden an Übergewicht oder Untergewicht leiden und Süchten anheim fallen. Dabei nimmt die Seele die Vergiftung des Körpers beispielsweise durch Schwermetalle zu Hilfe. Deshalb erkrankt auch nicht jeder oder nicht jeder gleichermaßen, auch wenn er genauso vergiftet ist wie die anderen.

Die Schulmedizin ist dieser Jahre, seit sie ein neues Fach gegründet hat, enorm vorangekommen: Dieser Forschungsweg nennt sich Psycho-Neuro-Immunologie. Die Wissenschaft hat also das herausgefunden, was die Bäuerin in Niederbayern schon vor 5000 Jahren wusste, nämlich dass der Mensch am gesündesten ist bzw. am seltensten krank wird, wenn er im Leben Erfüllung, Befriedigung und tiefe Freude empfindet! Erstaunlich, dass die

Schulmedizin das jetzt anerkennt. Noch vor fünf Jahren wurde ich auf einer Ärztetagung angegriffen, als ich diese Ansicht vertrat.

Unsere Zellen sind auf Freude programmiert! Echtes Glück erwächst aus dem Kontakt mit unserer Seele, mit unserem höchsten inneren, göttlichen Wesenskern. Wahres Glück kommt immer von innen aus uns selbst heraus.

Das Wort »Sucht« ist ein Begriff, der von Suchen kommt. Menschen mit Süchten sind im Grunde Suchende. Nur ist es häufig so, dass diese Menschen Dinge in sich und in ihren Aufgaben sehen, denen sie sich nicht gewachsen glauben. Sie verdrängen dann das, was sie gefunden haben und suchen weiter nach einfacheren Dingen, die sie tun könnten. Wenn sie dann unbefriedigt sind, weil sie ja nicht das tun, was sie gefunden hatten, oder nicht das tun, was sie innerlich schon erahnen, dann kommen sie in einen Zustand, in dem sie letztlich ihre Ahnungen nur so zum Schweigen bringen können, indem sie diese innere Stimme betäuben und durch körperliche Sinneserfahrungen übertünchen. Deswegen stürzen sich manche Menschen zum Beispiel in Extremsport oder nehmen Drogen zu sich oder stopfen sich mit Essen voll, womit sie die normale Empfindungswelt überdecken und sich in eine euphorische Stimmung bringen. Andere nehmen Medikamente ein oder benutzen gewisse Praktiken, um die Endorphinausschüttung zu ermöglichen und sich damit Glücksgefühle zu verschaffen. Mit Hilfe dieser Glücksgefühle verdecken sie auch den Schmerz und das Leid und die Angst, die sich einschleichen, wenn sie daran denken, wie es wäre, wenn sie ihrer (selbst gewählten!) Bestimmung folgen würden.

Es sind also bedauernswerte Menschen, die im Grunde sehr wertvolle Dinge sehen und häufig außergewöhnliche Begabungen haben und sich gerade deswegen nicht trauen, ihre Begabungen zu leben, weil sie so außergewöhnlich oder stark, so intensiv und drängend sind. Man könnte sie ja als verrückt bezeichnen! Es sind häufig besonders feinfühlige, mitfühlende, liebevolle Menschen, die Dinge sehen, die anderen verborgen bleiben und die natürlich bei ihren Mitmenschen häufig nur Achselzucken oder Ablehnung hervorrufen, wenn sie aussprechen, was sie sehen. Sucht ist ja ein weit verbreitetes Phänomen und keinesfalls nur auf die Dinge beschränkt, die wir uns durch den Mund in den Körper einverleiben. Sie können diese Endorphinausschüttung und diese Glücksgefühle auch dadurch erzielen, dass Sie Extremsport betreiben oder zum »Workaholic« werden, oder dadurch, dass Sie Macht über andere Menschen ausüben. Die Sucht kann viele Gestalten annehmen.

Die psychische Komponente ist also bei der Behandlung von Süchten, beim Abnehmen und bei Entschlackung, Entschleimung, Entsäuerung und Entgiftung äußerst bedeutsam. Häufig geht es nicht ohne eine begleitende psychologische Beratung oder gar eine richtige Psychotherapie. Vergessen Sie also bitte die Annahme, dass viele Gifte, die heute in unserer Umwelt sind, nur in uns hineingekommen sind und sich in uns festgesetzt haben, weil sie eben zufällig hier sind. Wenn Sie überhaupt keine psychologischen Probleme hätten und Ihr Gefühlsleben harmonisch wäre, wenn Ihr Denken völlig rein, sauber und positiv gestimmt wäre, wenn Sie voll und ganz Willen und Absicht Ihrer Seele leben würden, dann könnten Sie von den Nahrungsmitteln essen und aus der Luft einatmen, was Sie wollten, es würde keinen Schaden anrichten.

Das heißt, wenn Sie schon erleuchtet sind, wenn Sie in Ihrem Bewusstsein so hoch stehend sind, dass Sie sich auf einer Stufe mit Heiligen und spirituellen Meistern befinden, dann könnten Sie im Grunde genommen, rein theoretisch zumindest, durch die Umweltgifte, selbst durch Amalgamfüllungen, keinen Schaden mehr erleiden. Da wir bewusstseinsmäßig aber noch nicht so weit entwickelt sind, und da wir alle unbewusste Schattenanteile in uns haben – also ungelebte Teile und unterdrückte, nicht ausgelebte, nicht gezeigte Gefühle und vieles andere mehr –, haben wir Menschen die Tendenz, im Körper Stoffe just an den Stellen abzulagern, die mit diesen Problemen in Verbindung stehen. Wenn also jemand Probleme hat mit seiner linken Körperseite, wenn er beispielsweise Schmerzen hauptsächlich links spürt, dann wäre das ein Hinweis darauf, dass es sich hier um Dinge handelt, die mit der linken Körperseite zu tun haben, und das ist der Gefühlsbereich. Hier geht es wahrscheinlich um nicht gelebte Gefühle. Wenn jemand dagegen Probleme im rechten Arm und im rechten Handgelenk hat, dann könnte es sein – da die rechte Körperhälfte mit der Aktivität im Außen zu tun hat –, dass es sich hier um einen Menschen handelt, der vielleicht zu viel im Außen aktiv ist. Jemand, der sich die rechte Hand bricht, soll wahrscheinlich ruhig gestellt werden, damit er nicht zu viel »herumgeschaftelhubert«. Weil er offensichtlich zu aktiv ist, wird er auf diese Weise zur Ruhe gebracht, und dann muss er sich anschauen, dann muss er sich sagen: »Oh, ja ich bin zu sehr in Aktion und achte zu wenig auf mein Innenleben«. Umgekehrt, wenn jemand seine linke Hand bricht, dann hat er vielleicht mehr hinzuschauen, was er mit seiner linken Hand, also mit seinem dazugehörigen Gefühlsbereich tut, und dann muss er sich fragen: »Ja, setze ich meinen Gefühlsbereich auch wirklich segensreich ein? Was tue ich denn mit meinen Gefühlen? Streichle ich andere Leute, helfe ich ihnen mit meiner Hand, zeige ich über meine linke Hand mein Mitgefühl und ist mein Herz dabei?«

Solche Fragen werden sich stellen, und Sie werden dabei diese Zusammenhänge ganz klar sehen, da gibt es überhaupt keinen Zweifel mehr. Seit den Büchern von Dahlke und Dethlefsen und von Louise Hay ist es ja auch in weiten Bevölkerungskreisen inzwischen ziemlich klar, dass sich innere, nicht gelebte Defizite, Gefühlsprobleme etc. immer ganz charakteristisch im Außen manifestieren. Auch der Dickdarm mit seinen verschiedenen Abschnitten ist genau gewissen Gefühlsbereichen und anderen Körperregionen zugeordnet. Die Ablagerungen im Darm geschehen an ganz bestimmten Stellen, die ganz bestimmte Probleme widerspiegeln. Das heißt also, wenn ich entschlacken, entschleimen und entgiften und vor allen Dingen, wenn ich Süchte loswerden möchte, dann gibt es nur eins: Ich komme wirklich nicht darum herum, mir meinen Gefühlsbereich anzuschauen und zu sehen, inwieweit ich Gefühle unterdrücke und inwieweit ich mein Potenzial nicht lebe. Ohne das ist ein Heilerfolg ausgeschlossen, und Sie können so viele Kuren machen, wie Sie wollen, Sie werden nur in noch Schwierigeres hineingeraten.

Deshalb hatte ich ja auch erwähnt, dass Magersüchtige und Ess-Brech-Süchtige in aller Regel mit einer Serie von irgendwelchen Diäten aus Apotheken und Drogerien begonnen haben. Ich möchte Ihnen zum Abschluss dieser Überlegungen noch ein Beispiel geben, das Sie alle kennen und das Ihnen diese Dinge ganz klar vor Augen führt. Stellen Sie sich eine Frau vor, die schlank und rank war, als sie heiratete. In dieser Ehe hat sie sehr viele Pflichten übernommen, vielleicht mehrere Kinder und zugleich noch die Mitarbeit im Büro des Betriebes ihres Mannes. Sie ist aber von Haus aus eine Person, die sehr gefühlvoll ist, also ein Wassertyp. Im Rahmen von jahrelangem Zusammenwirken und -leben im Alltagstrott und durch die vielen Probleme, die dabei auftreten – weil für so eine Person Buchhaltung wirklich das Letzte ist, was zu ihr passt – und vielleicht auch dadurch, dass der Mann sich zu sehr im Außen betätigt und viel zu wenig Wert auf die Beziehung legt, und durch den vielen Stress mit den Kindern gerät diese Frau allmählich in einen Zustand, den sie als immer unbefriedigender empfindet. Rein körperlich äußert es sich dann beim Wassertyp günstigstenfalls darin, dass er einfach an Gewicht zunimmt. Das heißt, die Frau wird an Wasser und Fett zunehmen, wird beides im Körper speichern und zusammen mit diesem Wasser und Fett lagern sich Säuren, Umweltgifte, Schwermetalle etc. im Körper ab. Das heißt, das Fett und das Wasser verdünnen diese Gifte und das Ganze bildet einen zusammenhängenden Komplex, der aber im Grunde genommen erst möglich war, weil diese Frau unzufrieden mit sich selbst war – zu Recht unzufrieden mit ihrem Leben. Denn eine gefühlsbetonte Person, die sich nur noch als Arbeitskraft sehen muss und nicht mehr als ein beseelter, gefühlvoller Mensch geschätzt und geliebt wird, kann nicht zufrieden sein und wird dann zunächst unbewusst, später auch bewusst spüren, dass sie hier an der falschen Stelle sitzt und dass die Buchführung nicht Sinn und Zweck ihres Lebens sein kann. Auf diese Weise wird der verfehlte Lebenssinn dann im Äußeren gespiegelt, indem der Körper immer unansehnlicher und – wie der Volksmund sagen würde – »weniger liebenswert« wird.

Schließlich wird der Punkt kommen, wo die Ehe auseinander fliegt, wo sich die beiden trennen. Vielleicht sitzt die Frau in ihrem großen Leid und Schmerz nun da und versucht, die mangelnden Gefühle und die Schmerzen mit möglichst viel Nahrung zuzuschütten. Sie nimmt womöglich noch mehr zu. Bis sie schließlich eines Tages – und Wunder gibt es immer wieder – einen anderen Mann kennen lernt und sich verliebt und die beiden die Kinder bei der Großmutter abgeben und für drei oder vier Wochen gemeinsam in Urlaub fahren. Und was geschieht? Die Frau kommt gertenschlank zurück, glücklich und strahlend – alles bestens. Warum? Weil die Hauptursache ihres Leidens verändert worden ist: Endlich wird sie wieder geliebt, endlich empfindet sie Geborgenheit und Zuneigung, endlich klappt all das wieder, was sie eigentlich braucht, und dementsprechend kann sie dann plötzlich alle Schlacken loslassen und damit das Fett und das Wasser.

Das kann sehr schnell gehen – und zwar ohne dass sie sich darum bemüht, allein durch die liebevolle Zuwendung. Wenn man mit seinem Liebsten das erste Mal längere Zeit zusammen ist, dann denkt man natürlich auch nicht so viel an das Essen, sondern da gibt es viele andere schöne Dinge, die man miteinander erleben kann, die innerlich äußerst befriedigend sind und zugleich den Körper erleichtern. Auf diese Weise ist also die ideale Entschlackung zu erreichen. Im alten Zustand hätte die Frau über Jahre hin mit den »allerbesten« Diäten experimentieren können, alles hätte nichts genutzt, weil die eigentliche Ursache nicht in Ordnung gebracht worden wäre. Ich denke, Sie wissen jetzt, wie Sie vorgehen!

Bitte beachten Sie also immer, wenn in diesem Buch von Entschlackung, von Entschleimung und Entgiftung und Entsorgung die Rede ist: Selbstverständlich können Sie hier eine Menge auf der physischen Ebene, auf der körperlichen Ebene tun, aber das wird immer nur Stückwwerk bleiben und nie wirklich zum Erfolg führen, wenn Sie nicht die dahinter liegenden emotionalen und auch im höheren Sinne seelischen Ursachen gelöst haben. Nun ist es leider so, dass viele Menschen – speziell, wenn sie in Süchten verhaftet sind und bereits extremen Mangel an wichtigen Stoffen leiden, was durchaus mit Verschlackung durch andere Stoffe einhergehen kann – der normalen Psychotherapie schon gar nicht mehr zugänglich sind. Das gilt besonders, wenn Quecksilber zu diesen Giften gehört. Wenn jemand schon sehr gestresst ist durch diese Probleme, ist es deshalb sinnvoll, wenn er zunächst einmal durch orthomolekulare Behandlung, sprich durch Einnahme von Nahrungsergänzungsmitteln, die einfachsten, rein körperlichen Bedürfnisse stillt. So kann der Körper überhaupt erst einmal aufatmen. Dann muss die Schwermetallausleitung folgen und erst dann ist eine tief gehende psychotherapeutische Behandlung wirklich möglich – aber auch dringend nötig!

Stellen Sie sich vor, Sie haben über Jahrzehnte hin »Junkfood«
gegessen und der Körper leidet einerseits massiv unter Übergewicht, andererseits an Unterversorgung mit essenziellen Inhaltsstoffen wie Vitaminen, Enzymen, Aminosäuren, Fettsäuren, vor
allen Dingen auch Mineralien und Spurenelementen. In einer solchen Situation ist es häufig nicht möglich, den Patienten nur psychologisch zu betreuen, sondern zunächst müssen erst einmal die
»leeren Töpfe« aufgefüllt werden. Dieses Phänomen »satt, aber
hungrig« muss gestillt werden in dem Sinne, dass die Menschen
nicht nur voll werden, sondern wirklich satt und befriedigt. Das
ist auf die Schnelle nur möglich, wenn man zunächst einmal massiv mit Nahrungsergänzungsmitteln arbeitet. Welches Nahrungsergänzungsmittel oder welche Kombination von Nahrungsergänzungsmitteln im Einzelnen genommen werden muss, hängt
von den Symptomen ab. Man kann unterschiedliche Wege be-
schreiten, zum Beispiel auch lesbar aus der Art der Nahrungs-
mittel-Unverträglichkeit, die jemand hat. Mit Kinesiologie kann
genau ausgetestet werden, wo die Gifte sitzen, welche Unverträglichkeiten bestehen und welche Therapien greifen. Sie eignet sich
in Form der Psychokinesiologie auch hervorragend zur Bearbeitung psychologischer Probleme (zu Nahrungsergänzungsmitteln
vgl. Kapitel 16).

Zum Schluss noch einige Worte zum Thema Meditation, die wir
bei den goldenen Entschlackungsregeln als besonders wirksam
nannten. Meditation ist ein Zustand, bei dem ich mich beobachte
und bei dem ich mir selbst »auf die Schliche komme«, sodass ich
allmählich meine eigenen »Macken« erkenne, meine Konditio-
nierungen, meine guten wie schlechten Gewohnheiten, alles, was
man in mich hineingestopft hat in der Kindheit und Jugend, das
ich jetzt herauswerfen muss, damit sich auch meine physischen
Schlacken besser lösen. Diese Meditation kann im Stillen geschehen, es gibt aber – in jüngerer Zeit entwickelt – auch eine ganze

Reihe von dynamischen Meditationsmethoden, wie sie vor allen Dingen durch Osho (früher Bhagwan Shree Rajneesh) bekannt wurden. Dies wären die »Mandala-Meditation«, die »Kundalini-Meditation«, die »Nataraj-Meditation« und allen voran die »Dynamische Meditation«, die über einen Zeitraum von einigen Wochen empfohlen werden und den Körper zusätzlich durchtrainieren und mit Sicherheit bei der Entschlackung ganz wesentlich helfen. Zu diesen Meditationen gibt es im Fachhandel auch die entsprechende Musik und die ausführliche Anleitung. Für ältere Personen empfehle ich eher die »Nadabrahma-Meditation«, eine tibetische Summ-Meditation, die äußerst wirkungsvoll und auch sehr angenehm ist.

Sie können diese Meditationen allein zu Hause durchführen, allerdings ist für Anfänger eine kundige Anleitung in einem Meditationszentrum sehr hilfreich und gerade die genannten Meditationen werden heutzutage an vielen Stellen angeboten. Ich empfehle Ihnen, sich einmal umzuhören, Prospekte in esoterischen Buchhandlungen zu studieren und dann an verschiedenen Orten auszuprobieren, wie Ihnen die Atmosphäre zusagt. Es ist also durchaus erlaubt und sinnvoll, wenn Sie verschiedene Institutionen aufsuchen, an denen Meditationen angeboten werden, und dort ein- bis zweimal probeweise mit zu meditieren. Sie können dann nach Ihrem Gefühl gehen: Dort, wo Sie sich wohl fühlen, wo Sie das Gefühl haben »Hier könnte für mich etwas Gutes herauskommen«, dort gehen Sie dann hin. Das ist also nicht so sehr eine »kopfige« Entscheidung, sondern eher eine Sache, bei der Sie in sich hineinspüren. Bedenken Sie dabei auch, dass es nicht darauf ankommt, eine Methode zu finden, die Sie bis an Ihr Lebensende durchhalten; es geht vielmehr darum, immer wieder neu zu ergründen, was gerade »dran« ist, sodass sich der Stil Ihrer Meditation im Laufe Ihres Lebens immer wieder ändern wird.

25

Zusammenfassung:
Zehn wichtige Punkte

Dieses Buch bietet eine Fülle von Methoden und Präparaten, denn es wäre Augenwischerei, wenn man das eine oder andere Wundermittel oder die einzigartig wirksame Therapie hochstilisieren würde. Natürlich wäre es für mich wie für Sie viel einfacher, wenn ich Ihnen klipp und klar sagen könnte: »Nehmen Sie dies und folgen Sie jenem Behandlungsschema und Sie werden gesund, schlank, innerlich völlig rein und glücklich.« So geht es aber leider nicht – auch wenn immer wieder alle Arten von Wunderkuren angepriesen werden. *Jeder Mensch ist einmalig. Die innere Reinigung muss deshalb individuell ermittelt werden.* Im Folgenden fasse ich – ohne auf Vollständigkeit Wert zu legen – zu Ihrer Orientierung die wesentlichsten Mittel und Methoden noch einmal zusammen. Wählen Sie weise!

1. *Sie verschlacken umso mehr, je mehr Sie essen und je mehr Verschiedenes Sie in einer Mahlzeit kombinieren.* Die Qualität der Zutaten (Bioanbau, unbehandelte Grundprodukte), Einfachheit der Menüfolge und schonende Garmethoden (Gemüse noch knackig!) sind hier die Lösung. Der Rohkostanteil sollte möglichst hoch und der Anteil tierischer Produkte niedrig sein – je nach Konstitution und Bewusstsein. Nehmen Sie so weit es Ihnen nötig erscheint (gegebenenfalls austesten!) natürliche Nahrungsergänzungsmittel.

2. *Richten Sie Ihr Leben so ein, dass Sie möglichst wenige Um-weltgifte abbekommen* und generell die Ursachen für Immun-schwäche ausschalten: Leben Sie Ihr Potenzial, damit Sie Freude im Leben haben, verzichten Sie außer in lebensgefährlichen Situa-tionen auf Antibiotika und andere Chemo- und Hormonthera-pien sowie auf Impfungen, halten Sie sich fern von Elektrosmog, Mikrowellen, von Handys, Sendern und Herden und von Radio-aktivität. Lassen Sie die Amalgamfüllungen aus Ihren Zähnen entfernen und die Schwermetalle in Ihrem Körper ausleiten, hü-ten Sie sich vor organischen Umweltgiften wie Holzschutzmit-teln, Formaldehyd, Benzol, Lösungs- und Konservierungsmitteln etc., vermeiden Sie unnatürliche Lebensbedingungen, Überstimu-lierung, Stress und Überaktivität.

3. *Bestimmen Sie Ihren Entschlackungstyp nach den vier Ele-menten und handeln Sie danach;* aus dieser Einschätzung Ihrer Konstitution ergibt sich der Grundton für alles Weitere. Oberste Richtschnur für Sie ist und bleibt jedoch: *Alles, was Sie tun, sollte nicht nur vernünftig sein, sondern sich vor allem gut anfühlen.* Sie allein in Ihrer Gesamtheit von körperlichem Empfinden, Füh-len und Denken bestimmen, wie Sie leben und wie Sie sich ent-schlacken.

4. *Testen Sie nach den Methoden und Kriterien von Kapitel 3 aus, inwieweit Sie übersäuert sind,* und beginnen Sie unverzüglich mit einer Basenkur. Am besten gelingt dies mit frisch gepressten Ge-müsesäften. Auch sollten Sie 2 bis 3 Liter möglichst mineralar-mes, heißes Wasser über den Tag verteilt trinken. Dies allein löst schon einen erheblichen Entschlackungsschub aus. Für eine ca. dreiwöchige Entschlackungskur zu Hause beachten Sie bitte möglichst viele der Vorschläge aus Kapitel 15.

5. Grundlage jeder Entschlackung ist die Ausleitung der Schwermetalle, allen voran Quecksilber. Ohne Ausleitung dieser Nervengifte kann niemand wirklich gesund werden. Studieren Sie deshalb gründlich die Kapitel 4 und 21, damit Sie ausreichend Motivation gewinnen, dieses fallweise schwierige und teure Unterfangen zu beginnen und erfolgreich durchzustehen. Wenn Sie keine Zeitbombe mit sich herumtragen wollen, dann führt kein Weg daran vorbei. Erst danach beschäftigen Sie sich mit Pilzen, anderen Parasiten und Allergien. Diese sind dann leicht zu behandeln, weil ihnen nach der Schwermetallausleitung die Basis entzogen wurde.

6. Bei der Darmreinigung greifen Sie auf die Methode zurück, die Ihnen am leichtesten praktikabel erscheint. Alle hier vorgestellten Methoden sind wirkungsvoll. Falls Sie übersäuert sind, sollten Sie vor einer Darmreinigung ein paar Wochen lang entsäuern (vgl. Punkt 4). Eine Darmreinigung ist im Grunde nur sinnvoll, wenn Sie mit dem Rauchen aufhören und nach der Kur besonders verschleimende Nahrungsmittel (tierische Produkte und Getreide) reduzieren und Industrienahrung meiden.

7. Wenn Sie übergewichtig sind und abnehmen wollen, dann seien Sie sich bitte im Klaren, dass es gute Gründe hat, dass Sie mehr Pfunde auf die Waage bringen, als Ihnen lieb ist. Diese Ursachen sind immer gefühlsmäßiger Natur (genau wie bei Süchten) und müssen geklärt werden. Niemand wird zufällig dick ... Und beachten Sie, dass Gewichtsabnahme nur als Teil eines allgemeinen Loslass- und Abnabelungsprozesses möglich ist. Durch Kuren allein auf der körperlichen Ebene schaden Sie sich nur. Gewichtsabnahme erfolgt am besten eingebettet in einen psychischen und physischen Entschlackungs- und Reinigungsprozess unter Einsatz von Nahrungsergänzungsmitteln, Bewegung und Stimulierung des Feuerelementes durch scharfe Gewürze.

8. Selbstbehandlung ist ein Recht, das Ihnen zusteht. *Die Ausführungen dieses Buches sollten Sie jedoch nicht zu der Annahme verleiten, Sie könnten jetzt generell auf den Rat eines erfahrenen Arztes oder Heilpraktikers verzichten.* Besonders wenn Sie regelrecht krank, womöglich arbeitsunfähig sind, sollten Sie Fasten-, Entschlackungs- und Ausleitungskuren nicht allein durchführen. Dieses Buch kann Ihnen nur eine grobe Orientierung geben – im Detail steckt bekanntlich der Teufel, und mit dem sollten Sie sich nicht einlassen. Schauen Sie Ihrem Arzt oder Heilpraktiker aber genau auf die Finger und fragen Sie, was er/sie mit Ihnen vorhat. Testen Sie beispielsweise den Zahnarzt, bevor die Behandlung beginnt, indem Sie ihn fragen, ob er den Anforderungen genügt, die in Kapitel 21 dargestellt sind. Werden Sie ein mündiger Patient!

9. *Viele Menschen verzichten zu ihrem eigenen Nachteil auf Dinge wie ausreichend Freizeit mit Bewegung, Sauna, Schwimmen, Wandern, die Natur genießen etc.* Dieser Punkt ist für Sie umso wichtiger, wenn Sie im täglichen Leben bei der Arbeit keine rechte Freude haben, weil Ihre Tätigkeit Sie nicht wirklich interessiert und nicht Ihren Anlagen entspricht. Achten Sie besonders auf gute, harmonische, liebevolle menschliche Beziehungen. Streichen Sie gegebenenfalls Zeit vor dem Fernseher und widmen Sie sich Ihrem Partner, Ihren FreundInnen und Ihren Kindern!

10. *Jeder Mensch hat psychologisch gesehen einen Schatten.* Dieser beinhaltet die nicht gelebten und geliebten und stattdessen verdrängten Anteile unseres Charakters. Er bestimmt, an welchen Stellen im Körper Blockaden entstehen und wo sich unerwünschte Stoffe ablagern. Entdecken Sie sich selbst, kommen Sie sich selbst auf die Schliche, finden Sie Ihren Schatten und nehmen Sie ihn an. Er gehört genauso zu Ihnen wie Ihre so genannten guten Seiten. Die sind nicht besser – sie werden in unserer Kultur nur so betrachtet. Sie können im Leben nichts ausklammern, was

zu Ihnen gehört, es sei denn, Sie wollen ein kranker und unleidlicher Zeitgenosse werden. Werden Sie stattdessen innerlich rein, leicht, liebevoll und bewusst!

Ich wünsche Ihnen von Herzen viel Erfolg bei Ihren Bemühungen!

Ihr Otfried Weise

Literaturverzeichnis

Katja Akerberg: *Die Akerberg Methode*. Herbig, München 1993

Richard Anderson: *Cleanse and Purify Thyself*. Californien 1988

Franz Arnoul: *Der Schlüssel des Lebens*. Reichl, St. Goar 1996

Batmanghelidj: *Wasser, die gesunde Lösung*. 1998

Marco Bischof: *Biofotonen – Das Licht in unseren Zellen*. Frankfurt 1996

Doris Brauner & Frede Ladefoged: *Krankmacher Schwermetalle*. Ariston, Genf/München 1991

Hulda Regehr Clark: *Heilverfahren aller Krebsarten*. ProMotion, San Diego

Renate Collier: *Wie neugeboren durch Darmreinigung*. Gräfe & Unzer, München 1995

Gabriel Cousens: *Ganzheitliche Ernährung und ihre spirituelle Dimension*. Ed. Sternprinz, Frankfurt 1995

Rüdiger Dahlke: *Bewusst fasten*. Goldmann, München 1980

Rüdiger Dahlke: *Krankheit als Sprache der Seele. Be-Deutung und Chance der Krankheitsbilder*. Bertelsmann, München 1992

Rüdiger Dahlke und Doris Ehrenberger: *Wege der Reinigung*. Hugendubel, München 1998

Max Daunderer: *Umweltgifte*. Ecomed, Landsberg 1995

Thorwald Dethlefsen und Rüdiger Dahlke: *Krankheit als Weg –*

Deutung und Be-deutung der Krankheitsbilder. Bertelsmann, München

Harvey und Marilyn Diamond: *Fit fürs Leben.* Bd. I & II. Waldthausen, Ritterhude

Doris Ehrenberger: *Entschlackung und Regeneration.* Life Light, Deutsch-Kaltenbrunn (Österreich) 1999

Andrea Ehring: *Überlebensnahrung. Die Kraft der grünen Pflanzen.* Peter Erd, München 1999

 Nicole Eschmann & Otfried D. Weise: Die sanfte Darmreinigung zu Hause. Fit fürs Leben, Ritterhude, 1997

Brigitte Fabian: *Kraft durch innere Reinigung.* Mosaik, München 1999

Hannelore Fischer-Reska: *Lebensratgeber aus der Naturheilpraxis.* Bitterstern, München 1999

Max Gerson: *Eine neue Krebs-Therapie – 50 geheilte Krebsfälle.* Waldthausen, Ritterhude

Robert Gray: *Das Darm-Heilungsbuch.* Knaur, München 1995

Rudolf Hauschka: *Ernährungslehre.* Vittorio Klostermann, Frankfurt/Main 1989

Louise L. Hay: *Gesundheit für Körper und Seele.* Heyne, München 1994

Thomas M. Heintze: *Alles über die Haysche Trennkost.* Falken, Niedernhausen 1994

Douglas Hunt: *No More Cravings.* Warner, New York 1987

Peter Jentschura und Josef Lohkämper: *Gesundheit durch Entschlackung.* Peter Jentschura, Münster

Katalyse-Umweltgruppe: *Chemie in Lebensmitteln.* Zweitausendeins, Köln 1983

Dietrich Klinghardt: *Schwermetalle: Vergiftung und Entgiftung.* Inst. f. Psycho-Kinesiologie, Stuttgart 1996

Dietrich Klinghardt: *Schwermetalle und ihre Wirkung auf die Gesundheit.* Paracelsus Apotheke, Einsiedeln 1998

Peter Königs: *Die Azidose-Therapie nach Dr. med. Renate Collier.* Synergie, Riedstadt 1995

Peter Königs: *Das Synergie-System. Stoffwechseltypen und ihre Auswirkungen auf die Gesundheit:* Teil 1, 2 u. 3. Synergie, Riedstadt 1996

Vasant Lad und David Frawley: *Die Ayurveda Pflanzen-Heilkunde. Das Yoga der Kräuter, Anwendung und Rezepte ayurvedischer Pflanzenheilmittel.* Windpferd, Aitrang

Claus Leitzmann, Karl v. Körber & Thomas Männle: *Vollwerternährung.* Haug, Heidelberg 1993

Claus Leitzmann, K. Dittrich: *Bioaktive Substanzen.* Thieme, Stuttgart 1996

Claus Leitzmann, M. Keller, A. Hahn: *Alternative Ernährungsformen.* Hippokrates, Stuttgart 1999

Walter Mauch: *Die Bombe unter der Achselhöhle.* Bettendorf, München 1996

Grete Merlet: *Entschlackung. Die Voraussetzung für Deine Gesundheit.* Volksgesundheit, Zürich 1963

Wolfgang H. Müller: *Europa – Die perfekte Darmpflege.* Eigenverlag, Scheidegg 1999

Michael T. Murray: *Das neue Saftbuch. Ihr Leitfaden, um gesund zu leben.* Waldthausen, Ritterhude 1998

Maurice Mussat: *Akupunktur und I-Ging (VGM).* Kurs der Energetik lebender Systeme am Beispiel der Akupunktur, Kursskript Teil 1-3

Ingrid Naiman: *The Astrology of Healing,* Bd. I: *Stress: The Cause of Disease,* Bd. II: *The Elements: Symptoms of Disease.* Seventh Ray Press, Santa Fe

Ingrid Naiman: *Kitchen Doctor.* Seventh Ray Press, Santa Fe

Halima Neumann: *Stopp der Azidose.* Fürhoff, Starnberg 1991

Halima Neumann: *Stopp dem Krebs und MS-Erkrankungen.* Fürhoff, Starnberg 1991

Ingeborg Oetinger-Papendorf und Beck: *Durch Entsäuerung zu seelischer und körperlicher Gesundheit*. Buchdienst Oetinger, Öhringen-Ohrnberg 1988

Dean Ornish: *Revolution in der Herztherapie*. Kreuz, Stuttgart 1992

Gerhard Orth: *Unheilbare Krankheiten*. Waldthausen, Ritterhude 1996

Gerhard Orth: *Lebenssaft reines Blut. Fit fürs Leben*. Ritterhude 1998

Edith Penias: *Die sanften »Gegenspieler«*. Life Light, Deutsch-Kaltenbrunn (Österreich) 1995

Phönix Laboratorium: *Lymphbrevier. Möglichkeiten einer biologischen Lymphtherapie*. Phönix, Bondorf 1994

Udo Pollmer et al.: *Prost Mahlzeit. Krank durch gesunde Ernährung*. Kiepenheuer & Witsch, Köln 1995

Udo Pollmer et. al.: *Vorsicht Geschmack. Was ist drin in Lebensmitteln*. Hirzel, Stuttgart 1998

Eleonore Procházka: *Sich besser fühlen und länger leben durch Rotationsernährung*. Eigenverlag, Hörnum 1995

Eleonore Procházka: *Das Immunsystem – unser 6. Sinn*. Hörnum 1995

Eleonore Procházka: *Psychische Störungen durch Ernährung und Umwelt*. Hörnum 1996

Eleonore Procházka: *Krank durch Pestizide?* Hörnum 1998

Fritz-Albert Popp: *Die Botschaft der Nahrung*. Fischer, Frankfurt/Main 1993

Matthias Rath: *Nie wieder Herzinfarkt*. Herbig, München 1997

Thomas Rau: in Ulrich Arnd, »Gift für die Pilze, *Esotera* 12/97

Hans H. Rhyner: *Praxishandbuch Ayurveda*. Urania, Schaffhausen 1998

Ingo F. Rittmeyer: *So befreite ich mich von Fuß- und Nagelpilz, Darm- und Genital-Mykosen, Warzen*. Unikat, Kreuma 1998

Erwin Schrödinger: *What is life?* (Was ist Leben?) University Press, Cambridge 1945

Ursula B. Schubert und Franz W. Neutzler: *Fasten und Essen*. Peter Erd, München 1991

Claus Schulte-Übbing: *Umweltbedingte Frauenkrankheiten*. Sonntag, Stuttgart 1995

Barbara Simonsohn: *Stevia sündhaft süß und urgesund – eine Alternative zu Zucker und Süßstoffen*. Windpferd Verlag, Aitrang 1999

Satya Singh: *Das Kundalini Yoga Handbuch*. Heyne, München 1997

Wolfgang Spiller: *Dein Darm, Wurzel der Lebenskraft*. Waldthausen, Ritterhude 1993

Christopher Vasey: *Das Blutgeheimnis. Ernährung und geistige Entwicklung*. Stiftung Gralsbotschaft, Stuttgart 1993

Carl E. Wagner: *Jeder ist einmalig. Biochemische Konstitutionstypen des Menschen mit Angaben zur individuellen Ernährung*. Dr. O. Weise Tabula Smaragdina Verlag, München 1992

Ulrich Warnke: *Risiko Wohlstandsleiden*. Popular Academic, Saarbrücken 1998

Ulrich Warnke: *Gehirn-Magie*. Popular Academic, Saarbrücken 1998

Otfried D. Weise und Jenny Frederiksen: *Die Fünf Tibeter Feinschmeckerküche. 144 Rezepte für Ihren guten Appetit!* Intergral, Wessobrunn 1993

Otfried D. Weise: *Harmonische Ernährung. Wie Sie bewusster werden und Ihre persönliche gesunde Ernährung intuitiv selbst finden*. Dr. O. Weise Tabula Smaragdina Verlag, München 1993

Otfried D. Weise: »Grundlagen gesunden Trinkens, Essens und Lebens«. In: F. Heininger: *Trink Wasser, Ernähre Dich bewusst*. Ennsthaler, Steyr. 1998

Otfried D. Weise: *Zur eigenen Kraft finden. Harmonisch leben und essen mit den vier Elementen und Ayurveda*. Dr. Otfried Weise Tabula Smaragdina Verlag, München 1995

Otfried D. Weise: »Aufwind für spirituelle Konzepte?« In: B. Koletzko: *Alternative Ernährung bei Kindern in der Kontroverse.* Springer, Berlin 1996

L. Wendt: »Die Gefahren der Eiweißspeicherung.« In *raum & zeit,* 8/40 (Sauerlach 1989)

Berater, Therapeuten und Bezugsquellen*

Ayurvedaöle, Pancha-Karma-Kuren, Ausbildungen etc.: Seva Akademie, Helga Maria Schmidt, Bichelstr. 22, 81479 München, Tel.: 089-7 90 46 80, Fax: 089-79 04 68 19

Pancha Karmakuren: Ralph Steuernagel, Ayurveda und Natur-heilverfahren, Hasengasse 17, 60311 Frankfurt, Tel./Fax: 069-21 99 75 55

Ayurveda-Ausbildungen: Mahindra-Institut, Forsthausstraße, 63633 Birnstein, Tel.: 06054-9 13 10, Fax: 06054-91 31 36

Darmreinigungskur Europa: Die perfekte Darmpflege nach HP Wolfgang H. Müller, 88175 Scheidegg; Olivenhain – Naturmit-tel, Heilpraktiker Rainer I. Tiegelkamp, Weilemer Weg 4, 71155 Altdorf (Böblingen), Tel.: 07031-60 56 12, Fax: 07031-69 56 13

Wasserbelebung nach Johann Grander: Umwelt-Vertriebs-Orga-nisation, Pfarrhügel 293, A-6100 Seefeld

Quellwasser-Generator nach Viktor Schauberger, Testgeräte,

---

* Dieser Informationsteil enthält die persönlichen Empfehlungen des Au-tors und erhebt keinen Anspruch auf Vollständigkeit.

Biotensor, Baumblütenessenzen etc: Marktkommunikation GmbH & Co. KG, Geltingerstr. 14e, 82515 Wolfratshausen, Tel.: 08104-66 940 oder -350. Unter dieser Anschrift erreichen Sie auch die Redaktion der Zeitschrift *raum & zeit*, die ich Ihnen sehr empfehle.

Bücher über Ernährung und Gesundheit, Astrologie und Spiritualität: Tabula Smaragdina Verlag, Perlschneiderstr. 39, 81241 München, Tel.: 089-8 34 49 78, Fax: 089-8 20 44 84 und ab Oktober 2000 in Wien (tel. Auskunft!)

Bestimmung des Körpertyps nach den vier Elementen, Ernährungs-, Gesundheits- und Lebensberatung, Entschlackungs-Seminare und Ausbildungen zum »Astrologischen Gesundheits- und Ernährungsberater« durch Dr. Otfried D. Weise: Tabula Smaragdina Institut, Perlschneiderstr. 39, 81214 München, Tel.: 089-8 34 49 78, Fax: 089-8 20 44 84 und ab Oktober 2000 in Wien (tel. Auskunft!)

Entsafter, Destillierer, Umkehrosmosegeräte, Nahrungsergänzungsmittel, biologische Lebensmittel: Firma Keimling, Bahnhofstraße 51, 21614 Buxtehude, Tel.: 04161-5 11 69, Fax: 04161-51 16 16

Ayurvedische und indische Gewürze und Lebensmittel: Indu-Versandlädchen, Turmstraße 7, 35085 Ebsdorfergrund

Viabol und andere Nahrungsergänzungs-, Stärkungs- und Entschlackungsmittel: St. Antonius Apotheke Michael Haug, Klammstr. 1, 82467 Garmisch-Partenkirchen, Tel.: 08821-31 44, Fax: 08821-7 49 88

Chufas-Nüssli, Königssalz und Vollwert-Schnitten: Bäckerei König, Bergwerkstr. 32, 83714 Miesbach, Tel.: 08025-14 68, Fax: 08025-47 39

Éjuva Darmreinigung: Éjuva Info-Büro Deutschland, c/o S. Dörries, Vionvillestr. 19, 28211 Bremen, Tel.: 0421-44 82 88, Fax: 0421-49 27 93. In der Schweiz: RAfka GmbH, K. & R. Wullschleger, Stocken 40, 9230 Flawil SG, Tel.: 0041-713-90 09 45, Fax: 0041-713-90 09 41

Foodstate Nahrungsergänzungs- und Ausleitungsmittel: Fa. Natur Vital, Knöbel & Merker GmbH, Kronthalerstr. 11, 61462 Königstein. Tel.: 06173-94 04 51, Fax: 06173-94 04 53

Green Kamut und andere Nahrungsergänzungsmittel: GreenPower International Naturprodukten, Economieestraat 39, NL-6433 KC Hoensbroek, Tel.: 0800-1 82 77 28, Fax: 0031-4 55 63 00 65

Aloe-vera-Produkte, Spirulina und Chlorella, Korianderkraut-Extrakt, Bärlauch-Extrakt, Flohsamenschalenpulver, Darmreinigung nach Dr. Gray, Golden Yucca plus, Lapacho-Tee, Guduchi-Tee, Bittersegen, Entsafter, Einlaufgeräte, Vita Vortex Wasserwirbler, Ayurvedaöle: Fa. Life Light, Rohrbrunn 53, A-7572 Deutsch Kaltenbrunn, Tel.: 0043-33 83-3 31 00, Fax: 0043-33 83-3 31 04

Steviaprodukte: AFN GmbH, Hohenbrunnerstr. 25, 81825 München, Tel.: 01801-87 88 88 oder
Amazonas Naturprodukte Handels GmbH, 68723 Schwetzingen, Kolpingstr. 15, Tel.: 06202-31 88

Tees für Galle, Leber und Nieren sowie 100 % naturreines Wildkräuteröl nach Peter Mandel: ISMA GmbH, Rochusstr. 48, 76669 Bad Schönborn, Tel.: 07253-95 32 20, Fax: 07253-95 32 22

Algen – Nahrungsergänzung: Udo Conrad, Danziger Straße 14, 70806 Kornwestheim, Tel.: 07154-52 09

Alle Produkte für die Amalgamausleitung nach Dr. Klinghardt: Paracelsus Apotheke, Albert Kälin, Hauptstraße 23, CH-8840 Einsiedeln, Tel.: 0041-55-418 40 70, Fax: 0041-55-4 18 40 71

Alle Produkte für die Amalgamausleitung und viele der erwähnten Nahrungsergänzungsmittel, Tees und anderen Präparate zur Entschlackung und Darmreinigung: Apotheke zur hl. Magdalena, Doris Thomann & Sylvia Peykov, Kettenbrückengasse 23, 1050 Wien, Tel.: 01 587-65 19

Aloe-vera-Produkte, Nahrungsergänzungsmittel etc.: PURA-VITA Naturwaren, Hildegard Schmid, Schmauzer-Büchl-Weg 19, 82266 Inning am Ammersee, Tel.: 08143-95 95 01 od. -02, Fax: 08143-95 95 03

Alternativen in der Behandlung von Krebs, CMS, MS, Arthritis, Herzerkrankungen, Rheuma, Parkinson, AIDS und Hepatitis C: Verein Patienten für Alternative Behandlung und Diagnostik, Sabine Deutschmann, 1. Vorsitzende, Monschauerstr. 48, 47139 Duisburg, Tel./Fax: 0203-8 86 58

Amalgamausleitung nach Dr. Klinghardt: Brennerinstitut, Dr. Lechner, Gumpendorferstr. 83/4, A-1060 Wien, Tel.: 00431-597-3 35 70

Zahnsanierung und Amalgamausleitung: Zahnarztpraxis Dr. Emilia Rippel, Budapest, Tel.: 00361-3 68 61 79, Mobil: 0036-309-487 939. Frau Dr. Rippel spricht fließend Deutsch und hat eine Kinesiologin in ihrer Praxis.

Zahnsanierung und Amalgamausleitung: Institut für Naturheilverfahren e.V., Uferstr. 1, 35037 Marburg, Tel.: 06421-6 84 30 oder 68 43 20, Fax: 06421-68 43 50

Adressen zur Zahnsanierung in Ihrer Nähe: Internationale Gesellschaft für Ganzheitliche Zahn-Medizin e.V., Seckenheimer Hauptstraße 111, 68239 Mannheim, Tel.: 0621-47 64 00, Fax: 0621-47 39 49

Zahnsanierung und Amalgamausleitung: Dr. Christian Kobau, Pfarrplatz 5, A-9010 Klagenfurt, Tel.: 0043-463-51 25 27

Amalgamausleitung mit Farbpunktur und Kräutern und Darmreinigung: Heilpraktiker Mohamad El-Leithy, Klosterstr. 1, 61642 Königstein, Tel.: 06174-93 01 00

Psychische Entschlackung durch Reinkarnationstherapie: MANA, Priv. Institut für Esoterik GmbH, Dr. med. Manuel Zapata, Regina Heibel, Sinzheimerstr. 32, 76532 Baden-Baden, Tel.: 07221-96 84 55, Fax: 07221-96 84 57

Amalgamsanierung und Schwermetallausleitung: Heilpraktiker Erich Arnuga und angeschlossene Zahnärzte, Neurauthgasse 2, A-6020 Innsbruck, Tel.: 0043-512-58 48 96 oder 0043-663-85 51 15, Fax: 0043-512-58 23 62, Praxis BRD: Lindenweg 5, 83088 Kiefersfelden

Kinesiologische- und Bioresonanzaustestungen, Amalgamauslei-tung, Darmsanierung, Entschlackung: Praxis Hannelore Fischer-Reska, Schumannstr. 5, 81679 München, Tel.: 089-4 70 70 08. Versand Laetitia und Bittersternverlag: Tel.: 089-47 96 00

Synergie-System – großer Fragebogen-Computer-Test zur Er-mittlung Ihres Stoffwechseltyps: Heilpraktiker Peter Königs, Dü-restr. 9, 64560 Riedstadt, Tel.: 06158-91 63 66, Fax: 06158-91 63 68

Darmreinigungsseminare mit Dr. Doris Ehrenberger und Dr. med. Michael Ehrenberger: Jagdschlossgasse 57, A-1130 Wien, Tel.: 00431-8 02 24 86

Umweltmedizinische Testungen und Behandlungen: Prof. Dr. med. Volker Zahn, Klinikum St. Elisabeth, St. Elisabethstr. 23, 94315 Straubing, Tel.: 09421-71 00 und Dr. med. Claus Schul-te-Uebbing, Weinstr. 7, 80333 München, Tel.: 089-29 96 55

Testgerät für die Messung der Umweltbelastung, von Stress und innerer Verschlackung und Vergiftung über die Konzentration der freien Radikalen im Körper; das Gerät heißt *F.F.A.S. (Free Radical Analytical System):* Dieses einzigartige System, das sich vor allem für Apotheken und Praxen eignet, misst die freien Ra-dikale in einem Tropfen Blut in sechs Minuten. Auf diese Weise kann die Wirksamkeit von Nahrungsergänzungsmitteln (beson-ders von Antioxidantien) leicht und preisgünstig überprüft wer-den. Anfragen unter Tel.: 089-45 30 19 00 oder Fax: 089-45 30 19 03 (Ivo Carbonetti)

Pollenpräparate Vigozym, Vigolip, Vigofit, Probiotische Baterien Vigolac und Ayurvedic Kolon Cleaning Vigoclean: Firma Vigo-san, Guido Tschopp, Neumattstr. 43, CH-4455 Zunzgen, Tel.: 00 41-6 19 71 70 78

S. 225 Chufas Erdmandel

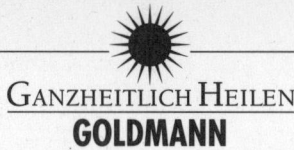

GANZHEITLICH HEILEN
GOLDMANN

Den ganzen Menschen heilen

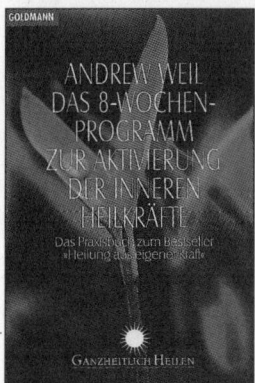

Andrew Weil, Das 8-Wochen-
Programm zur Aktivierung
der inneren Heilkräfte   14135

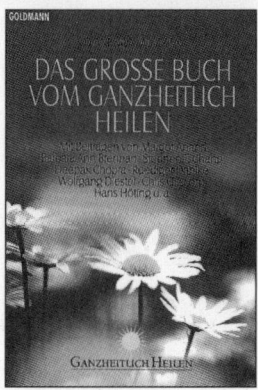

Diane von Weltzien (Hrsg.),
Das große Buch vom
ganzheitlichen Heilen   14137

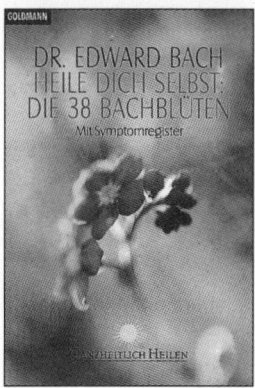

Dr. Edward Bach, Heile dich selbst:
Die 38 Bachblüten   14150

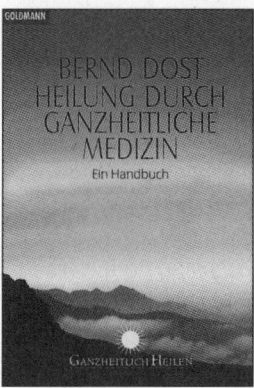

Bernd Dost, Heilung durch
ganzheitliche Medizin   13971

Goldmann • Der Taschenbuch-Verlag

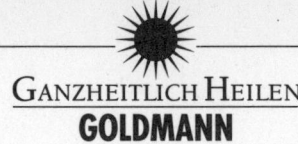

GANZHEITLICH HEILEN
GOLDMANN

Alternative Wege der Heilung

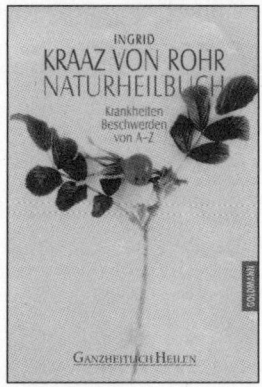

I. Kraaz von Rohr,
Naturheilbuch   14148

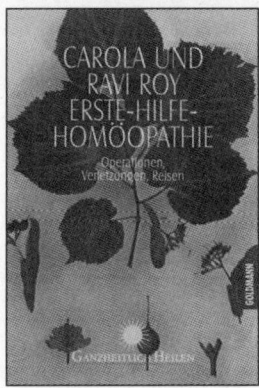

C. u. R. Roy,
Erste-Hilfe-Homöopathie   14165

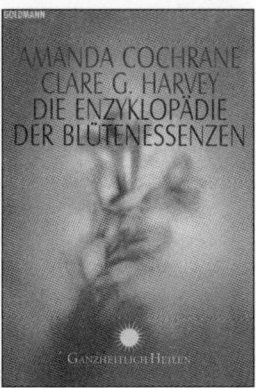

A. Cochrane/C. G. Harvey, Die Enzy-
klopädie der Blütenessenzen 14155

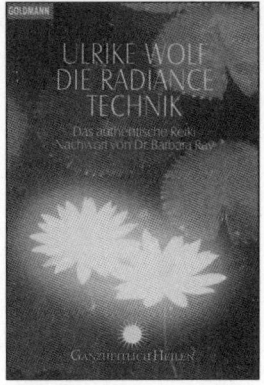

Ulrike Wolf,
Die Radiance Technik   14156

Goldmann • Der Taschenbuch-Verlag

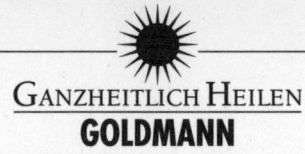

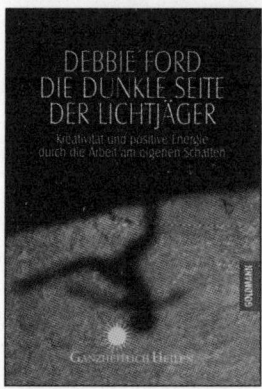
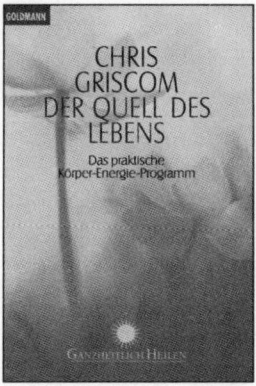
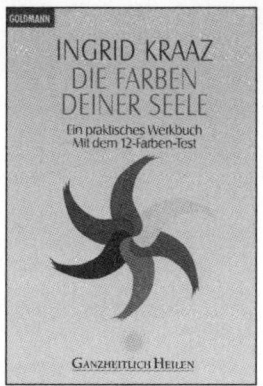
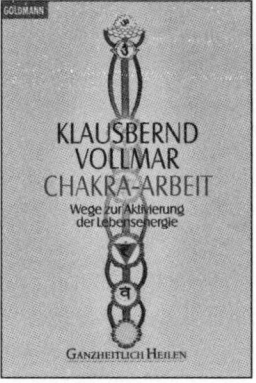

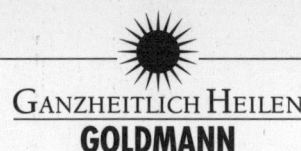

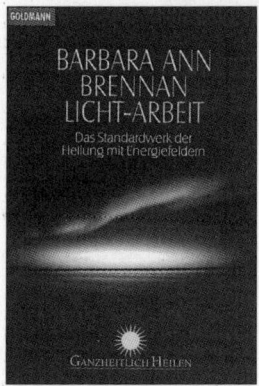
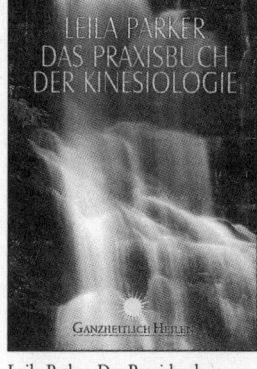
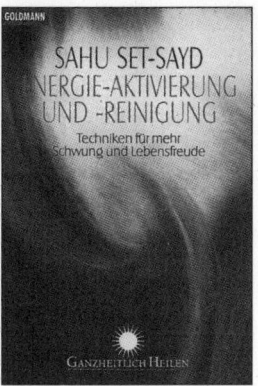
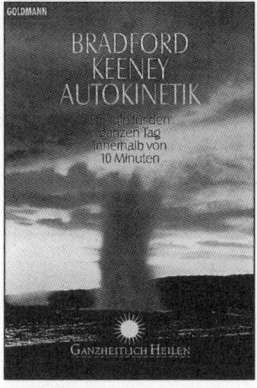

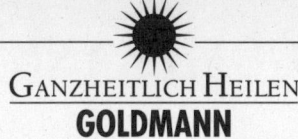

GANZHEITLICH HEILEN
GOLDMANN

Anstöße für Ihr seelisches Wachstum

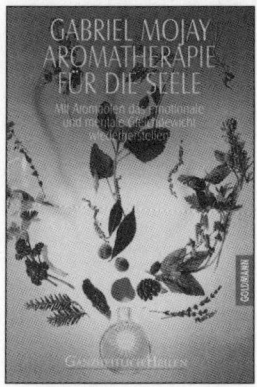

Gabriel Mojay,
Aromatherapie für die Seele   14162

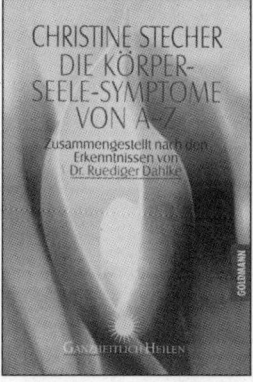

Christine Stecher, Die Körper-
Seele-Symptome von A-Z   14160

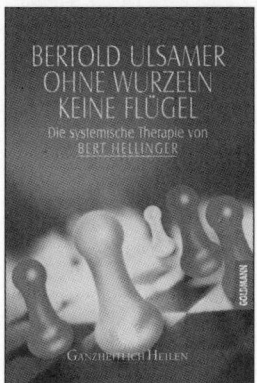

Bertold Ulsamer,
Ohne Wurzeln keine Flügel 14166

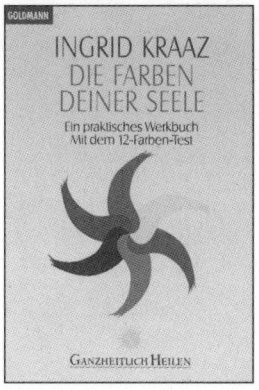

Ingrid Kraaz,
Die Farben deiner Seele   13767

Goldmann • Der Taschenbuch-Verlag